"十四五"职业教育国家规划教材

"十四五"职业教育河南省规划教材
"十三五"卫生高等职业教育校院合作"双元"规划教材
普通高等教育精品教材

供临床医学类及相关专业用

组织学与胚胎学

第 5 版

主　编　唐军民　刘荣志　齐云飞

副主编　邵素霞　马太芳　马红梅　肖楚丽

编　委　（按姓名汉语拼音排序）

薄双玲（山西医科大学汾阳学院）　　马太芳（山西医科大学汾阳学院）

陈　炜（河北医科大学）　　　　　　牟英君（菏泽医学专科学校）

何　昀（遵义医药高等专科学校）　　齐云飞（菏泽医学专科学校）

霍兴华（菏泽医学专科学校）　　　　邵素霞（河北医科大学）

李金平（桂林医学院）　　　　　　　宋司航（哈尔滨医科大学大庆校区）

李　钊（山西医科大学汾阳学院）　　唐军民（北京大学医学部）

刘荣志（南阳医学高等专科学校）　　王纯尧（毕节医学高等专科学校）

马红梅（哈尔滨医科大学大庆校区）　肖楚丽（邵阳学院）

北京大学医学出版社

ZUZHIXUE YU PEITAIXUE

图书在版编目（CIP）数据

组织学与胚胎学 / 唐军民，刘荣志，齐云飞主编.
– 5版. – 北京：北京大学医学出版社，2019.10（2024.12重印）
ISBN 978-7-5659-2084-4

Ⅰ.①组… Ⅱ.①唐… ②刘… ③齐… Ⅲ.①人体组
织学-教材②人体胚胎学-教材 Ⅳ.①R32

中国版本图书馆CIP数据核字(2019)第240471号

组织学与胚胎学（第 5 版）

主　　编：唐军民　刘荣志　齐云飞
出版发行：北京大学医学出版社
地　　址：（100191）北京市海淀区学院路 38 号　北京大学医学部院内
电　　话：发行部 010-82802230；图书邮购 010-82802495
网　　址：http://www.pumpress.com.cn
E-mail：booksale@bjmu.edu.cn
印　　刷：北京金康利印刷有限公司
经　　销：新华书店
责任编辑：赵　欣　　责任校对：靳新强　　责任印制：李　啸
开　　本：850 mm×1168 mm　1/16　印张：16.75　字数：476 千字
版　　次：2019 年 10 月第 5 版　2024 年 12 月第 8 次印刷
书　　号：ISBN 978-7-5659-2084-4
定　　价：69.00 元

修订说明

《国务院办公厅关于深化医教协同进一步推进医学教育改革与发展的意见》要求加快构建标准化、规范化医学人才培养体系，全面提升人才培养质量。《国家职业教育改革实施方案》指出要促进产教融合育人，建设一大批校企"双元"合作开发的国家规划教材。新时期的卫生职业教育面临前所未有的发展机遇和挑战。

本套教材历经4轮建设，不断更新完善、与时俱进，为全国高职临床医学类人才培养做出了贡献。第3轮教材入选教育部普通高等教育"十一五"国家级规划教材15种，第4轮教材入选"十二五"职业教育国家规划教材17种。

高质量的教材是实施教育改革、提升人才培养质量的重要支撑。为深入贯彻《国家职业教育改革实施方案》，服务于新时期高职临床医学类人才培养改革发展需求，北京大学医学出版社经过前期广泛调研、系统规划，启动了第5轮"双元"数字融合高职临床医学教材建设。指导思想是：坚持"三基、五性"，符合最新的国家高职临床医学类专业教学标准，结合高职教学诊改和专业评估精神，突出职业教育特色和专业特色，重视人文关怀，与执业助理医师资格考试大纲要求、岗位需求对接。强化技能训练，既满足多数院校教学实际，又适度引领教学。实践产教融合、校院合作，打造深度数字融合的精品教材。

教材的主要特点如下：

1. 全国专家荟萃

遴选各地高职院校具有丰富教学经验的骨干教师参与建设，力求使教材的内容和深浅度具有全国普适性。

2. 产教融合共建

吸纳附属医院或教学医院的临床双师型教师参与教材编写、审稿，学校教师与行业专家"双元"共建，使教材内容符合行业发展、符合多数医院实际和人才培养需求。

3. 知名专家审定

聘请知名临床专家审定教材内容，保证教材的科学性、先进性。

4. 教材体系优化

针对各地院校课程设置的差异，部分教材实行"双轨制"。如既有《人体解剖学与组织胚胎学》，又有《人体解剖学》《组织学与胚胎学》，便于各地院校灵活选用。按照专业教学标准调整规范教材名称，如《医护心理学》更名为《医学心理学》，《诊断学基础》更名为《诊断学》。

5. 职教特色鲜明

结合最新的执业助理医师资格考试大纲，教材内容体现"必需、够用，针对性、适用性"。以职业技能和岗位胜任力培养为根本，以学生为中心，贴近高职学生认知，夯实基础知识，培养实践技能。

6. 纸质数字融合

利用二维码技术打造融媒体教材，提供拓展阅读资料、音视频学习资料等，给予学生自主学习和探索的空间及资源。

7. 课程思政融入

全面贯彻党的教育方针，落实立德树人根本任务，将课程思政全面融入教材。坚持中国化时代化马克思主义人民至上的立场，运用系统观念，守正创新，传承精华，守护人民生命健康安全，建设中国特色高质量医药卫生类职业教育教材体系。

本套教材的组织、编写得到了多方面大力支持。很多院校教学管理部门提出了很好的建议，职教专家对编写过程精心指导、把关，行业医院的临床专家热心审稿，为锤炼精品教材、服务教学改革、提高人才培养质量而无私奉献。在此一并致以衷心的感谢！

本套教材出版后，出版社及时收集使用教材院校师生的质量反馈，响应《关于推动现代职业教育高质量发展的意见》，按职业教育"岗课赛证"融通教材建设理念及时更新教材内容；对照《高等学校课程思政建设指导纲要》《职业教育教材管理办法》等精神要求，自查自纠，在修订时深入贯彻党的二十大精神，更新数字教学资源；力争打造培根铸魂、启智增慧，适应新时代要求的精品卫生职业教育教材。

希望广大师生多提宝贵意见，反馈使用信息，以臻完善教材内容，为新时期我国高职临床医学教育发展和人才培养做出贡献！

前 言

组织学与胚胎学是相关的两门学科，按我国的医学教学习惯，将它们列为一门课程"组织学与胚胎学"。近几十年，细胞生物学和分子生物学的兴起，组织化学、免疫组织化学、电子显微镜、激光共聚焦扫描显微镜等新方法和新技术的应用，大力推动了组织学与胚胎学学科的发展。

《组织学与胚胎学》（第5版）是由唐军民、刘荣志、齐云飞主编，北京大学医学部、南阳医学高等专科学校、菏泽医学专科学校、毕节医学高等专科学校、桂林医学院、哈尔滨医科大学大庆校区、河北医科大学、山西医科大学汾阳学院、邵阳学院和遵义医药高等专科学校共10所院校的16名教师共同参加修订的一部高等职业教育基础医学教材。

本教材在吴江声、孙树勋教授主编的《组织学与胚胎学》（第1版），唐军民、高俊玲、苏安英教授主编的第2版，唐军民、高俊玲、白咸勇教授主编的第3版，唐军民、高俊玲教授主编的第4版的基础上，根据近年来本学科高等职业教育教学大纲以及教师和学生使用该教材的反馈等修订而成。特别是《组织学与胚胎学》（第3版），在第2版于2006年被评为北京高等教育精品教材，并入选普通高等教育"十一五"国家级规划教材的基础上，于2010年又被评为普通高等教育（国家级）精品教材。《组织学与胚胎学》（第4版）于2014年被评选为"十二五"职业教育国家规划教材。

为了更好地适应教学改革，适合医学专科学生使用以及与国际教材接轨，本教材在原有教学内容的基础上进行了认真的修改，使语言表达更加简练，逻辑性更强。同时，本教材适当地增加了一些细胞组织的光电镜像和模式图或示意图，并采用全彩色印刷。本教材包含328幅彩色图，其中模式图或示意图211幅、细胞组织器官光电镜像117幅，图文并茂，简洁易懂。

本教材在编写过程中，对某些彩色模式图或示意图进行精心绘制，并加以改进，同时采用了唐军民等主编、北京大学医学出版社出版的《组织学与胚胎学彩色图谱》（实习用书·第2版）中的组织学标本照片。另外，中日友好医院潘琳主任实验师为本教材提供了胰岛免疫组织化学照片，以及毕振伍主管技师和董芳为本教材中的标本图像的拍摄、模式图的绘制等工作付出了很多努力。

除此之外，本教材中增加了知识拓展和知识链接，分别用于拓宽学生知识面和加强基础与临床的联系；设置了案例导入及分析，倡导理论与实践结合；绘制了思维导图，呈现每章的知识架构；同时，刘荣志负责协调、指导编委分别制作了74个微粒化课程视频，即应用二维码技术导入课程中的难点或重点的讲授视频，便于学生课外进一步学习和复习，掌握课程中的重点和难点。

由于编者的水平有限，教材中的不足之处或专业争议在所难免，恳请各位同行及学生提出意见并批评指正。

感谢北京大学医学出版社对本教材出版给予的大力协助。

唐军民 刘荣志 齐云飞

目　录

第一章　绪论　　　　　1

一、组织学与胚胎学的研究内容　1
　（一）组织学的研究内容　1
　（二）胚胎学的研究内容　1

二、组织学与胚胎学和其他医学课程
　的关系　2

三、组织学与胚胎学常用的研究
　方法　2
　（一）常用显微镜　2
　（二）常用标本的制备技术　3

四、组织学与胚胎学的学习方法　8

第二章　细胞　　　　　10

一、细胞的结构　11
　（一）细胞膜　11
　（二）细胞质　13
　（三）细胞核　17

二、细胞周期　18
　（一）分裂间期　18
　（二）分裂期　19

三、细胞分裂　19
　（一）有丝分裂　19
　（二）减数分裂　20
　（三）无丝分裂　20

第三章　上皮组织　　　　　22

一、被覆上皮　23
　（一）被覆上皮的类型和结构　23
　（二）上皮组织的特殊结构　25

二、腺上皮和腺　28

　（一）外分泌腺和内分泌腺　28
　（二）外分泌腺的结构和分类　28

第四章　固有结缔组织　　　　　30

一、疏松结缔组织　31
　（一）细胞　32
　（二）细胞外基质　34

二、致密结缔组织　35

三、网状组织　36

四、脂肪组织　36

第五章　软骨和骨　　　　　38

一、软骨　38
　（一）透明软骨　38
　（二）纤维软骨　40
　（三）弹性软骨　40

二、骨组织和骨　40
　（一）骨组织基本结构　40
　（二）长骨的结构　42
　（三）骨的发生　43
　（四）骨的再生及影响骨生长的因素　45

第六章　血液和血发生　　　　　47

一、血细胞　48
　（一）红细胞　48
　（二）白细胞　49
　（三）血小板　52

二、骨髓与血细胞的发生　52
　（一）骨髓的结构　53
　（二）血细胞的发生　54
　（三）造血干细胞　56

第七章　肌组织　　●● 58

一、骨骼肌 59
（一）骨骼肌纤维的光镜结构 59
（二）骨骼肌纤维的电镜结构 59
（三）骨骼肌纤维收缩原理 61
二、心肌 61
（一）心肌纤维的光镜结构 62
（二）心肌纤维的电镜结构特点 62
三、平滑肌 63
（一）平滑肌纤维的光镜结构 63
（二）平滑肌纤维的电镜结构 63

第八章　神经组织　　●● 65

一、神经元 66
（一）神经元的结构 66
（二）神经元的分类 67
（三）突触 68
二、神经胶质细胞 69
（一）中枢神经系统的胶质细胞 70
（二）周围神经系统的胶质细胞 70
三、神经纤维和神经 70
（一）有髓神经纤维 70
（二）无髓神经纤维 72
四、神经末梢 72
（一）感觉神经末梢 72
（二）运动神经末梢 73
五、神经节、脊髓、大脑皮质和小脑
皮质 75
（一）神经节 75
（二）脊髓 76
（三）大脑皮质 76
（四）小脑皮质 78
六、血－脑屏障 79

第九章　循环系统　　●● 81

一、毛细血管 81
（一）毛细血管的组织结构和分类 81
（二）毛细血管的功能 82
二、动脉 83
（一）中动脉 83
（二）大动脉 83
（三）小动脉和微动脉 85
三、静脉 85
（一）中静脉 85
（二）大静脉 86
（三）小静脉和微静脉 86
（四）静脉瓣 86
四、微循环 86
五、心脏 87
（一）心壁的结构 87
（二）心脏传导系统 88
六、淋巴管系统 89
（一）毛细淋巴管 89
（二）淋巴管和淋巴导管 89

第十章　皮肤　　●● 90

一、皮肤的结构 90
（一）表皮 90
（二）真皮 94
二、皮下组织 94
三、皮肤的附属器 94
（一）毛 94
（二）皮脂腺 94
（三）汗腺 95

第十一章　淋巴器官　　●● 97

一、胸腺 97

（一）胸腺的组织结构 97

（二）胸腺的功能 99

（三）血 - 胸腺屏障 99

二、淋巴结 100

（一）淋巴结的组织结构 100

（二）淋巴结的功能 104

三、脾 104

（一）脾的组织结构 104

（二）脾的血液循环 106

（三）脾的功能 107

四、扁桃体 107

五、单核吞噬细胞系统 108

第十二章 内分泌系统 109

一、甲状腺 110

（一）滤泡 110

（二）滤泡旁细胞 111

二、甲状旁腺 111

（一）主细胞 111

（二）嗜酸性细胞 112

三、肾上腺 112

（一）皮质 112

（二）髓质 114

四、垂体 115

（一）腺垂体 115

（二）神经垂体及其与下丘脑的关系 118

五、弥散神经内分泌系统 120

第十三章 消化管 121

一、消化管的一般结构 121

（一）黏膜 121

（二）黏膜下层 122

（三）肌层 122

（四）外膜 122

二、口腔与咽 122

（一）口腔 122

（二）咽 123

三、食管 123

（一）黏膜 123

（二）黏膜下层 124

（三）肌层 124

（四）外膜 124

四、胃 124

（一）黏膜 125

（二）其他各层的结构 127

五、小肠 127

（一）黏膜 127

（二）其他各层的结构 128

六、大肠与阑尾 128

七、胃、肠的内分泌细胞 129

第十四章 消化腺 131

一、唾液腺 131

（一）唾液腺的一般结构 131

（二）3 对大唾液腺的结构特点 132

二、胰腺 132

（一）外分泌部 133

（二）内分泌部 133

三、肝 134

（一）肝小叶 134

（二）门管区 138

（三）肝血循环 138

（四）胆汁的排出途径 138

（五）肝的功能 138

第十五章 呼吸系统 140

一、鼻腔 140

（一）前庭部 140

（二）呼吸部 141

（三）嗅部 141

二、喉　141

三、气管和支气管　141

（一）黏膜　141

（二）黏膜下层　143

（三）外膜　143

四、肺　143

（一）肺导气部　144

（二）肺呼吸部　144

（三）肺的血管　146

第十六章　泌尿系统　　147

一、肾　148

（一）肾的一般结构　148

（二）肾的组织结构　148

（三）肾间质　154

（四）肾的血液循环　154

二、排尿管道　155

（一）黏膜　156

（二）肌层　156

（三）外膜　157

第十七章　男性生殖系统　　158

一、睾丸　158

（一）生精小管　159

（二）睾丸间质　162

（三）直精小管和睾丸网　162

二、生殖管道　162

（一）附睾　162

（二）输精管　163

三、附属腺　163

（一）前列腺　163

（二）精囊　164

（三）尿道球腺　164

四、阴茎　164

第十八章　女性生殖系统　　165

一、卵巢　165

（一）卵泡的发育与成熟　166

（二）排卵　168

（三）黄体的形成和退化　168

（四）卵泡闭锁与间质腺　169

（五）门细胞　169

二、输卵管　170

三、子宫　170

（一）子宫壁的一般结构　171

（二）子宫的血液供应　171

（三）子宫内膜的周期性变化　171

（四）子宫颈　173

四、阴道　173

五、乳腺　173

（一）乳腺的一般结构　173

（二）静止期乳腺和活动期乳腺　173

第十九章　眼和内耳　　175

一、眼球　175

（一）眼球壁　175

（二）眼内容物　179

二、眼睑　180

（一）皮肤　180

（二）皮下组织　180

（三）肌层　180

（四）纤维层　180

（五）睑结膜　181

三、内耳　181

（一）壶腹嵴　181

（二）位觉斑　181

（三）骨蜗管、膜蜗管和螺旋器　182

第二十章　人体胚胎学总论　185

一、人体胚胎学简介　186

二、生殖细胞与受精　186

（一）生殖细胞　186

（二）受精　187

三、卵裂、胚泡形成与植入　188

（一）卵裂　188

（二）胚泡　188

（三）植入　189

四、胚层形成与分化　191

（一）二胚层胚盘及相关结构的形成　191

（二）三胚层胚盘及相关结构的形成　192

（三）三胚层的分化　194

五、人圆柱形胚体形成　195

（一）人胚中轴器官的建立　196

（二）人圆柱形胚体形成过程　196

（三）人圆柱形胚体形成结果　196

六、胎膜和胎盘　197

（一）胎膜　197

（二）人胎盘　198

七、人胚体外形的变化、长度的测量与胚胎龄测定　200

（一）人胚胎各期外形主要特征　200

（二）人胚胎长度的测量　200

（三）人胚胎龄的测定　201

八、双胎、联体双胎与多胎　202

（一）双胎　202

（二）联体双胎　202

（三）多胎　203

第二十一章　颜面、消化系统与呼吸系统的发生　204

一、颜面的发生　204

（一）鳃弓的发生　204

（二）颜面的形成　205

（三）腭的发生与口鼻分隔　206

（四）颜面常见先天畸形　206

二、消化系统的发生　206

（一）原始消化管的发生和分化　207

（二）咽囊的演变　208

（三）消化管的发生　209

（四）消化腺的发生　210

（五）消化系统的常见先天畸形　211

三、呼吸系统的发生　213

（一）喉、气管和肺的发生　213

（二）呼吸系统的常见先天畸形　213

第二十二章　泌尿系统和生殖系统的发生　215

一、泌尿系统的发生　215

（一）肾和输尿管的发生　215

（二）膀胱和尿道的发生　217

（三）泌尿系统的常见先天畸形　217

二、生殖系统的发生　219

（一）睾丸和卵巢的发生　219

（二）生殖管道的发生和演变　220

（三）生殖系统的常见先天畸形　222

第二十三章　心血管系统的发生　224

一、原始心血管系统的建立　224

二、心脏的发生　226

（一）心管的发生　226

（二）心脏外形的建立　227

（三）心脏内部的分隔　228

三、胎儿血液循环和出生后血液循环
　　的变化　230

（一）胎儿血液循环途径　230

（二）胎儿出生后血液循环的变化　230

四、心血管系统的常见先天畸形　232

（一）房间隔缺损　232

（二）室间隔缺损　232

（三）动脉干和心球分隔异常　232

（四）动脉导管未闭　233

第二十四章　先天畸形和预防　235

一、先天畸形的发生概况　236

二、先天畸形的发生原因　236

（一）遗传因素与先天畸形　237

（二）环境因素与先天畸形　238

（三）环境因素与遗传因素在致畸中的
　　　相互作用　238

三、致畸敏感期　238

四、先天畸形的预防　239

中英文专业词汇索引　241

主要参考文献　251

绪　论

第一章数字资源

思政之光

一、组织学与胚胎学的研究内容

（一）组织学的研究内容

组织学（histology）是研究正常机体微细结构及其相关功能的科学，包括细胞、基本组织和器官系统 3 部分。

细胞（cell）：是一切生物体结构和功能的基本单位。人体的细胞有 200 余种，形态多样，呈球形、方形、柱形、杯形、梭形、扁平形、多突形等。

组织（tissue）：由形态相似、功能相近的细胞及细胞间质（interstitial substance）又称为细胞外基质（extracellular matrix）构成。细胞之间的物质称为细胞外基质，由细胞产生，构成细胞生活的微环境。人体组织可归纳为上皮组织、结缔组织、肌组织和神经组织 4 大基本类型。每种组织都具有各自的结构和功能特点。

器官（organ）和系统（system）：四大基本组织有机组合形成器官，多个器官协调配合完成一定的功能，形成系统。人体由多个系统组成，各有其形态结构，执行特定功能。例如，消化系统由一系列管腔性器官及实质性器官组成，包括食管、胃、肠、肝、胰等，每一个器官均由基本组织构成。整个消化系统的功能是摄取、消化食物，吸收营养，去除糟粕。

（二）胚胎学的研究内容

胚胎学（embryology）是研究个体发生及发育规律的科学，包括个体的发生过程、发育机制、先天畸形等。人体胚胎学着重研究人体在母体子宫内的发育，始于精卵结合，历经 38 周（266 天），由受精卵发育为结构复杂的胎儿，终止于胎儿出生。

组织学与胚胎学关系密切。机体的微细结构及其功能是在个体发生发育过程中逐渐形成和完善的。因此，从机体发生发育的角度，更能深刻地理解机体的微细结构和功能。

二、组织学与胚胎学和其他医学课程的关系

人们对疾病发生发展规律的认识是从掌握人体正常结构入手的。以裸眼研究人体的外形和内部结构，称为解剖学。利用显微镜研究机体的微细结构，称为组织学，也称为显微解剖学。因而，组织学以解剖学为基础，同时，组织学又是病理学的基础。倘若不了解人体的正常微细结构，就不可能识别细胞、组织的病理形态变化。组织学与生理学、生物化学等学科的关系也很密切。目前，对人体微细结构的研究已从组织细胞水平、亚细胞水平上升到分子水平，乃至基因水平，更有利于深入理解疾病的发生机制。

另外，医学生还必须学习掌握个体的发生发育过程、机制以及相关的先天畸形。胚胎学与病理学、临床医学、计划生育和人类优生学等都有密切的关系，特别是目前胚胎干细胞、组织工程研究的不断进展，使人类对疾病的认识和治疗获得飞速发展。

三、组织学与胚胎学常用的研究方法

组织学伴随着显微镜的发明而建立。观察手段的进步推动着组织学的不断发展。显微镜的不断改进，使得人们对机体微细结构的认识经历了由粗到细，由简单到复杂，再到更细微的过程。显微镜的放大倍率与其分辨率（resolving power）有关。人眼分辨两点之间最小距离的能力，称为分辨率。通常，人裸眼的分辨率仅为 0.2 mm，而光学显微镜的分辨率可为 0.2 μm，可使物体放大几十倍至 1000 倍。电子显微镜的分辨率则提高到 0.2 nm，放大倍率为几千倍至百万倍。扫描隧道显微镜的分辨率则高达原子水平。

用光学显微镜与电子显微镜观察标本时，常用的长度计量单位及其之间的换算为：

$$1 \text{ μm（微米）} = 10^{-3} \text{ mm（毫米）}$$
$$1 \text{ nm（纳米）} = 10^{-3} \text{ μm（微米）}$$

另外，样品制备技术的不断进步和完善，与观察手段相得益彰，为深化研究工作创造了良好的条件。可以预言，随着技术进步、新方法的不断涌现，必将有力地推动组织学与胚胎学的进一步发展。下面仅就常用的显微镜和样品制备技术作简要介绍。

（一）常用显微镜

1. 普通光学显微镜　普通光学显微镜（light microscope, LM）自问世以来，已有 400 多年的历史，是最常用的、最基本的观察工具。它以普通光线为光源，以玻璃透镜进行聚焦、放大成像，使用透射光观察标本。组织标本一般需要切成 5~7 μm 厚的薄片，用染料染色增加颜色反差，构成彩色图像，显示细胞、组织结构。光镜下所见的细胞、组织结构代表细胞水平的分辨率和放大倍率，称为光镜结构。

2. 荧光显微镜　荧光显微镜（fluorescence microscope）采用波长较短的紫外光或蓝紫光（又称为激发光）作为光源。标本中某些特殊分子吸收激发光之后，发出在荧光显微镜下可观察到的、波长较长的荧光。呈现荧光处，即代表某种成分所在。这些成分若是组织、细胞的固有成分，则称为原发荧光；若是与荧光染料结合的成分，则称为继发荧光。如维生素 A 本身所产生的绿色荧光即为原发荧光，而 DNA 与荧光染料吖啶橙结合后发出的黄绿色荧光则为继发荧光，RNA 发出的继发荧光呈橘红色。若以荧光染料（如异硫氰酸、罗丹明等）标记抗体，检测组织中相应抗原的存在与分布，则称为免疫荧光技术，特异性更高。

3. 激光共聚焦扫描显微镜　激光扫描共聚焦显微镜（laser scanning confocal microscope, LSCM）是 20 世纪 80 年代研制成的。它是以激光为光源，在传统光学显微镜基础上采用共轭聚焦原理和装置，并利用计算机对所观察分析的对象进行数字图像处理的一套观察和分析系统。CLSM 主要解决了生物样品结构相互重叠影响观察的问题。CLSM 可对细胞或组织切片

（包括活细胞或组织）进行无损伤、连续扫描，获得各个层面的结构图像，并进行三维重建。由于具备多个通道，可对组织、细胞进行多重荧光染色或标记，能分别获取单染图像、多重染色图像以及透射光图像，并可将它们共定位于一个图像（图1-1）。另外，CLSM还可检测活细胞内pH、离子浓度、膜电位、自由基、荧光漂白恢复，进行笼锁解笼锁的测量，测量荧光能量共振转移等。笼锁解笼锁的测量是生物技术术语。笼锁化合物（caged compound）全称为光致不稳定笼锁化合物，为人工合成的用隐蔽基因修饰生物活性分子的化合物，一旦被紫外光照射，两者间的共价键即解离而释放出活性分子，这一光解作用称为解笼锁。

4. 透射电子显微镜 1932年，德国Max Knolls和Ernst Ruska制造了透射电子显微镜（transmission electron microscope，TEM），它以电子束为光源，以电磁场作为透镜（电磁透镜）。电子束在电磁场的作用下偏转，产生聚焦或放大。放大的图像成像于荧光屏，可照相记录。因为电子束穿透能力很低，被观察的组织须制备成50~80 nm的超薄切片，用重金属盐（醋酸铀、枸橼酸铅）染色后进行观察。

细胞、组织的不同结构与重金属离子的结合量不同，以这种重金属离子分布的差别间接反映出样品的组织结构。当电子束到达样品时，一些电子被样品上的重金属离子吸收或散射，另一些电子则透过样品。电子的吸收、散射、透过量因样品组织结构而形成相应差别，在荧光屏上产生具有明暗反差的图像（图1-2）。电镜下所观察的结构代表亚细胞水平，称为电镜结构或超微结构。

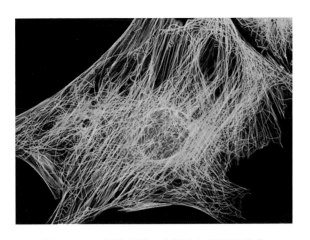

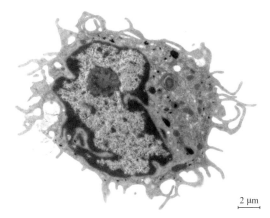

2 μm

图1-1 3t3细胞系激光共聚焦扫描显微镜像
（Michael W. Davidson 供图）

图1-2 分离纯化的小鼠淋巴结树突状细胞透射
电镜像

5. 扫描电子显微镜 1935年，Max Knolls和Ernst Ruska又制造了扫描电子显微镜（scanning electron microscope，SEM），它主要用于观察组织细胞的表面形貌（图1-3），被观察的样品不必制备为超薄切片。扫描电镜发射的电子经聚焦后形成极细的电子束，称为电子探针。后者在样品表面逐级扫描，扫描到样品表面的电子，为入射电子，由于它的撞击，样品表面发出二次电子。各扫描点二次电子的产量与样品表面的形貌有关。收集二次电子信号，经放大并在荧光屏上转变为图像，所得到的是明暗反差的三维立体图像。

（二）常用标本的制备技术

依据各类显微镜的成像原理，对被观察的组织、细胞进行处理，使之成为显微镜下可观察的标本，这一过程称为标本制备技术。

1. 普通组织标本的制备技术 普通光镜用透射光观察标本，如果把组织材料直接置于显微镜下，由于厚度大，光线不能透过，而且绝大多数组织是无色的，难以进行观察。因此，须将

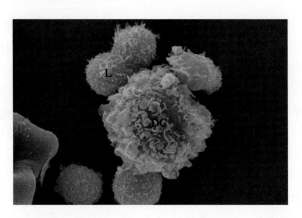

图 1-3　体外培养的人树突状细胞（DC）和淋巴细胞（L）扫描电镜像

组织材料制备为薄的组织切片，再经染色等步骤，才能在光镜下观察。组织处理的主要步骤如下。

（1）取材和固定：将约 5 mm³ 大小的新鲜组织无损伤取下，立即投入固定液中进行固定（fixation）。固定的目的是防止组织细胞离体后由于酶的作用，产生自溶；防止由于细菌的作用产生组织腐败，并尽可能保存细胞生活状态下的结构、化学特性和生物活性等。固定液的种类很多，最常用的是甲醛溶液。

（2）包埋和切片：为便于将组织块切割为薄的组织切片，需将组织通过固定和包埋使之变硬，而便于切成薄片。其基本步骤为：①用固定液固定组织；②将固定的组织块逐步过渡到包埋剂中；③包埋。石蜡是常用的包埋剂。经过梯度浓度的乙醇脱水之后，将熔化的石蜡充分浸透于组织内，待石蜡冷却凝固后，组织块即被包埋于石蜡中。用石蜡切片机把石蜡组织块切成 5~7 μm 厚的薄片，将之裱贴于载玻片上。也可用火棉胶或树脂包埋组织块。

此外，尚可将未经固定的新鲜组织块迅速冷冻，使之变硬，然后再用冷冻切片机（cryostat）进行切片，称为冷冻切片技术。后者能较好地保存组织的化学成分和酶活性，并且方法简便快速，适用于酶的显示和临床病理快速诊断。

另外，将血细胞、骨髓或其他游离细胞（如胸腔积液、腹水或分泌物的脱落细胞）直接涂于载玻片上，制成涂片标本；将疏松结缔组织或肠系膜等制成铺片标本；将牙或骨制成磨片标本。经染色，均可在光镜下观察。

（3）染色：在普通光学显微镜下，只有当可见光通过标本后发生波长或振幅改变时，才能观察到组织细胞结构细节。生物样品多无色透明，所以需要对组织切片进行染色。最常用的是苏木素（hematoxylin）和伊红（eosin）染色法，简称为 HE 染色。苏木素为蓝色的碱性染料，将细胞核染为紫蓝色。伊红为红色的酸性染料，将细胞质染为粉红色（图 1-4）。组织细胞成分若被碱性染料所染，称为嗜碱性；若被酸性染料所染，称为嗜酸性；若与两种染料的亲和力均较差，着色很浅，则称为中性。

银染法也较常用。将组织切片浸于硝酸银中，有的组织成分能够直接把硝酸银还原，使银颗粒附于其上，呈棕黑色或棕黄色（图 1-5），组织的这种染色特点称为亲银性；有的组织成分本身对硝酸银无直接还原能力，需要先加入还原剂，使银盐还原沉淀显色，此称为嗜银性。

异染性是一种有趣的染色现象，例如，当用蓝色的碱性染料甲苯胺蓝进行染色时，肥大细胞内的嗜碱性颗粒被染为紫红色，并非染成蓝色，这种改变染料自身颜色的现象称为异染性。

（4）脱水和封片：染色后的标本经过梯度浓度乙醇脱去组织中的水分，经二甲苯透明，用树胶将组织封存于载玻片和盖玻片之间，以便较长期保存。

2. 透射电镜标本的制备技术　透射电镜标本的制备需经过取材、固定、脱水、包埋、切

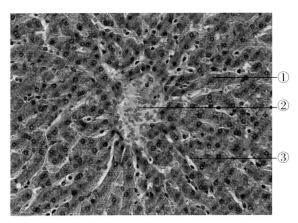

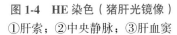

图 1-4　HE 染色（猪肝光镜像）
①肝索；②中央静脉；③肝血窦

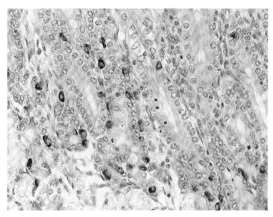

图 1-5　银染色（豚鼠小肠嗜银细胞光镜像）
×40

片、电子染色等步骤。与普通组织标本制备技术比较，有以下特点：取材时组织块更小，一般为 1 mm³；固定液通常使用戊二醛、四氧化锇双重固定；树脂包埋；用超薄切片机切成厚度为 50~80 nm 的超薄切片；使用重金属盐醋酸铀、枸橼酸铅进行电子染色。电子染色与染料染色不同，它不产生颜色差别，只产生明暗反差。

电镜下观察时，由于组织中不同成分与重金属盐结合程度的差异，因而对电子的吸收与散射程度不同，所以在荧光屏上呈现出图像的明暗反差。被重金属盐染色的部位，电子束照射时，产生电子吸收或电子散射，而透过组织标本的电子数量少，在荧光屏上成像显得暗，称为电子密度高；反之，在荧光屏上成像显得亮，称为电子密度低或电子透明。

3. 扫描电镜标本制备技术　扫描电镜的标本不需制成超薄切片，标本经过固定、脱水干燥、表面喷镀金属膜，即可观察。样品表面喷镀处理可增加表面二次电子信号发射率，并可增加样品表面导电性，使图像质量提高。

4. 组织化学与细胞化学技术　组织化学（histochemistry）与细胞化学（cytochemistry）是介于组织学与生物化学之间的边缘科学。其基本原理是利用某些化学试剂与组织细胞样品中的某种物质发生化学反应，反应终产物是在组织的原位形成可见的有色沉淀物，从而间接证明某种组织细胞成分的存在。用组织化学方法可以定性、定位、定量显示组织内糖类、脂质、蛋白质和酶、核酸等物质。例如，过碘酸希夫反应（periodic acid Schiff reaction, PAS）是显示多糖的组织化学反应，它的终产物为紫红色（图 1-6）。

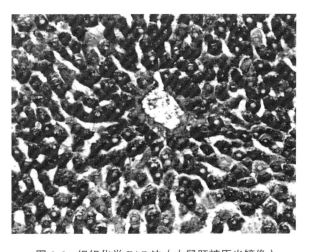

图 1-6　组织化学 PAS 法（大鼠肝糖原光镜像）
×400

倘若组织化学反应终产物的细小沉淀具有吸收或散射电子的能力，则可在超微结构水平上观察到某种化学成分的存在，此称为电镜细胞化学技术。

5. 免疫组织化学或免疫细胞化学技术 免疫组织化学（immunohistochemistry）、免疫细胞化学（immunocytochemistry）是以抗原-抗体结合反应为基础，在显微镜下查知组织或细胞内多肽、蛋白质等具有抗原性物质的技术。它的优点是特异性强、敏感度高。显微镜下不能见到抗原-抗体间的反应，但若用标记物（显微镜下可见的物质）将抗体进行标记，再用标记抗体与抗原进行反应，那么在看到标记物的地方，即代表抗原的所在（图1-7）。常用的标记物有辣根过氧化物酶、碱性磷酸酶、胶体金、铁蛋白和量子点等。在超微结构水平显示抗原成分的技术称为电镜免疫细胞化学技术。如果以荧光素为标记物，则可在荧光显微镜下进行观察，称为免疫荧光技术。

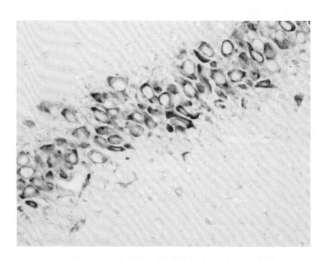

图 1-7　免疫组织化学 SP 法显示大鼠海马神经元
× 200

6. 原位杂交技术 原位杂交（in situ hybridization）技术，即核酸分子杂交组织化学技术。基本原理是根据 DNA 或 RNA 核苷酸碱基互补特点，应用已知的被标记碱基序列（核酸探针）与细胞内待检测的 DNA 或 mRNA 片段（基因）进行杂交，通过标记物的显示，在光镜下观察待测基因的定位和分布，并可以通过图像分析技术进行定量，进而反映出该基因的表达与细胞功能的联系，具有很高的特异性和敏感性。

7. 组织或细胞培养技术 组织培养（tissue culture）、细胞培养（cell culture）是将活的组织或细胞在体外适宜条件下进行培养的技术。细胞在体外生长，需要与体内基本相同的条件（温度、湿度、营养、pH、合理的 O_2 与 CO_2 比例等）。对培养的细胞可进行形态学观察、功能测试和基因修饰等，也可对培养细胞施加一定的因素，观察其对细胞形态、功能、行为等的影响（图1-8）。体外培养下的各因素易于控制，便于对所得结果进行分析。组织培养技术在生物医学领域有着广泛应用，已经成为细胞学、病理学、微生物学、免疫学、肿瘤学、分子生物学等不可缺少的研究手段，为医学发展作出了很大贡献。

8. 干细胞和组织工程 干细胞（stem cell）是指未分化的、具有潜在的增殖能力、自我更新能力、定向分化能力的一类细胞。根据其发育阶段，干细胞被分为胚胎干细胞（embryonic stem cell）和成体干细胞（adult stem cell）。胚胎干细胞又称为生殖干细胞（germ stem cell），根据分化潜能的不同，可分为两类：①全能干细胞（totipotent stem cell），受精卵至16细胞期的卵裂球，其中每个细胞均有分化形成一个新个体的潜能；②多潜能干细胞（pluripotent stem

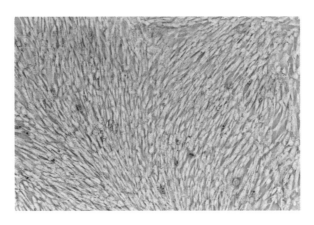

图 1-8　体外培养的小鼠骨髓成纤维细胞克隆低倍光镜像
×100

cell)，指胚泡内细胞团的细胞，其中每一个细胞均有分化形成机体所有细胞的潜能，但是不能形成胎盘，也就是不能形成一个新的个体，但是可以建立胚胎干细胞系。成体干细胞又可分为多能干细胞（multipotential stem cell）和单能干细胞（unipotent stem cell），后者包括神经干细胞（neural stem cell, NSC）、造血干细胞（hematopoietic stem cell, HSC）、骨髓间充质干细胞（bone marrow mesenchymal stem cell）、表皮干细胞（epidermal stem cell）、小肠上皮中的干细胞、肝中的干细胞等。目前认为，几乎所有的成体组织中都有相关的干细胞。

从 20 世纪 90 年代末期以来，大量的研究发现成体干细胞的分化能力可以不局限在其来源的胚层内。1997 年，研究者发现移植的骨髓干细胞可以在小鼠体内分化为神经胶质细胞。随后越来越多的研究发现源自小鼠外周血或骨髓的干细胞（中胚层起源）可以分化为神经细胞、神经胶质细胞、皮肤细胞（外胚层起源）和肝细胞（内胚层起源）等；而神经干细胞则可以分化形成血细胞、骨骼肌细胞等。这些表明，成体干细胞的分化潜能可能远比我们预想的要大，不同来源的成体干细胞可以跨胚层分化为其他的细胞类型，这被称为横向分化（transdifferentiation），成体干细胞的这种横向分化能力又称为可塑性（plasticity）。在胚胎干细胞备受伦理争议的情况下，有关成体干细胞可塑性的研究结果引起了广泛的关注，其被认为是能有效推动干细胞临床应用的关键发现。就如同"多莉"羊的诞生，改变了人们关于成体细胞发育已经定型、不可逆转的概念一样。

组织工程（tissue engineering）在 1988 年被定义为：应用生命科学与工程学的原理与技术，在正确认识哺乳动物的正常及病理两种状态下的组织结构与功能关系的基础上，以分子生物学、细胞生物学、生物工程学和临床医学为基础，设计、构造、改良、培育和保养活组织，用以修复或重建组织器官的结构，维持或改善组织器官的功能的一门新兴的边缘科学。

组织工程的完成至少要经历 4 个步骤：①选择种子细胞，通常是胚胎干细胞或成体干细胞。成体干细胞由于不存在伦理争议及发育分化条件相对简单等优势，是最具有临床应用前景的组织工程种子细胞；②选择适宜的细胞外基质作为支撑材料，如牛胶原或人工合成的高分子材料，要求材料无毒、能降解、可吸收；③构建组织或器官，将种子细胞和细胞外基质进行三维培养，形成具有一定形状和功能的组织或器官；④将构建的组织或器官移植到目的位置，使之存活并发挥作用。

干细胞的研究和组织工程学技术紧密结合掀起了一场医学和生物学的革命，其不但打破了许多胚胎学中的传统观念，而且使组织、器官移植性治疗成为可能，拓宽了再生医学的广度和深度，具有很大的潜力，已成为再生医学研究和发展的主要方向。

知识链接

试管婴儿的研究进展

第一代试管婴儿指体外受精联合胚胎移植技术，即将卵母细胞与含有至少 15 万个精子的精液一起放在试管中，在培养条件下完成体外受精，待发育到桑椹胚，再将桑椹胚移回子宫内继续生长发育直至分娩。世界上第一例试管婴儿在 1978 年 7 月 26 日诞生于英国，研究者英国生理学家罗伯特·爱德华兹（Robert G. Edwards）荣获 2010 年的诺贝尔生理学或医学奖。1992 年，比利时巴勒莫（Palermo）医师等首次在人体成功应用卵浆内单精子注射技术完成受精过程，这被称为第二代试管婴儿技术。如果在胚胎移植之前，取胚胎的遗传物质进行分析，筛选健康胚胎，防止遗传病传递，则被称为第三代试管婴儿技术。"三亲婴儿"是指第一位母亲提供卵细胞核，第二位母亲提供卵细胞的细胞质（含有线粒体遗传物质），再按照标准的试管婴儿技术进行培育。这样诞生的孩子将会继承一位父亲和两位母亲的遗传基因，即"三亲婴儿"。

四、组织学与胚胎学的学习方法

组织学与胚胎学属于形态学科，胚胎学还涉及发育过程的形态描述，学习过程中应该注意以下几个问题：

1. 理论与实践相结合　理论讲述是系统而抽象的，而实践过程是具体的，是对理论内容深入理解和记忆的过程。俗话说"百闻不如一见"，因此要重视实习环节。理论课与实习课的时间比例应为 1 : 1。

2. 形态与功能相结合　任何功能的完成都有其相应的结构基础，当看到细胞或组织形态时自然应该联想到它们的功能，例如粗面内质网和游离核糖体丰富、高尔基复合体发达的细胞，其合成蛋白质的功能一定旺盛；滑面内质网丰富、线粒体为管状嵴的细胞，一定与合成类固醇、脂质有关。

3. 二维与三维相结合　显微图像显示的是细胞和组织在取材时刻的平面结构，事实上任何细胞和组织结构都是三维立体的，同一结构因切面的不同也可能呈现不同的图像。如管腔性结构在横断面、斜断面和纵断面上的二维平面图像是不同的，切到管腔与切到管壁的图像更是不同。又如一个细胞，由于所切断面不同，有的断面可能看不到细胞核。因此，在观察组织切片时，要发挥想象力，由二维图片建立起三维的立体图像（图 1-9）。

4. 局部与整体相结合　所取材料仅仅是整个器官的一小部分，可以说是沧海一粟，来代表整个器官的组织结构，有时是有局限性的，特别是有的器官还有不同的功能分区，如大脑皮质。胚胎发育过程更是如此。因此，要注意考虑局部与整体的关系。

5. 静态与动态相结合　胚胎发育是一个连续过程，但是讲解时要分阶段、分章节进行描述，事实上各个部位的发育是同步进行的。学习时一定要考虑到局部与整体，时间、空间和结构的相互关系，建立动态思维。

总之，学习中要善于观察、分析、总结，要培养独立思考和分析的能力，相关学科相互渗透综合运用的能力，希望同学们都能成为一名合格的、令人骄傲的医生或医务工作者。

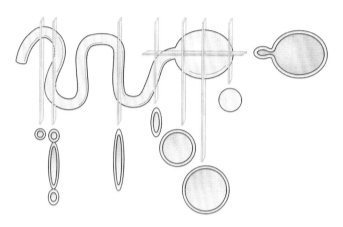

图 1-9　图像的三维与二维结构关系模式图

● 思考题 ●

1.简述免疫组织化学、原位杂交技术的基本原理和用途。
2.名词解释：HE 染色、嗜碱性、嗜酸性、亲银性、嗜银性、异染性、电子密度高（低）。

（唐军民）

第二章数字资源

第二章

细 胞

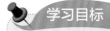

学习目标

掌握：
（1）细胞膜的结构和主要功能。（2）各种细胞器的形态结构和主要功能。（3）细胞核的结构和主要功能。

熟悉：
（1）细胞周期的概念。（2）细胞分裂及各期特点。

了解：
（1）人体细胞的形态特点与大小。（2）细胞包涵物。

运用：
运用所学知识，以系统的观点认识生命的基本单位，构建正确的生命观和世界观。

细胞（cell）是一切生物体结构和功能的基本单位。人体有 200 多种不同类型的细胞，它们形态各异，以适应机体的各种特定功能。例如，具有收缩功能的肌细胞呈长梭形或长圆柱形；流动的白细胞呈球形；接受刺激和传导冲动的神经细胞有长短不等的细胞突起；排列密集的上皮细胞呈扁平形、立方形、柱形、多边形等（图 2-1）。

人体细胞的大小差别很大，如小脑的颗粒细胞，直径只有 4 μm；成熟的卵细胞，直径约为 135 μm；神经细胞的细胞突起最长可超过 1 m；肌细胞大小还可随生理状况的不同发生变

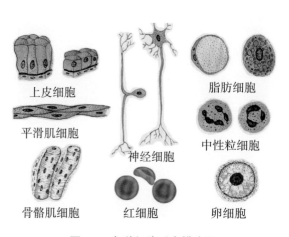

图 2-1 各种细胞形态模式图

10

化；如骨骼肌纤维可因锻炼使肌细胞变粗大；成年妇女子宫平滑肌纤维的长度约为 50 μm，但在妊娠期可增大到 500 μm。

一、细胞的结构

人体的细胞虽然形态各异，大小不同，但它们都具有相同的基本结构，即均由细胞膜、细胞质和细胞核 3 部分组成（表 2-1，图 2-2）。

表 2-1　细胞结构组成

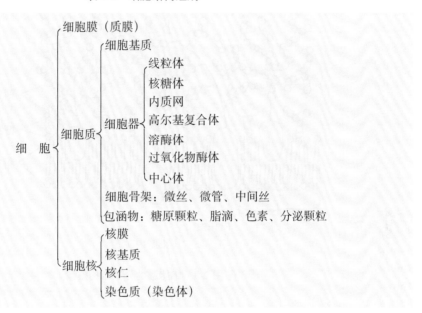

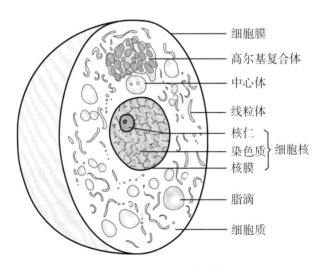

图 2-2　细胞一般结构模式图

（一）细胞膜

细胞膜（cell membrane）是包裹于细胞外表面的一层薄膜，是细胞质的一部分，因而也称为质膜（plasma membrane）。细胞膜形成一种屏障，使细胞具有相对稳定的内环境，在真核细胞内还存在膜系统（指细胞膜围成的各种细胞器），细胞膜与细胞内的膜系统统称为生物膜。

1. 细胞膜的结构　细胞膜甚薄，光镜下不能分辨。但可间接证明其存在，如刺破活细胞时可见细胞质流出。电镜下，细胞膜由呈"两暗夹一明"的内、中、外3层结构组成，即内、外两层电子密度高，深暗，每层厚2.5~3.0 nm；中间层电子密度低，透明，厚约3.5 nm。3层共厚7~10 nm，这3层膜结构是一切生物膜所具有的共同特征，故又称为单位膜（unit membrane）。

细胞膜的化学成分主要是脂质、蛋白质和糖。关于细胞膜的结构，目前公认用液态镶嵌模型（fluid-mosaic model）学说来解释，即细胞膜是由脂质双分子层和膜蛋白分子共同构成的（图2-3）。

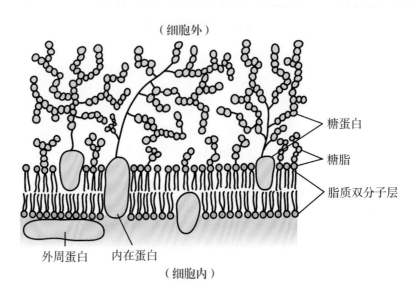

图 2-3　细胞膜的分子结构模型

2. 细胞膜的功能

（1）物质交换：细胞膜除了维持细胞的完整性和内环境的相对稳定等屏障作用外，还是与细胞外进行物质交换的半透膜，它对于物质的进出具有选择性通透，即通过被动扩散、主动转运和胞吞、胞吐作用等进行物质转运，以保持细胞内物质的稳定。

被动扩散：指物质从高浓度侧向低浓度侧扩散的过程，不消耗能量。

主动转运：通过嵌入蛋白将离子、营养物质和代谢产物等从低浓度侧向高浓度侧跨膜的转运方式，此过程消耗能量。

胞吞作用（endocytosis）：又称为入胞作用，通过细胞膜凹陷，将大分子物质包裹进入细胞内的过程（图2-4）。如果内吞物为固态物质，则称为吞噬作用（phagocytosis），吞入的小泡称为吞噬体；如果是液态物质，则称为吞饮作用（pinocytosis），其吞入的小泡称为吞饮小泡。

胞吐作用（exocytosis）：将细胞内的分泌颗粒或膜泡中的物质，转运出细胞外的过程（图2-4）。

（2）信号转导：细胞膜能将细胞外的各种信息转换为细胞内的化学或物理信号，启动一系列化学反应，产生生物学效应。细胞外界信号必须通过受体（receptor）才能转导，若受体异常可导致疾病，如重症肌无力、自身免疫性

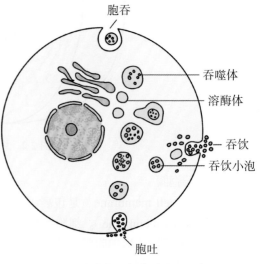

图 2-4　胞吞作用与胞吐作用示意图

甲状腺病、帕金森病等的发生。

（二）细胞质

细胞质（cytoplasm），又称为细胞浆，位于细胞膜与细胞核之间，包括细胞基质和有形成分。细胞基质（cytoplasmic matrix）是细胞中均质无定形胶状物质，呈液态，故又称为细胞液（cytosol），含有可溶性的酶类，是细胞质的基本成分。细胞基质生活状态下呈液体状，有形成分位于其中。有形成分包括细胞器、细胞骨架和包涵物（图 2-2）。

1. 细胞器　细胞器（organelles）是细胞质内具有特定形态与功能的结构。分为有膜细胞器和无膜细胞器两类。有膜细胞器包括线粒体、内质网、高尔基复合体、溶酶体和过氧化物酶体等。无膜细胞器包括核糖体和中心体。

（1）线粒体（mitochondria）：光镜下，线粒体是杆状、线状或颗粒状小体。电镜下，线粒体是由双层单位膜构成的椭圆形小体，外膜光滑，内膜向内折叠形成许多板状或管状的线粒体嵴（mitochondria cristae）（图 2-5，图 2-6）。线粒体是细胞的能量代谢中心，它具有一系列氧化酶系，形成腺苷三磷酸（ATP），为细胞活动提供能量。

（2）核糖体（ribosome）：又称为核蛋白体，是细胞内合成蛋白质的场所。电镜下，核糖

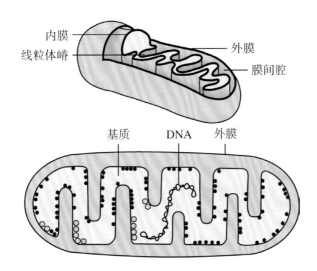

图 2-5　线粒体立体及切面电镜结构模式图

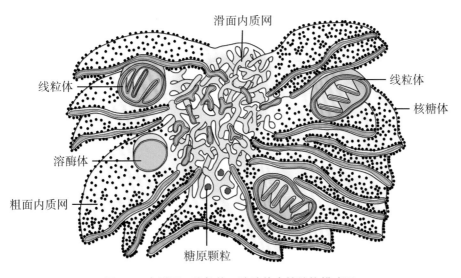

图 2-6　内质网、线粒体、溶酶体电镜结构模式图

体是呈球形的致密颗粒，由大亚单位（基）和小亚单位（基）组成，其主要化学成分为核糖核酸（RNA）和蛋白质。

细胞内的核糖体以两种形式存在：一种游离于细胞基质中，称为游离核糖体（free ribosome），主要合成细胞自身需要的结构蛋白质，但是单个游离的核糖体无合成蛋白质功能，只有聚合成多聚核糖体才具备蛋白质合成的活性；另一种附着于内质网表面或细胞核外核膜上，称为附着核糖体（bound ribosome），主要合成分泌蛋白质。

（3）内质网（endoplasmic reticulum，ER）：电镜下，是由单位膜围成的扁囊或管泡样结构，以分支互相吻合成网。根据其表面有无核糖体附着分为粗面内质网与滑面内质网。

1）粗面内质网（rough endoplasmic reticulum，RER）：多为平行排列的扁囊，表面附有大量的核糖体（图2-6），RER常与细胞核膜外层相连通（图2-9）。

粗面内质网的功能主要是合成分泌蛋白质、溶酶体酶和部分膜蛋白。在合成分泌蛋白质旺盛的细胞内RER非常发达。RER易被碱性染料染色，故HE染色时，呈嗜碱性。

2）滑面内质网（smooth endoplasmic reticulum，SER）：多为表面光滑的分支管泡状结构，无核糖体附着（图2-6）。多数细胞的SER较少，有些细胞内则很丰富，如分泌类固醇激素的细胞和肝细胞等。

滑面内质网含多种酶系，功能比较复杂，随所在细胞而异。例如，肝细胞的SER与合成贮存脂质和肝糖原以及解毒有关；肾上腺皮质细胞、睾丸间质细胞和卵巢黄体细胞等的SER与类固醇激素合成有关；肌细胞内的SER则能贮存和释放Ca^{2+}，参与细胞的收缩运动。

（4）高尔基复合体（Golgi complex）：又称为内网器，多位于细胞核附近。电镜下，发达的高尔基复合体由多层扁平囊、大泡、小泡组成，借助超高压电镜和三维重构分析技术，可见高尔基复合体由顺面高尔基网、顺面、中间区室、反面、反面高尔基网5部分组成（图2-7）。

1）顺面高尔基网：靠近粗面内质网一侧，由管状膜囊组成，附近具有许多转运小泡。

2）顺面：由靠近顺面高尔基网一侧的膜囊构成。

3）中间区室：由位于顺面和反面之间的几层膜囊构成。

4）反面：由成熟的膜囊和池构成，位于大囊泡和分泌颗粒一侧。

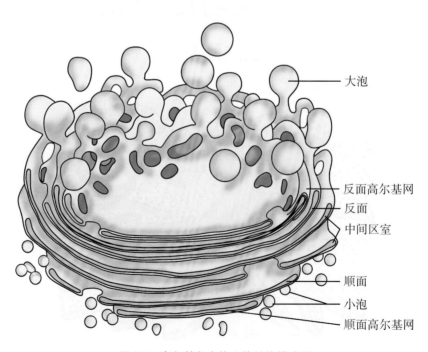

大泡

反面高尔基网
反面
中间区室

顺面
小泡
顺面高尔基网

图2-7　高尔基复合体立体结构模式图

5）反面高尔基网：是凹面终端的膜囊、池，与高尔基复合体膜囊堆逐渐分离。

高尔基复合体主要功能是将 RER 合成的蛋白质进行加工、修饰、浓缩和糖基化，最终形成分泌颗粒通过胞吐作用排到细胞外。同时高尔基复合体还与溶酶体的形成有关，也参与细胞膜的再循环和更新。

（5）溶酶体（lysosome）：是细胞质内由单位膜包裹，内含 60 多种水解酶的致密小体，大小不一，形态多样。其特异性的标志酶是酸性磷酸酶，可用酶细胞化学染色法显示。溶酶体的主要功能是消化作用。溶酶体分为初级溶酶体、次级溶酶体和残余体（图 2-4）。

1）初级溶酶体：初级溶酶体（primary lysosome）是由高尔基复合体新形成的溶酶体，呈球形，体积较小，电子密度高。是尚未执行消化功能的溶酶体。

2）次级溶酶体：与来自细胞内、外的物质融合后参与消化功能的溶酶体，称为次级溶酶体（secondary lysosome）。其体积大，形态多样。

根据溶酶体作用底物的来源不同，分为自噬性溶酶体（又称为自噬体）和异噬性溶酶体（又称为异噬体）。自噬性溶酶体的作用底物是内源性物质（如细胞内的多糖、脂质、蛋白质和细胞内衰老的细胞器等）。异噬性溶酶体的作用底物是来自细胞吞噬或吞饮进入细胞内的外源性物质（如细菌或异物等）。次级溶酶体的作用底物有的被分解为单糖、氨基酸等，可透过溶酶体膜扩散到细胞质中被重新利用。

3）残余体（residual body）：当溶酶体酶活性降低或消失，不能被消化的残余物存留在溶酶体后，则形成残余体。残余体是次级溶酶体消化过程的终末阶段。有些残余体可以排出细胞外，有些则长期滞留细胞内形成脂褐素。

溶酶体有极强的消化分解物质的能力，故称为细胞内消化器。其作用是清除有害异物的同时保留有用物质并加以利用。正常情况下，溶酶体的消化作用对细胞本身无损害；但在机体缺氧、中毒、创伤等情况下，溶酶体膜常常破裂，水解酶流散到细胞质内，致使整个细胞被消化而死亡。研究发现，肿瘤、休克、发热、肝炎和硅沉着病（矽肺）等疾病的发生，均与溶酶体有密切关系。

知识链接

细胞免疫治疗

细胞免疫治疗是一种新兴的、具有显著疗效的抗肿瘤治疗方法，弥补了传统手术、放疗、化疗的不足，已经被公认为 21 世纪肿瘤综合治疗模式中最活跃、最有发展前途的一种治疗手段。

细胞免疫治疗是采集人体自身免疫细胞，经过体外培养，使其具备特异性杀伤肿瘤的能力，同时将这种细胞扩增到一定数量后再回输到体内，以杀灭血液及组织中的病原体、癌细胞、突变的细胞，打破免疫耐受，激活和增强机体的免疫能力，从而预防肿瘤的复发和转移，确保患者带瘤生存。

细胞免疫治疗在一定程度上解决了患者放疗、化疗后免疫力差、生活质量低的严重问题，并且由于自体细胞免疫治疗可以提高患者免疫力，所以在一定程度上可以延长患者的生存时间。

（6）过氧化物酶体：又称为微体（microbody）。电镜下，过氧化物酶体（peroxisome）由一层单位膜围成，呈圆形或卵圆形，内含均匀一致的细颗粒状物质，呈中等电子密度。多见于肝细胞、肾小管上皮细胞及支气管无纤毛上皮细胞内。过氧化物酶体含有 40 多种酶，但其标志酶是过氧化氢酶。功能主要是参与脂肪酸氧化、过氧化氢分解，起解毒作用。

（7）中心体：中心体（centrosome）多位于细胞核的一侧，电镜下，由一对互相垂直的圆筒状中心粒（centriole）、周围致密的细胞基质和许多中心粒随体组成。在横断面上可见每个中心粒由 9 组三联微管构成（图 2-8），并在细胞周期的 S 期进行复制。分裂期，中心粒移向细胞的两极。

中心体主要参与细胞分裂活动，形成纺锤体、纤毛、鞭毛和轴丝等结构。

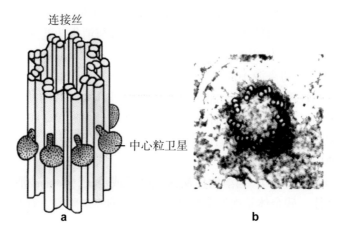

图 2-8　中心粒立体结构模式图（a）及电镜像（b）

（电镜像引自：Bloom and Fawcett. A Textbook of Histology. 12th ed. New York: Chapman and Hall, 1994）

2. 细胞骨架　细胞骨架（cytoskeleton）是指细胞质的骨架，包括微管、微丝和中间丝等。

（1）微管（microtubule）：是由微管蛋白（tubulin）装配成细长中空的圆柱形直管。微管直径约 25 nm，管壁厚约 5 nm，长短不等。

微管具有多种功能：构成细胞支架，维持细胞形状；参与细胞的运动，如细胞有丝分裂时，形成纺锤体微管使染色体向两极移动，以及纤毛或鞭毛的运动等；参与细胞内物质的输送。

（2）微丝（microfilament）：由肌动蛋白构成的细丝状结构，直径 5~6 nm。微丝广泛存在于各种细胞内，具有收缩能力，是细胞运动的动力。如细胞变形运动、伪足和突起的形成与回缩、吞噬作用、吞饮作用和胞吐作用等。微丝除参与细胞运动外，还是形成细胞骨架的主要成分。

（3）中间丝（intermediate filament）：是一种介于微管与微丝之间的细丝，直径 8~11 nm，存在于大多数细胞内。如上皮中的张力丝、肌细胞中的肌蛋白丝、神经元的神经丝与神经胶质细胞中的胶质丝等。中间丝主要起支架作用。

3. 包涵物　包涵物（inclusion）是细胞质中具有一定形态的各种代谢产物或储备营养物质的总称。包括糖原、脂滴、色素及分泌颗粒等。其数量随细胞生理状态不同而改变。

（1）糖原颗粒（glycogen granule）：是细胞内葡萄糖贮存的形式，PAS 染色呈紫红色。电镜下，糖原颗粒游离于细胞基质中，电子密度较高。其含量随细胞种类及功能状态而变化。如：肝细胞的糖原在进食后数量增多，饥饿时则减少。

（2）脂滴（lipid droplet）：细胞内贮存脂类的形式，内含脂肪酸、三酰甘油和胆固醇等。在 HE 染色标本上，因脂滴内容物被溶解而呈大小不等的空泡状。电镜下，脂滴外面一般没有单位膜包裹，呈中等电子密度。

（3）色素（pigment）：细胞中较常见的色素有黑色素、脂褐素及含铁血黄素等。光镜下，大多数色素呈颗粒状或杆状。电镜下，色素颗粒大小不等，电子密度很高。

（4）分泌颗粒：常见于各种腺细胞内，由单位膜包裹，内含有酶、激素等生物活性物质。颗粒大小、形态常因细胞种类而异。

（三）细胞核

细胞核（nucleus）是细胞遗传和代谢活动的控制中心，在细胞生命活动中起着决定性的作用。人类除成熟红细胞无细胞核外，其余所有的细胞都有细胞核；多数细胞只有一个细胞核，少数细胞有双核或多核，如骨骼肌细胞可有数百个细胞核。细胞核的形态与细胞的形态相适应，如球形、立方形和星形细胞的细胞核多为圆形；柱状、梭形细胞的细胞核多为椭圆形。HE染色时，细胞核因含有DNA和RNA而具有嗜碱性。细胞核由核膜、染色质、核仁和核基质4部分构成。

1. 核膜　核膜（nuclear membrane）是包围在细胞核表面的界膜，由内、外两层单位膜构成，两层膜之间的腔隙，称为核周隙。核膜的外层表面附着核糖体，结构类似粗面内质网，有些部位与粗面内质网相连续，核周隙也与内质网腔相通（图2-9）。因此，核膜也参与蛋白质的合成。在细胞有丝分裂期，核膜消失与重建均与内质网的相互转化有关。核膜上有小孔，称为核孔。核孔的数量因不同细胞而异，功能旺盛的细胞，核孔数量多。核孔是细胞核与细胞质间进行物质交换的通道。

2. 染色质和染色体　染色质（chromatin）和染色体（chromosome）是遗传物质的载体。

染色质是指细胞分裂间期，细胞核内分布不均匀、易被碱性染料着色的物质。光镜下，染色质着色浅、分布较稀疏的部分称为常染色质（euchromatin），是细胞核内功能活跃的部分；染色质较浓缩、染色较深的部分称为异染色质（heterochromatin），是细胞核内功能静止的部分。电镜下，染色质由颗粒与细丝组成，常染色质呈稀疏状，电子密度低的透明区；异染色质则极为浓密，电子密度高（图2-9）。

染色质的主要化学成分是DNA和蛋白质。在细胞进行有丝分裂时，染色质细丝（主要

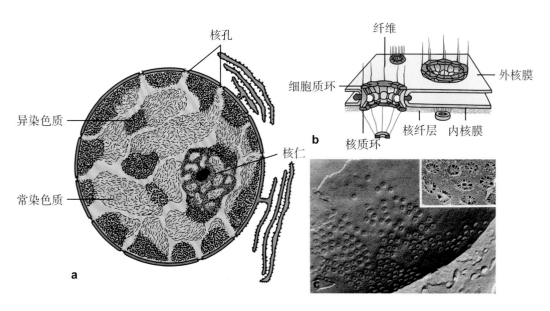

图 2-9　细胞核结构

a. 细胞核电镜结构模式图；b. 核孔复合体模式图；c. 核孔复合体冷冻蚀刻扫描电镜像

（引自：Bloom and Fawcett. A Textbook of Histology. 12th ed. New York: Chapman and Hall, 1994）

是 DNA 分子）螺旋盘曲缠绕成为棒状结构的染色体。分裂结束后，染色体解除螺旋化，分散在细胞核内，又重新形成染色质。因此，染色质和染色体实际上是不同功能状态下的同一种物质。

染色体的数目、形态、大小都是恒定的，人体细胞的染色体为 46 条，组成 23 对。其中 22 对为常染色体（autosome），其形态在男、女性都一样；另一对为性染色体（sex chromosome），决定性别。在男性，体细胞核型是 46, XY，而女性是 46, XX。每对染色体的两条染色单体都借着丝点相连接，从着丝点向两端伸出染色体臂。着丝点的位置决定着染色体的形态（图 2-10）。

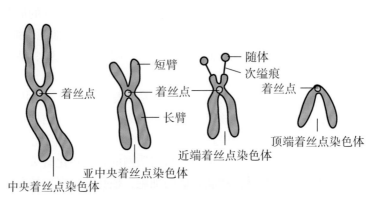

图 2-10　染色体形态模式图

3. 核仁　核仁（nucleolus）是细胞核内的圆形小体，无单位膜包被。其大小、数量及在细胞核内的位置，随细胞功能状态而变化，在蛋白质合成旺盛的细胞，核仁大而多。电镜下，核仁中心为纤维状结构，周围为颗粒状结构（图 2-9）。核仁的化学成分主要是 RNA、蛋白质和 DNA，核仁的主要功能是合成 rRNA 和组装核糖体的前体。

4. 核基质　核基质（nuclear matrix）由核液和细胞核骨架组成。一般认为是细胞核内无定形胶状物质，为细胞核内的代谢活动提供适宜的微环境。

二、细胞周期

细胞周期（cell cycle）又称为细胞增殖周期（cell generation cycle），是指从上次细胞分裂结束形成新生细胞开始，到下一次细胞分裂完成为止所经历的全过程。细胞周期分为两个阶段，即分裂间期与分裂期（图 2-11）。

（一）分裂间期

分裂间期的时间一般持续较长，约占整个细胞周期的 95%。在分裂间期内，细胞核没有明显的形态学变化，但此时细胞核内的染色质处于最活跃的时期，除合成大量蛋白质，执行各种细胞功能之外，染色体所含全部基因组的 DNA 也在分裂间期进行复制。根据 DNA 合成程序，分裂间期可分为 3 个阶段：DNA 合成前期（G_1 期）；DNA 合成期（S 期）与 DNA 合成后期（G_2 期）（图 2-11）。

1. G_1 期　G_1 期是细胞周期的第一阶段，主要为 DNA 复制做物质准备，如合成必要的核苷酸、蛋白质和酶等；G_1 期晚期主要合成某些启动蛋白，其量达到一定阈值时，才能启动 DNA 的合成，使细胞进入 S 期，否则成为静止细胞，进入 G_0 期。G_1 期持续时间的长短因细胞而异，有的数小时至数日，有的数月，也有些细胞终生处于此阶段，如神经细胞和心肌细胞等。

2. S 期　S 期是 DNA 合成期，历时 8～12 小时。DNA 复制后，含量增加 1 倍。DNA 成为四倍体是细胞进入分裂期的必要条件，如果在此期干扰细胞的 DNA 复制，可抑制细胞的

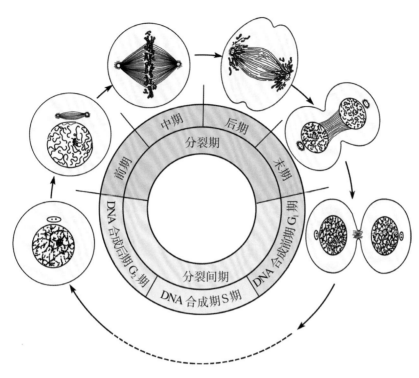

图 2-11　细胞周期示意图

分裂。

3. G₂ 期　G_2 期为细胞分裂准备期。中心粒已复制完成，成为两个中心粒，还合成 RNA、蛋白质等物质，做好进入分裂期的准备。一般为 2~4 小时。

（二）分裂期

分裂期比上述分裂间期所需时间短，为 50~100 分钟，约占整个细胞周期时长的 5%。细胞分裂能力强弱不等，分裂能力强的细胞通过细胞分裂，产生两个新的子细胞之后很快进入分裂间期。有的细胞则完全丧失分裂能力，称为终末细胞（end cell），如红细胞等。

三、细胞分裂

细胞分裂（cell division）是细胞繁殖的方式，即一个细胞分裂形成两个子细胞的过程。细胞的分裂方式有 3 种：有丝分裂、减数分裂和无丝分裂。

（一）有丝分裂

有丝分裂（mitosis）又称为间接分裂，是人类细胞的主要分裂方式。历时 1~2 小时，分裂时，光镜下可见到细胞内的细丝，故称为有丝分裂。有丝分裂是一个连续的细胞变化过程，通常根据形态变化将其分为 4 个期：即前期、中期、后期和末期。各期之间没有截然的界限（图 2-12）。

1. 前期　前期（prophase）是有丝分裂的开始阶段。染色质高度螺旋化形成染色体，中心粒开始移动，并移向细胞的两极，形成纺锤体。核仁及核膜逐渐消失。

2. 中期　中期（metaphase）的细胞核膜、核仁完全消失。中心粒已分向细胞的两极，染色体移到细胞的赤道板（equatorial plate），从纺锤体发出的微管附着于每一个染色体的着丝点上。

3. 后期　后期（anaphase），由于纺锤体微管的活动，着丝点纵裂，两个姐妹染色单体分开，逐渐向反方向移至细胞的两极，接近中心体，染色单体分为两组。细胞逐渐拉长，在赤道板处的细胞膜缩窄，细胞呈哑铃形。

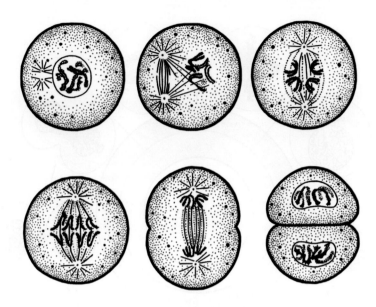

图 2-12　细胞有丝分裂模式图

4. 末期　末期（telophase），细胞核的染色单体逐渐解螺旋，重新出现染色质丝和核仁。内质网形成核膜；细胞赤道板的缩窄加深，最后分裂为 2 个二倍体的子细胞。至此，细胞完成有丝分裂全过程，并进入细胞间期。

（二）减数分裂

减数分裂（meiosis）又称为成熟分裂，只发生在生殖细胞成熟过程中的特定阶段。其特点是在细胞内 DNA 于间期中复制为四倍体后，要连续进行 2 次细胞分裂，最终子细胞中染色体数目为 23 个，比亲代细胞少了一半，故称为减数分裂。成熟生殖细胞为单倍体细胞。

（三）无丝分裂

无丝分裂（amitosis）又称为直接分裂，是一种比较简单的细胞分裂方式。在无丝分裂中，细胞核的核膜、核仁不消失。分裂开始时，细胞核变长，继之核膜出现绞窄，细胞核进一步拉长呈哑铃形，以后又逐渐分成两个细胞核，最后出现细胞质的分裂（图 2-13），在人类主要发生于肝细胞、肾小管上皮细胞、肾上腺皮质细胞。

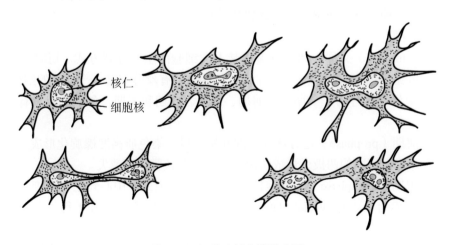

图 2-13　细胞无丝分裂模式图

● 思考题 ●

1.试述内质网的种类、电镜下的结构特点和各自的主要功能。

2.试述与蛋白质合成有关的细胞器的结构和功能。

3.试述染色质在光镜下的结构特点、分类和化学成分。

4.试述电镜下细胞膜的结构，并用液态镶嵌模型学说解释细胞膜的分子结构。

（肖楚丽）

第三章

上皮组织

 学习目标

掌握：
（1）上皮组织的一般特点。
（2）被覆上皮组织的类型和结构。
熟悉：
上皮组织的特殊结构；微绒毛、纤毛、连接结构、基膜。
了解：
腺上皮和腺。
运用：
运用所学知识理解团结协作精神的重要性。

案例导入

患者，男性，56岁，3年前在左前臂内侧出现一个暗红色小结节，直径约5 mm，触之较为坚硬，近1年来逐步扩大，呈小疣状突出，并逐渐形成坚硬的红色斑块，表面不断有鳞屑脱落。1个月前，患处皮肤开始溃烂、出血、化脓，伴恶臭而就诊。入院检查为鳞状细胞癌。术后病理检查，光镜下可见增生的上皮突破基膜，向深层浸润形成不规则条索形癌巢。

问题与思考：

1. 分布于皮肤的上皮组织为哪种类型？有什么组织特点？
2. 患者早期病变表面脱落的鳞屑是什么细胞形成的？
3. 基膜位于何处？有什么功能？

上皮组织（epithelial tissue）由大量紧密且规则排列的上皮细胞和少量细胞外基质构成，简称为上皮（epithelium）。根据功能，上皮组织分为被覆上皮和腺上皮两大类。被覆上皮（covering epithelium）分布于人体表面和体内各种管、腔及囊的内表面，这些部位的上皮以保护、吸收功能为主；腺上皮（glandular epithelium）构成腺的主要成分，以分泌功能为主。此外，人体某些部位的上皮还特化为具有特殊功能的上皮，如视觉上皮、味觉上皮、生精上皮等。

由于上皮组织多分布在机体内、外环境之间，或体内不同环境的交界处，故上皮细胞具有明显的极性（polarity），即细胞的两端在结构和功能上有明显差异，朝向体表或腔面的一端称为游离面，朝向深部结缔组织的一端称为基底面。基底面与结缔组织之间存在一层膜状结构称为基膜。由于适应不同的功能需要，一些上皮组织游离面可见特化（殊）结构，如气管上皮表面的纤毛、小肠上皮表面的纹状缘等。有时，上皮细胞的基底面也可有特化（殊）结构，如质膜内褶、半桥粒。上皮细胞之间的连接面称为侧面，其连接通常比较紧密，常见细胞连接复合体。上皮组织内一般无血管，细胞获取营养及排出代谢产物均依赖于深层的结缔组织，两种组织的组织液可通过基膜进行物质交换。上皮组织中通常分布丰富的神经末梢，可感受各种刺激。

一、被覆上皮

（一）被覆上皮的类型和结构

根据上皮细胞排列层次和形态结构，被覆上皮分为下列类型：

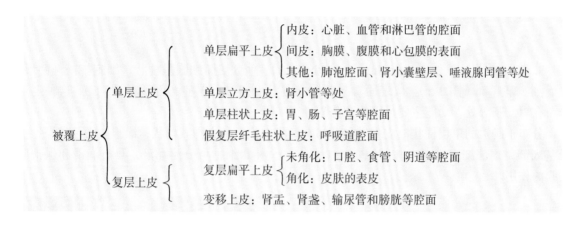

1. 单层扁平上皮（simple squamous epithelium）　由一层扁薄的细胞组成，含细胞核处略厚，不含细胞核处很薄（图 3-1）。从表面看细胞通常呈多边形，边缘呈锯齿状，彼此嵌合；细胞核呈扁圆形，一个，位于细胞中央（图 3-2）。

分布于心脏、血管和淋巴管内腔面的单层扁平上皮，称为内皮（endothelium）（图 3-2）。内皮表面光滑，可减少血液和淋巴流动的阻力，也有利于内皮细胞内、外的物质交换。

分布于胸膜、腹膜和心包膜等处的单层扁平上皮，称为间皮（mesothelium）（图 3-2）。间皮表面湿润光滑，可降低内脏活动的摩擦力。

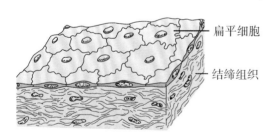

图 3-1　单层扁平上皮立体结构模式图

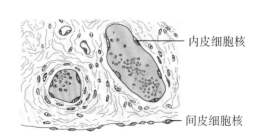

图 3-2　单层扁平上皮切面光镜模式图

2. 单层立方上皮（simple cuboidal epithelium）　垂直切面细胞呈立方形，细胞核呈圆形，居中（图 3-3）。从表面看细胞呈六角形（图 3-4）。这种上皮分布于肾小管等处。

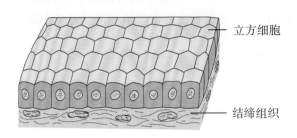

图 3-3　单层立方上皮立体结构模式图

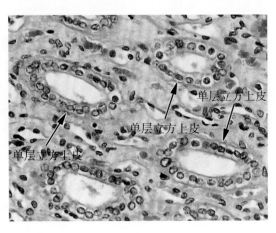

图 3-4　单层立方上皮切面光镜像（肾集合小管）
×200

3. 单层柱状上皮（simple columnar epithelium）　垂直切面细胞呈柱状，细胞核呈椭圆形，靠近细胞基底部（图 3-5）。从表面看与单层立方上皮相似，亦呈六角形（图 3-5）。这种上皮分布在胃、肠等处，功能主要为吸收和分泌。

分布于肠道的单层柱状上皮中散在分布有杯状细胞，呈高脚酒杯状，细胞核染色较深，位于基底部，顶部细胞质内充满黏原颗粒（图 3-6）。杯状细胞可分泌黏液，具有润滑和保护肠黏膜的作用。

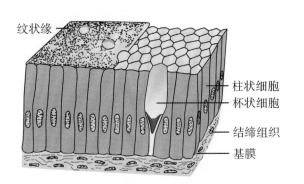

图 3-5　单层柱状上皮立体结构模式图

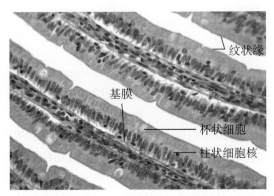

图 3-6　单层柱状上皮切面光镜像（小肠）
×100

4. 假复层纤毛柱状上皮（pseudostratified ciliated columnar epithelium）　分布于呼吸道黏膜表面。由 4 种细胞组成：柱状细胞、杯状细胞、梭形细胞和锥体形细胞。上述细胞的基底面均位于基膜上，但细胞高矮不一，只有杯状细胞和柱状细胞的游离面能与腔面接触，细胞核位置亦高低不等，故给人以复层的假象。在柱状细胞的游离面有纤毛（图 3-7，图 3-8）。

5. 复层扁平上皮（stratified squamous epithelium）　由多层细胞组成，只有基底层细胞附于基膜上。基底层为一层矮柱状细胞，细胞质嗜碱性较强，染为深蓝紫色；中间为数层多边形细胞；再向上细胞变为梭形；靠近表面的几层细胞为扁平状。基底层细胞较为幼稚，可不断地分裂增生，并向表层推移，使中层细胞不断更新，也使表层衰老或损伤脱落的细胞得以补充。复层扁平上皮的基底面与深层结缔组织相连处往往起伏不平，使两者之间的接触面积增大，有利于上皮细胞的营养代谢（图 3-9）。

复层扁平上皮较厚，分布于常受到机械摩擦的部位，如皮肤、口腔、食管、阴道等处，具有很强的保护作用。皮肤表皮为角化复层扁平上皮（keratinized stratified squamous epithelium），

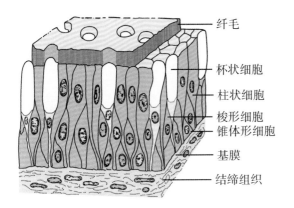

图 3-7 假复层纤毛柱状上皮立体结构模式图

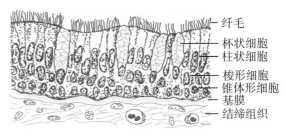

图 3-8 假复层纤毛柱状上皮切面光镜结构模式图

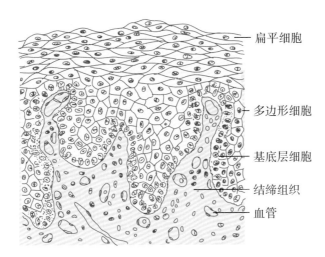

图 3-9 复层扁平上皮切面光镜结构模式图

其表层细胞发生角化,对机械性磨损的耐受能力更强。

6. 变移上皮(transitional epithelium) 由多层细胞组成,分布于大部分泌尿管道,如肾盂、肾盏、膀胱、输尿管的腔面。此类上皮细胞的层数和形态可随所在器官的容积改变而变化,当器官收缩(空虚)时,上皮细胞层数增多,基底层细胞呈立方形,中间层细胞呈梨形或伞形,表层细胞又名盖细胞,呈长方形,核 1~2 个,一个盖细胞可覆盖中间层数个细胞;当器官膨胀(充盈)时,上皮变薄,上述细胞亦变小(图 3-10)。

(二)上皮组织的特殊结构

1. 上皮细胞的游离面

(1)微绒毛(microvilli):一些上皮细胞游离面伸出的微细指状突起,称为微绒毛。只有在电镜下才可见到。微绒毛表面为细胞膜,内为细胞质,其中含纵行微丝(图 3-11)。微绒毛的功能是扩大细胞的表面积,有利于细胞的吸收功能,故在吸收功能活跃的细胞表面较发达,如小肠上皮的柱状细胞和肾小管近端小管上皮细胞的游离面均有密集的微绒毛,电镜下能够观察到这些微绒毛存在的部位,它们分别构成光镜下的纹状缘(striated border)和(或)刷状缘(brush border)(图 3-5,图 3-6)。

(2)纤毛(cilia):纤毛是细胞游离面伸出的能摆动的突起,较微绒毛粗且长,光镜下即可清晰分辨(图 3-7,图 3-8)。电镜下,纤毛表面为细胞膜,中轴的细胞质内含纵行微管,中央为两条单微管,周边为 9 组双联微管。通过双联微管的滑动使纤毛定向摆动,能够清除和

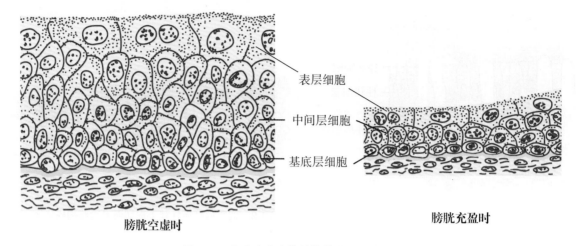

图 3-10 变移上皮光镜结构模式图（膀胱）

膀胱空虚时　　　　　　　　　　　膀胱充盈时

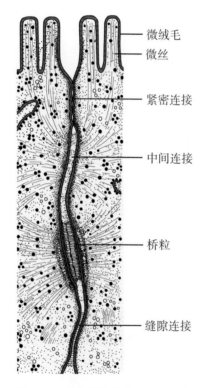

图 3-11 单层柱状上皮 4 种细胞连接电镜结构模式图

运送细胞表面的物质。如分布于呼吸道上皮表面的纤毛通过摆动可清除分泌物及表面附着的灰尘、细菌等异物；分布于输卵管上皮细胞表面的纤毛摆动有助于卵细胞及受精卵的运送。

2. 上皮细胞的侧面　上皮细胞的侧面常见各种细胞连接（cell junction），为相邻细胞接触部位形成的特殊结构，具有加强细胞间的牢固联系、封闭细胞间隙、参与细胞间信息传递等不同功能。除上皮细胞外，其他组织的细胞间有时也可见细胞连接。

细胞连接主要有 4 种形式，现以小肠上皮为例来叙述：

（1）紧密连接（tight junction）：常环绕上皮细胞的顶部，连接区相邻两细胞的细胞膜上有许多网格状的嵴，嵴与嵴相对紧贴，此处细胞间隙消失。无嵴的部分，仍有细胞间隙（图 3-11）。

紧密连接具有封闭细胞间隙的作用，能够阻止某些物质通过细胞间隙进出深部组织，从而保持内环境的稳定。

（2）中间连接（intermediate junction）：位于紧密连接的下方。相邻细胞间有 15~20 nm 的间隙，内含致密丝状物质连接两侧的细胞膜，细胞膜的细胞质面有微丝附着（图3-11）。

中间连接具有牢固的连接作用。

（3）桥粒（desmosome）：呈斑状，位于中间连接的深部。连接区有 20~30 nm 的细胞间隙，内含低密度丝状物，这些丝状物于间隙中央交织形成一条中间线；细胞膜的细胞质面各有一椭圆形的附着板，由致密物质组成，附着板上有许多张力丝附着，并折成袢状返回到细胞质（图 3-11）。

桥粒是一种最牢固的细胞连接，分布于多种上皮内，常受机械力作用的上皮中桥粒往往很发达，如皮肤的表皮。

（4）缝隙连接（gap junction）：又名通信连接，呈斑状，在小肠上皮中位于桥粒的深处。连接区细胞间隙很窄，仅 2~3 nm，在此区域内相邻两细胞间形成许多相通的小管，使细胞能够相互沟通，借此进行信息传递，以协调各细胞的功能（图 3-11）。

缝隙连接处电阻很低，有利于细胞间传递电冲动，故此种连接分布十分广泛。

上述细胞连接常可同时存在。只要有两种或两种以上细胞连接相邻存在，即可称为连接复合体（junction complex）。

知识链接

肠上皮屏障与自身免疫性疾病

机体与环境之间存在着很多屏障性结构，而肠上皮屏障是机体最重要的一道屏障，它由完整的肠上皮细胞和相邻肠上皮细胞之间的连接构成，并调控着水和溶质的跨上皮转运。上皮的通透性有两个途径，即跨上皮途径和细胞旁途径（紧密连接）。其功能是只允许离子和小分子可溶性物质通过，而不允许毒性大分子和微生物通过。这种特殊生理功能在肠道屏障的维护中起着举足轻重的作用。而这一屏障的破坏也会导致相应的疾病，与肠上皮屏障有关的自身免疫性疾病主要有炎症性肠病（inflammatory bowel disease, IBD）、食物过敏、乳糜泻、1 型糖尿病等。

3. 上皮细胞的基底面

（1）基膜（basement membrane）：是位于上皮细胞的基底面与其下方结缔组织之间的薄膜。电镜下，基膜分基板和网板两层。基板靠近上皮，由基质及细丝组成；网板较厚，位于基板下方，由网状纤维和基质构成（图 3-12）。基板和网板分别由上皮细胞和结缔组织的成纤维细胞产生。

基膜有支持和连接作用，同时也是一种选择性通透膜，能选择性地通过某些物质，使上皮与深部结缔组织之间能够进行物质交换。

（2）半桥粒（hemidesmosome）：位于某些上皮细胞的基底面与基膜之间，在上皮细胞一侧具有桥粒一半的结构。半桥粒可加强上皮细胞与基膜间的连接（图 3-12）。

（3）质膜内褶（plasma membrane infolding）：部分肾小管和唾液腺分泌管等处的上皮细胞基底面可见到这种结构。上皮细胞基底面的细胞膜折回细胞质形成许多内褶（图 3-13），使细胞基底部的表面积增大，有利于加快水和电解质的转运。质膜内褶之间的胞质中含有许多纵行排列的线粒体，以提供转运过程中所需的能量。

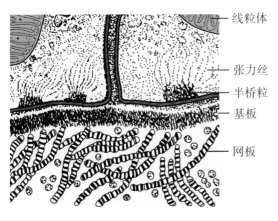

图 3-12　基膜与半桥粒电镜结构模式图

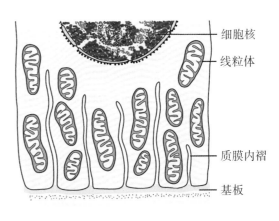

图 3-13　质膜内褶电镜结构模式图

二、腺上皮和腺

由腺细胞构成的专门行使分泌功能的上皮，称为腺上皮。由腺上皮构成的行使特定分泌功能的结构，称为腺（gland）。有些腺分布于不同器官的结缔组织中，如胃腺、肠腺等；有些腺则是独立的器官，如甲状腺、胰腺等。

人体的腺体分为外分泌腺和内分泌腺两大类。

（一）外分泌腺和内分泌腺

在胚胎时期，某些部位的原始上皮组织向下方结缔组织内增生形成细胞索，进一步发育、分化形成腺上皮及腺（图3-14）。若腺有导管与表面上皮相连，分泌物可经导管排至身体表面或器官的管腔内，这种腺称为外分泌腺（exocrine gland），如汗腺、唾液腺等。若腺没有导管，腺细胞周围有丰富的毛细血管，分泌物通过血液或淋巴液运送，此种腺称为内分泌腺（endocrine gland），如甲状腺、肾上腺等。内分泌腺的分泌物称为激素。

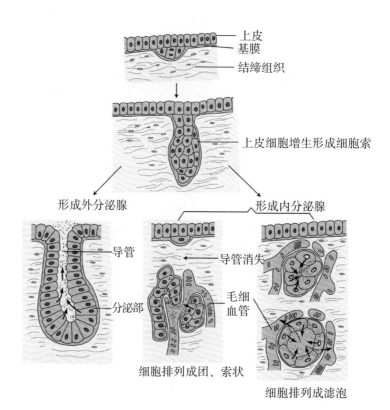

图 3-14　腺的发生模式图

（二）外分泌腺的结构和分类

1. 一般结构　大部分外分泌腺由分泌部和导管两部分组成。

（1）分泌部（secretory portion）：一般由一层腺细胞围成，中央有腺腔，腺细胞合成的分泌物先排入腺腔内，再经导管排出。分泌部的形状可呈管状、泡状或管泡状，呈现后两种形态的分泌部也称腺泡（acinus）。

（2）导管（duct）：与分泌部相连，管壁由单层或复层上皮组成。导管的主要作用是排出分泌物，但有些腺的导管上皮细胞还有重吸收和（或）分泌功能。

2. 分类

（1）根据分泌部的形状外分泌腺分为管状腺（tubular gland）、泡状腺（acinar gland）和管泡状腺（tubuloacinar gland）；根据导管有无分支，又分为单腺（simple gland）和复腺（compound gland）（图3-15）。

（2）根据分泌物的性质外分泌腺分为浆液性腺（serous gland）、黏液性腺（mucous gland）和混合性腺（mixed gland），但这种分类方法只适用于一部分腺。

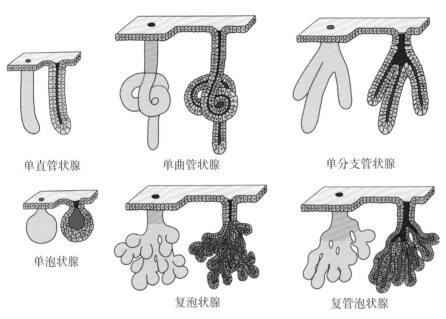

单直管状腺　　　　　单曲管状腺　　　　　单分支管状腺

单泡状腺

复泡状腺　　　　　复管泡状腺

图 3-15　几种外分泌腺结构模式图

● 思考题 ●

1. 上皮组织有何特点？根据功能可分为哪几类？
2. 试述各类被覆上皮组织的一般特点。
3. 微绒毛与纤毛在结构和功能上有何异同？

（刘荣志）

第四章

固有结缔组织

学习目标

掌握：
疏松结缔组织中成纤维细胞、巨噬细胞、浆细胞的光镜和电镜结构及功能。

熟悉：
（1）间充质细胞的结构和功能。
（2）细胞外基质（纤维与基质）的形成以及基质的化学成分和功能。

了解：
致密结缔组织、脂肪组织和网状组织的基本结构和功能。

运用：
运用所学知识，树立预防保护观念。

案例导入

　　某患者不慎由楼梯上滑倒摔伤致右膝关节剧烈疼痛，活动受限，伸膝无力，在当地医院门诊就诊，拟"右膝扭伤"保守治疗。右膝仍无力伸直。2个月后在医院诊断为"右股骨头肌腱断裂"并行"右股四头肌腱吻合术"治疗，术后右膝伸直力量部分恢复，但右膝仍不能完全伸直。

　　问题与思考：
　　1. 肌腱属于什么组织？
　　2. 肌腱的作用是什么？

　　结缔组织（connective tissue）起源于人胚中胚层间充质（mesenchyme）。

　　间充质由间充质细胞和无定形基质构成。间充质细胞呈星状多突形，细胞间以突起相互连接成网；细胞质弱嗜碱性；细胞核较大、染色浅、核仁明显（图4-1）。该细胞分化程度很低，在人胚胎时期可分化为多种结缔组织细胞、平滑肌细胞和血管内皮细胞等。

　　结缔组织与其他基本组织一样，由细胞和细胞外基质组成。但其中细胞外基质含量多，包括纤维、基质和组织液；细胞数量较少，种类多。

　　根据结构和功能的特点，结缔组织又分为固有结缔组织、软骨组织、骨组织和血液4种类型。一般所说的结缔组织是指固有结缔组织。本章主要介绍固有结缔组织，软骨组织、骨组织以及血液将于其他章介绍。

　　固有结缔组织又分为疏松结缔组织、致密结缔组织、网状组织和脂肪组织。固有结缔组织的细胞外基质中主要是纤维，该组织具有支持连接、防御保护和营养、修复等功能，其中最典

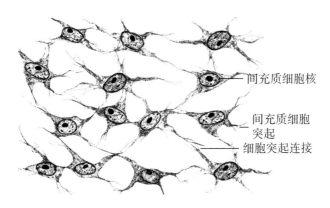

图 4-1　间充质结构模式图

型的是疏松结缔组织。

一、疏松结缔组织

疏松结缔组织（loose connective tissue）由少量多种细胞和大量细胞外基质构成（图 4-2，图 4-3），是一种充填组织，广泛地分布在机体各种细胞、组织和器官之间。

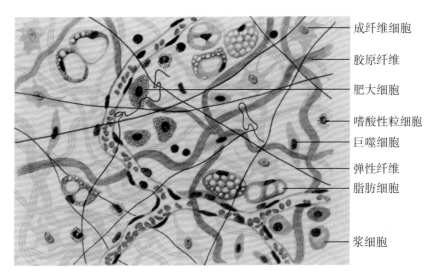

图 4-2　疏松结缔组织（大网膜）铺片模式图

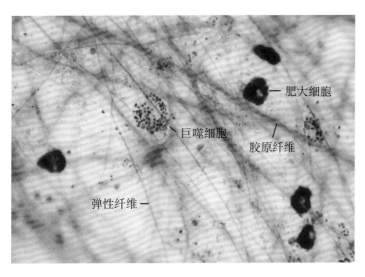

图 4-3　疏松结缔组织（大鼠肠系膜）铺片光镜像
×400

（一）细胞

疏松结缔组织的细胞多种多样，分别具有不同的功能。

1. 成纤维细胞　成纤维细胞（fibroblast）是疏松结缔组织的主要细胞（图4-2）。细胞呈星状扁平多突形，细胞边缘不清楚；细胞核大，呈椭圆形，染色浅，核仁明显；细胞质微嗜碱性，内含与产生蛋白多糖有关的PAS阳性颗粒。电镜下，细胞质内含丰富的粗面内质网和游离核糖体、发达的高尔基复合体等细胞器（图4-4）。成纤维细胞可产生纤维和基质。

当成纤维细胞功能处于静止状态时，其细胞体变小，呈长梭形；细胞核变小，呈长扁圆形，染色深，此时称为纤维细胞（fibrocyte）（图4-4）。在某些情况下，如手术创伤时，纤维细胞再转化为成纤维细胞，加速纤维和基质的合成，促进伤口愈合。

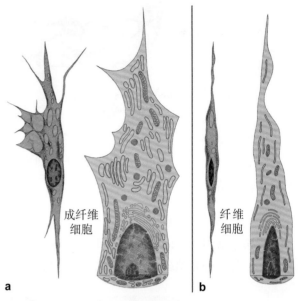

成纤维细胞　　纤维细胞

图4-4　成纤维细胞（a）和纤维细胞（b）光镜和电镜结构模式图

 知识链接

结缔组织病

结缔组织病泛指结缔组织受累的疾病，包括红斑狼疮、类风湿关节炎、硬皮病、皮肌炎、结节性多动脉炎、韦格纳肉芽肿、巨细胞动脉炎及干燥综合征等。结缔组织病具有某些临床、病理学及免疫学方面的共同特征，如多系统受累（即皮肤、关节、肌肉、心、肾、造血系统、中枢神经等可同时受累），病程长，病情复杂，可伴发热、关节痛、血管炎、红细胞沉降率增快等。

广义的结缔组织病还包括一组遗传性的结缔组织病，即由于先天性的缺陷使结缔组织中某种成分（如胶原、弹性蛋白或糖胺聚糖）的生物合成或降解发生异常而引起的疾病。

2. 巨噬细胞　巨噬细胞（macrophage）又称为组织细胞（histocyte）。巨噬细胞形态多样，但一般为圆形或椭圆形；当功能活跃时，可伸出伪足而呈多突形。细胞核较成纤维细胞核略小，呈圆形或椭圆形，染色较深，核仁不明显，细胞质较丰富，功能活跃时内含许多颗粒或空泡（图4-2，图4-3）。电镜下，细胞质内含大量的溶酶体、吞噬体和吞饮小泡、较发达的高尔基复合体、少量的粗面内质网和线粒体等（图4-5）。

巨噬细胞具有变形运动和很强的吞噬能力，是机体内重要的防御细胞，当注射异物或活体染料（台盼蓝或墨汁）至动物体内时，则可见巨噬细胞的细胞质内出现大量被吞入的染料颗粒。巨噬细胞属于机体单核吞噬细胞系统的成员（参见第十一章　淋巴器官）。

3. 浆细胞　浆细胞（plasma cell）呈圆形或椭圆形（图4-2）；细胞核呈圆形，常偏于细胞一侧，核内染色质丰富，多聚集在核周并向核中心排列，形似车轮状；细胞质呈强嗜碱性，在近细胞核处有一浅染而透明的区域（图 4-6）。电镜下，细胞质内嗜碱性物质为大量密集的粗面内质网，浅染区是高尔基复合体和中心体所在的部位（图 4-6）。

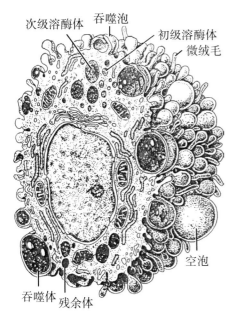

图 4-5　巨噬细胞立体结构模式图

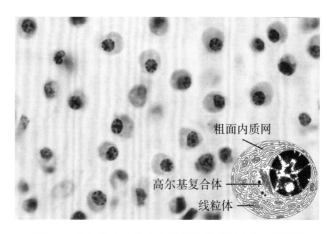

图 4-6　浆细胞光镜像和电镜结构模式图（右下插图）
×400

浆细胞来源于 B 细胞。当 B 细胞受到抗原刺激时即被激活，增殖，淋巴母细胞化，进一步分化成为浆细胞。浆细胞可产生免疫球蛋白（immunoglobulin, Ig），或称为抗体（antibody），参与机体的体液免疫（见第十一章　淋巴器官）。在正常的疏松结缔组织中不常见到浆细胞，但在慢性炎症的病灶内可见其增多。

4. 肥大细胞　肥大细胞（mast cell）的细胞体较大，呈圆形或椭圆形（图 4-2，图 4-3）；细胞核圆形且小，染色浅；细胞质内充满了粗大的嗜碱性颗粒，此颗粒具有异染性，可被甲苯胺蓝染成红紫色。电镜下，可见颗粒内含许多呈均匀状、点阵状或指纹状的细小微粒；有粗面内质网和高尔基复合体（图 4-7）。

肥大细胞多分布于小血管周围，主要参与机体的过敏反应。

肥大细胞的颗粒内含有肝素、组胺、慢反应物质和嗜酸性粒细胞趋化因子等，细胞质内含白三烯，它们在过敏反应中分别与抗凝血、扩张毛细血管、增强毛细血管的通透性及使支气管平滑肌收缩或痉挛有关。

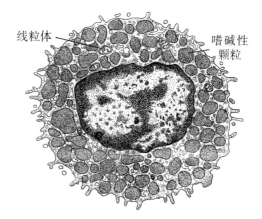

图 4-7　肥大细胞电镜结构模式图

5. 脂肪细胞　脂肪细胞（fat cell）体积大，呈球形；细胞内含有大的脂滴，使细胞质被挤压成一薄层，位于脂滴周围。细胞核也被压成扁圆形，居于细胞一侧（图 4-2，图 4-12）。在 HE 染色下，细胞内的脂滴被溶解而呈空泡状。在疏松结缔组织中，脂肪细胞常成群或散在分布于血管周围。脂肪细胞具有参与贮存脂肪等功能。

6. 未分化的间充质细胞　未分化的间充质细胞（undifferentiated mesenchymal cell）是一种原始、幼稚的未分化细胞，多分布在小血管壁的周围。在形态上该种细胞很难与成纤维细胞相区分。在机体炎症及受伤修复过程中，该类细胞可在小血管周围增殖、分化成为成纤维细胞等多种细胞。

7. 血细胞　正常疏松结缔组织中，有时可见少量来自血液的血细胞，如淋巴细胞、嗜酸性粒细胞和单核细胞等。在炎症时，大量中性粒细胞可穿出小血管聚集在炎症部位，行使防御、保护功能。

（二）细胞外基质

疏松结缔组织的细胞外基质（extracellular matrix）多，由纤维、基质和组织液组成。

1. 纤维　纤维（fiber）包埋在基质内，分为胶原纤维、弹性纤维和网状纤维 3 种类型。

（1）胶原纤维：胶原纤维（collagenous fiber）新鲜时呈白色，又称为白纤维，数量最多。纤维常成束而分支，并吻合成网，呈波浪状分散在基质内（图 4-2，图 4-3）。胶原纤维粗细不等，直径 1~2 μm，具有很强的韧性，抗拉力强，略有弹性。每条胶原纤维是由更细的胶原原纤维束组成。胶原原纤维束不分支，在纤维中平行排列，由一种胶状基质黏合在一起。电镜下，胶原原纤维束是由胶原原纤维组成，而胶原原纤维又是由原胶原蛋白分子聚合而成，每一根胶原原纤维呈现出具有 64 nm 明、暗相间的周期性横纹。

（2）弹性纤维：弹性纤维（elastic fiber）新鲜时呈黄色，又称为黄纤维，纤维分支并连接成网（图 4-2，图 4-3）。在醛品红染色时显紫色；HE 染色时呈红色，折光性强，表面光滑，可有分支，交织成网。弹性纤维较细，直径 0.1~1.0 μm，具有很强的弹性，可以伸长达原长的 1.5 倍，但韧性较差。

胶原纤维和弹性纤维在疏松结缔组织中交织成网，使其既有韧性，又有弹性。

（3）网状纤维：网状纤维（reticular fiber）分支多并连接成网。纤维直径 0.2~1.2 μm，无弹性，但有韧性（图 4-11）。在普通染色下，网状纤维着色很浅，很难分辨；但用硝酸银镀染，则被染成黑色，因此，网状纤维又称为嗜银纤维。

网状纤维主要分布在结缔组织与其他组织的交界处（如在上皮下则成为基膜的网板）及神经、平滑肌和脂肪细胞的周围等。造血器官和内分泌腺内含有较多的网状纤维，构成微细支架。

2. 基质　基质（ground substance）是一种无色透明的无定形胶体，即可由溶胶到凝胶态互相转变。其中含有由多糖分子和蛋白质分子结合而成的蛋白多糖（proteoglycan）和水分。其中多糖分子中有较多的透明质酸（hyaluronic acid），其具有异染性。透明质酸可使基质形成一种分子筛，从而阻止侵入机体内的物质扩散。但某些病毒和细菌能分泌透明质酸酶，溶解基质，而使它们在体内扩散。如临床治疗需要，亦可将注射液加透明质酸酶一同注射至皮下组织，则该酶可使透明质酸分解，使得药物得以扩散、吸收，以达到治疗的目的。其他多糖成分是硫酸软骨素、硫酸角质素和硫酸乙酰肝素等，它们的含量少。

3. 组织液　血管渗出的液体，称为组织液（tissue fluid）。体内的细胞通过组织液与血液进行物质交换（图 4-8），获得营养物质，排出代谢产物。当病变引起组织液水分过度损失或滞留时，临床上称为脱水或水肿。

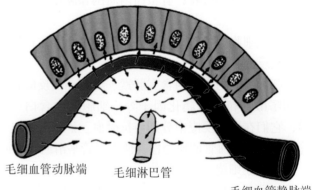

毛细血管动脉端　　毛细淋巴管

毛细血管静脉端

图 4-8　组织液与血液之间物质交换模式图

二、致密结缔组织

致密结缔组织（dense connective tissue）由大量的纤维构成，细胞和基质甚少。绝大多数的致密结缔组织以大量胶原纤维为主，根据纤维的排列可分为不规则致密结缔组织和规则致密结缔组织；极少数以弹性纤维为主。

1. 不规则致密结缔组织　分布在真皮（图 4-9）、巩膜和内脏器官的被膜等处的致密结缔组织，称为不规则致密结缔组织，其细胞外基质主要含大量粗大、但排列不规则的胶原纤维束，纤维束交织成致密的板层结构，仅有少量细胞和基质。

2. 规则致密结缔组织　分布在肌腱（图 4-10）、腱膜等处的致密结缔组织，称为规则致密结缔组织，其细胞外基质中主要含大量粗大、平行排列的胶原纤维束，纤维间靠少量基质相连。腱细胞（成纤维细胞）沿纤维的长轴排列。

另外，以大量粗大的弹性纤维束为主的致密结缔组织，在不同组织中，纤维的排列不同。分布在韧带等处的弹性纤维常平行排列成束；分布在大动脉等处的弹性纤维多编织成网。

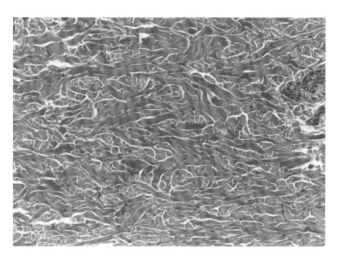

图 4-9　不规则致密结缔组织（人皮肤真皮）光镜像
×100

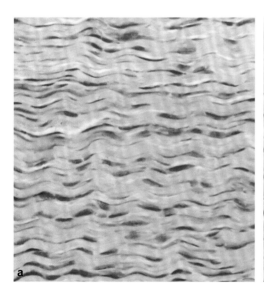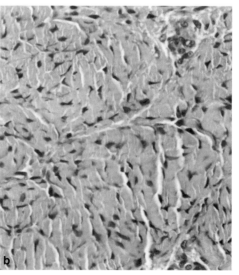

图 4-10　规则致密结缔组织（人肌腱）纵切面（a）、横切面（b）光镜像
×400

三、网状组织

网状组织（reticular tissue）又称为网状结缔组织（reticular connective tissue），是构成造血器官和淋巴器官的基本组织成分（图4-11）。该组织主要由网状细胞和细胞外基质组成。细胞外基质中的主要成分是网状纤维，基质是流动的淋巴液或组织液。

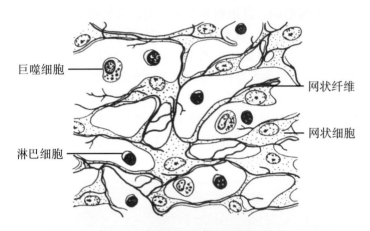

图 4-11　网状组织光镜结构模式图

网状细胞较大，呈星状多突形，突起彼此相互连接，网状纤维位于细胞体及突起间。细胞核大，呈圆形或椭圆形，染色质细而疏，染色浅，核仁明显。细胞质较多，呈弱嗜碱性。

网状纤维分支交互成网，与网状细胞共同构成造血组织和淋巴器官的支架，形成一个适宜造血细胞生长发育、增殖和分化的微环境。该组织主要分布在红骨髓、胸腺、淋巴结、脾和扁桃体等处。

四、脂肪组织

脂肪组织（adipose tissue）由大量脂肪细胞聚集而成（图4-12）。疏松结缔组织和血管形成薄层的隔，把脂肪细胞分隔成若干小叶，大量分布在皮下组织、肠系膜、网膜等处，并且包裹心脏、肾和肾上腺等器官。全身只在神经系统、肺、阴茎和眼睑处无脂肪组织。两性皮下组织中脂肪的分布有着显著的差别。

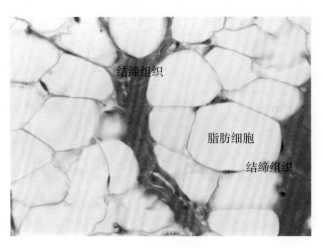

图 4-12　人黄色脂肪组织光镜像

×100

　　脂肪组织主要贮存脂肪，是机体内最大的"能量库"，同时具有支持、缓冲、保护和保持体温等作用。

● **思考题** ●

1. 试述疏松结缔组织的组成、分布和功能。
2. 试述成纤维细胞、巨噬细胞、浆细胞的光镜和电镜结构及功能。

（肖楚丽）

第五章

软骨和骨

 学习目标

掌握：

（1）软骨组织的组成，软骨的分类和结构特点。

（2）骨组织中细胞的结构特点和功能。

（3）哈弗斯系统的结构和功能。

熟悉：

（1）骨基质的结构和功能。

（2）外环骨板、内环骨板、间骨板的结构。

了解：

（1）骨松质的结构。（2）骨膜的结构和功能。（3）软骨的发生方式。

运用：

运用所学知识阐述"补精神之钙，固理想信念"的重要意义。

案例导入

某婴儿，8个月，因经常烦闹、易激惹、多汗，到医院儿科就诊。经医生仔细查体后发现，头后出现明显枕秃，头型形似方形，肋骨与肋软骨交界处可触及圆形隆起，手腕部可见钝圆形环状隆起。X线检查：长骨钙化带模糊、消失，干骺端呈毛刷样改变。血液检查：血清25-OH-D_3下降，PTH升高，血钙下降，血磷降低，碱性磷酸酶正常。

诊断：佝偻病

问题与思考：

1. 佝偻病产生的原因是什么？

2. 佝偻病如何预防？

一、软骨

软骨（cartilage）由软骨组织和软骨膜构成。软骨组织由软骨细胞和软骨基质组成。根据软骨基质中纤维的不同，软骨分为3种：透明软骨、纤维软骨和弹性软骨。

（一）透明软骨

透明软骨（hyaline cartilage）分布较广，构成胚胎早期暂时的骨架及成体的关节软骨、肋软骨、呼吸道内的软骨等。透明软骨新鲜时呈半透明状。软骨基质中仅含少量胶原原纤维，而基质十分丰富。此类软骨内无血管和神经（图5-1，图5-2）。胚胎的软骨，或较大的软骨内偶尔可见大血管穿行，但不分支为毛细血管。

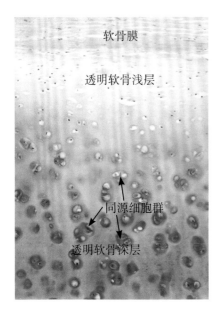

图 5-1　人气管透明软骨低倍光镜像
×100

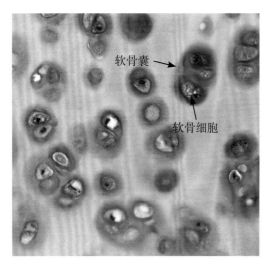

图 5-2　人气管透明软骨高倍光镜像
×400

1. 软骨细胞（chondrocyte）　软骨细胞被包埋在软骨基质内。其所占据的空间——基质内小腔，称为软骨陷窝（cartilage lacuna）。生活状态时，软骨细胞充满于软骨陷窝；但在固定后制成的切片标本中，软骨细胞的细胞质收缩，细胞体变形，因而在软骨陷窝壁与细胞间可见空隙（图5-1，图5-2）。软骨细胞的形态、大小不一。在软骨表面的是与之平行的扁平椭圆形软骨细胞，细胞较小而幼稚。渐到深层，软骨细胞逐渐增大，呈圆形或椭圆形，并不断在软骨陷窝内分裂、增殖，形成2~8个细胞为一群，称为同源细胞群（isogenous group）。软骨细胞的细胞核小，呈圆形；细胞质弱嗜碱性，常见有一个大的脂滴。在固定的标本中，脂肪经脱水而溶解，故只留空泡。电镜下，细胞质内含有丰富的粗面内质网和发达的高尔基复合体，线粒体较少。

2. 软骨基质　由胶原原纤维和基质组成。

（1）胶原原纤维：透明软骨基质中无胶原纤维，但在电镜下观察，可见含有许多细小的胶原原纤维，无横纹，排列不整齐，并相互交织成网。其折光率与基质相近，故光镜下不易分辨。

（2）基质：基质含有70%的水分，呈凝胶状，具有韧性。有机成分主要是蛋白多糖。多糖分子中主要是硫酸软骨素，具有异染性。硫酸软骨素在软骨陷窝的周缘，特别是在新生软骨的一个或一组软骨陷窝外面较多，染色很深，称为软骨囊（cartilage capsule）（图5-1，图5-2），它们是新生的软骨基质。电镜下，软骨囊内无纤维。

3. 软骨膜　软骨外面包裹一层较致密的结缔组织（关节软骨的表面无结缔组织），即称为软骨膜（perichondrium）。软骨膜分为两层：外层纤维较致密，血管少，细胞稀疏，主要起保护作用；内层纤维较少，血管和细胞较多，主要具有营养等作用。

4. 软骨的发生和生长方式　在紧贴软骨处的软骨膜内有一种能形成成骨细胞或软骨细胞的幼稚细胞，称为骨原细胞，是软骨和骨组织的干细胞。骨原细胞一般呈梭形，可增殖、分化为软骨细胞。

软骨的生长可有两种并存的方式：

（1）软骨膜下生长：又称为附加性生长。软骨膜内的骨原细胞不断地分裂、增殖、分化为软骨细胞，后者不断产生基质和纤维，借此软骨逐层增粗。

（2）软骨内生长：又称为间质性生长。表层新生的软骨细胞逐渐由周边到深层，细胞体积增大，彼此距离渐远；同时软骨细胞在软骨深层分裂，新生的细胞聚集成一群，形成同源细胞群；另外，基质和纤维也相应增加，由此软骨不断地在内部长大、增长。

（二）纤维软骨

纤维软骨（fibrous cartilage）分布在椎间盘、关节盘、耻骨联合以及关节软骨的肌腱附着处，与之相连续的致密结缔组织之间无明显界限。肉眼观察纤维软骨呈白色。光镜下，纤维软骨的软骨基质内胶原纤维丰富，且成束存在（图5-3）。软骨细胞位于软骨陷窝内，数量少且成行排列于纤维束之间。

（三）弹性软骨

弹性软骨（elastic cartilage）分布在耳郭、外耳道、咽鼓管、会厌和喉软骨。其基质内含有大量的弹性纤维（图5-4），因而软骨呈黄色且具有较强的弹性。

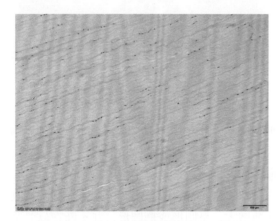

图5-3　纤维软骨（椎间盘）高倍光镜像
×400

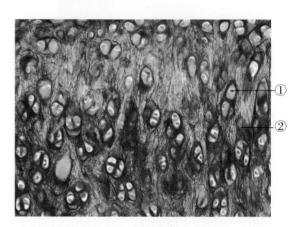

图5-4　弹性软骨高倍光镜像
×400
①软骨细胞；②弹性纤维

二、骨组织和骨

骨组织（osseous tissue）是坚硬的结缔组织，构成全身各骨的主要部分。骨在体内作为全身的支架，保护机体内部器官。

（一）骨组织基本结构

骨组织由细胞和钙化的细胞外基质（骨基质）组成。

1. 细胞　骨组织中的细胞有4种：即骨原细胞、成骨细胞、骨细胞和破骨细胞。其中骨细胞最多，位于骨基质内。其他细胞均位于骨组织边缘（图5-5）。

（1）骨原细胞：骨原细胞（osteogenic cell）又称为骨祖细胞，是骨组织的干细胞。细胞体较小，呈梭形；细胞核椭圆形；细胞质较少，弱嗜碱性。骨原细胞存在于骨外膜和骨内膜贴近骨组织处，当骨组织生长或重建时，它能分裂、分化为成骨细胞。

（2）成骨细胞：成骨细胞（osteoblast）较大，呈柱状或椭圆形，分布在骨组织的表面。幼儿的成骨细胞较多。细胞核呈圆形，核仁明显；细胞质强嗜碱性。电镜下，可见细胞质内含大量的粗面内质网和发达的高尔基复合体。成骨细胞具有分泌骨基质有机成分的功能。

（3）骨细胞：骨细胞（osteocyte）呈多突形，细胞体扁平椭圆形，细胞质弱嗜碱性，突起多而细长，相邻细胞突起借缝隙连接相连。细胞体所占空间称为骨陷窝（bone lacuna），

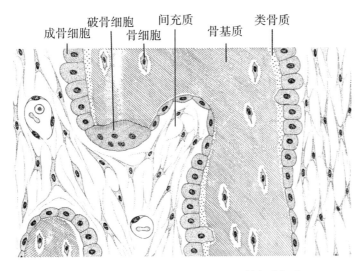

图 5-5 膜内成骨模式图，示骨组织的各种细胞

而其细胞突起所占空间称为骨小管（bone canaliculus），各骨陷窝借骨小管彼此相通。骨细胞的细胞核呈椭圆形（图 5-6）。电镜下，细胞质内含少量的线粒体、高尔基复合体和散在的粗面内质网等。

（4）破骨细胞：破骨细胞（osteoclast）数量较少，分布在骨质的表面，在紧贴骨质的一侧有纹状缘。破骨细胞是一种多核大细胞，一般可含 6~50 个细胞核；细胞质呈泡沫状（图 5-7a）。电镜下，纹状缘由许多不规则的微绒毛组成，又称为皱褶缘（ruffled border）；细胞质内含大量的粗面内质网、发达的高尔基复合体、丰富的线粒体和溶酶体（图 5-7b）。破骨细胞具有很强的重吸收骨能力。

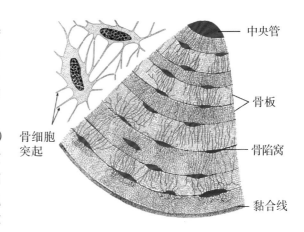

图 5-6 骨细胞与骨板结构模式图

成骨细胞形成骨与破骨细胞破坏、重吸收骨是骨组织的发生和骨的生长、发育必不可少的两个方面，通过两者的协同活动完成骨的成型和改建。

2. 骨基质 骨组织的细胞外基质又称为骨基质（bone matrix），由有机成分及无机成分组成。有机成分由成骨细胞分泌的大量胶原纤维和少量基质所构成，约占骨重的 35%。基质呈

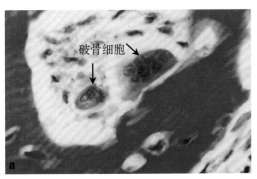
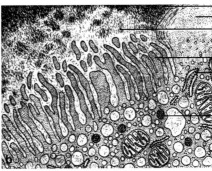

图 5-7 豚鼠耳蜗破骨细胞高倍光镜像（a）和局部电镜结构模式图（b）

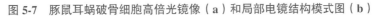

无定形凝胶状，具有黏合胶原纤维的作用。无机成分主要为钙盐，其化学结构为羟基磷灰石结晶 [hydroxyapatite crystal, $Ca_{10}(PO_4)_6(OH)_2$]，占骨重的65%。骨盐含量随年龄的增长而增加。有机成分使骨质具有韧性，无机成分使骨质坚硬。

骨组织中的胶原纤维多以高度有规律的分层排列为特征。每层的胶原纤维与基质共同构成薄板状结构，称为骨板（bone lamella）。骨细胞位于骨板之间或骨板内的骨陷窝内，相邻骨细胞突起通过骨板内的骨小管相连接。同一骨板内的纤维相互平行，而相邻骨板内的纤维则相互垂直，如同多层木质胶合板（图5-8a）。

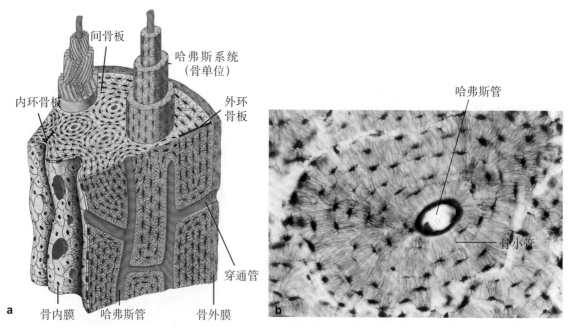

图5-8　长骨骨干立体结构模式图（a）与骨单位（b）

 知识链接

骨质疏松症

骨质疏松症（osteoporosis）是由于多种原因导致的骨密度和骨质量下降，骨微结构破坏，骨脆性增加，从而容易发生骨折的全身性骨病。成人骨骼的完整性主要由不断重复、时空偶联的骨吸收和骨形成过程维持，此过程称为"骨重建"。骨重建由成骨细胞、破骨细胞相互调控来共同完成。成年前骨骼不断构建、塑形和重建，骨形成和骨吸收的正平衡使骨量增加，并达到骨峰值；成年期骨重建平衡，维持骨量；此后随年龄增加，骨形成与骨吸收呈负平衡，骨重建失衡造成骨丢失。骨重建的失衡致使骨小梁变细或断裂，骨密质孔隙度增加，骨密度下降，导致骨质疏松。骨质疏松症除了主要与绝经和老年有关的原发性骨质疏松外，还可能由多种疾病引起，称为继发性骨质疏松症。可能引起骨质疏松的常见疾病有糖尿病、甲状腺功能亢进症、营养不良症等。

（二）长骨的结构

长骨由骨松质（松质骨）、骨密质（密质骨）、骨膜、关节软骨及血管、神经等构成。

1. 骨松质　骨松质（spongy bone）多分布在长骨的骨骺部，由片状和（或）针状的骨小梁连接而成，之间有肉眼可见的腔隙。腔隙内可见红骨髓（见第六章，血液和血发生）及血管。骨小梁由成层排列的骨板和骨细胞所组成。

2. 骨密质　骨密质（compact bone）多分布在长骨骨干，由不同排列方式的骨板组成（图5-8）。骨板排列方式有以下 4 种：

（1）外环骨板：外环骨板（outer circumferential lamella）环绕于骨干表面并与骨干表面平行排列，有数层或十数层，比较整齐。外环骨板的外面与骨膜紧密相接，其中可见横向穿行的管道，称为穿通管（perforating canal），又称为福尔克曼管（Volkmann canal），骨外膜的小血管由此进入骨内。

（2）内环骨板：内环骨板（inner circumferential lamella）位于骨干的骨髓腔面，仅由少数几层骨板组成，不如外环骨板平整。内环骨板表面衬以骨内膜，后者与被覆于松质骨表面的骨内膜相接续。内环骨板中也有穿通管穿行，管中的小血管与骨髓血管相通连。

（3）哈弗斯骨板：哈弗斯骨板（Haversian lamella）介于内、外环骨板之间，是骨干骨密质的主要部分。10～20 层的哈弗斯骨板以哈弗斯管（Haversian canal）为中心，呈同心圆排列，并与哈弗斯管共同组成哈弗斯系统（Haversian system），又称为骨单位（osteon）（图 5-8b）。哈弗斯管也称为中央管（central canal），内有血管、神经及少量的结缔组织。长骨骨干主要由大量的哈弗斯系统组成（图 5-8a）。

（4）间骨板：间骨板（intermediate lamella）为填充在骨单位之间的一些不规则的平行骨板，它是旧的未被吸收的骨单位或外环骨板的残留部分。其中除骨陷窝及骨小管之外，无其他管道。

3. 骨膜　骨膜是由致密的结缔组织所组成的纤维膜。除关节面以外，骨的内、外表面均被覆一层骨膜。外表面的称为骨外膜（periosteum），又分为 2 层：外层较厚，由致密的结缔组织组成，纤维粗大而密集，有的纤维横向穿入内环骨板，称为穿通纤维（perforating fiber），起固定骨膜和韧带的作用；内层疏松，富含小血管及神经，并含有较多的骨原细胞。骨内膜（endosteum）被覆在骨髓腔面、骨小梁的表面、中央管及穿通管的内表面，为薄层的结缔组织膜。该层纤维少，细胞常排列成一层，颇像单层扁平上皮，细胞间有缝隙连接，它们与骨细胞突起之间也可有缝隙连接。

（三）骨的发生

软骨及骨组织均起源于骨原细胞。骨的发生有两种方式：

1. 膜内成骨　膜内成骨（intramembranous ossification）由含骨原细胞的结缔组织膜直接骨化而成。只有额骨、顶骨、面骨及锁骨等一些扁骨是以此方式发生。首先，在将要形成骨的部位血管增生，间充质细胞分裂增生形成膜状。在膜上开始成骨的部位称为骨化中心。该处的间充质细胞进一步分化为骨原细胞，其中大部分骨原细胞分化为成骨细胞。成骨细胞则可产生、分泌纤维和基质，称为类骨质（osteoid）。成骨细胞逐渐被类骨质包埋而成为骨细胞，类骨质因有大量骨盐沉着而成为骨基质。

在骨基质的表面始终保留着少量骨原细胞。在骨化中心的周围骨化不断扩展，最初形成骨小梁，进而形成骨松质。以后成骨细胞在内外骨膜之间、骨松质表面形成骨密质，并不断地增厚。成骨细胞在扁骨的外面成骨，而破骨细胞在扁骨的内面溶解吸收已形成的骨组织。例如颅骨在生长时，其外面生长得多，内面吸收得也多，使其曲度逐渐改变，以适应头颅的发育（图5-9）。

2. 软骨内成骨　软骨内成骨（endochondral ossification）由间充质先形成软骨雏形，然后软骨不断生长并逐渐被骨所替换。颅底、躯干、四肢骨等主要是以此方式发生。同时，在骨外膜的内层又并存着膜内成骨。

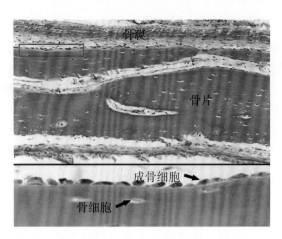

图 5-9　人颅骨光镜像，下图为上图的局部放大
上图 ×100，下图 ×400

现以长骨的发生为例说明软骨内成骨的过程（图 5-10）。

（1）软骨雏形的形成：人胚时期，间充质在将要形成长骨的部位，分化出骨原细胞；部分骨原细胞进一步分化为软骨细胞，并逐渐形成与长骨形状大致相似的透明软骨，其外被覆软骨膜。

（2）骨领形成：在软骨雏形的中段软骨膜下，深层的骨原细胞分化成为成骨细胞，并在一定的条件下以膜内成骨的方式形成薄层原始骨组织。这层骨组织在软骨膜深层包绕软骨雏形，犹如领圈状，故称为骨领（bone collar）。骨领形成后，其表面的软骨膜即改名为骨外膜。

（3）初级骨化中心形成：出现在软骨雏形的中央。在骨领形成的同时，此处的软骨细胞停止分裂，并渐成熟、肥大、退化，软骨细胞外基质逐渐钙化而呈强嗜碱性。骨外膜的血管和骨原细胞侵入。在营养和氧供应充足的前提下，骨原细胞不断地分化为成骨细胞。成骨细胞附于钙化的软骨基质残片表面而成骨，由此确定了最先发生骨化的部位。

（4）骨髓腔的形成：初级骨化中心所形成的骨组织均是原始骨组织，并且是针状或薄片状的骨小梁，它们互相连接成原始骨松质。在骨化中心两侧，从软骨雏形两端至骨化中心，软骨组织不断增长使软骨雏形逐渐加长，骨化又不断向两端扩展，使骨干不断地加长。同时，已形成的骨小梁逐渐被破骨细胞破坏、重吸收，使骨干中央出现仅有血管和骨髓样组织分布的大腔，称为骨髓腔。在此同时，骨领外面不断地以膜内成骨的方式成骨，使骨干不断加粗；而骨领内面又不断地被破骨细胞溶解吸收，由此骨髓腔不断地增宽、加大。

（5）次级骨化中心出现与骺板形成：在骨发生和生长的过程中，长骨的两端软骨内又先后出现新的骨化中心，称为次级骨化中心。但各骨出现的时间有所不同，大多在出生后出现；同一长骨两端的次级骨化中心出现的时间也有早晚。

次级骨化中心出现之后，位于骨骺和干骺端之间的软骨称为骺板（epiphyseal plate），它是长骨增长的基础。骨的增长主要是通过骺板软骨向两端生长所致。

骺板内的软骨细胞不断地增殖、生长、分泌软骨基质以及细胞外基质钙化；同时，初级骨化中心又不断向两端扩展，破骨细胞溶解、吸收钙化的软骨；成骨细胞产生类骨质并钙化为骨基质。由此骺板和骨干间具有软骨静止状态、软骨增殖状态、软骨基质钙化以及形成类骨质并随即被钙化为骨基质，使此处的软骨全部被骨基质所替换的连续过程。

通过以上的依次变化使长骨不断增长。正常情况下，软骨增长的速度与软骨破坏及成骨的速度保持平衡状态，故骺板的厚度相对恒定。至 17~20 岁时，骺板软骨完全被骨质所替换，骨停止

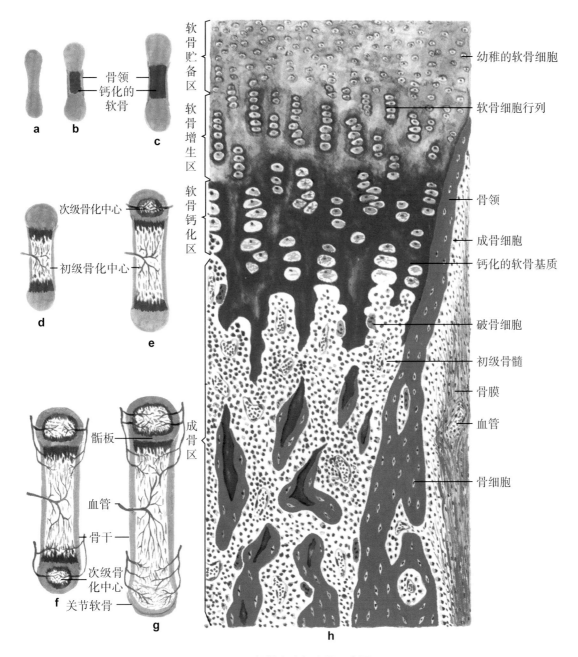

图 5-10 长骨发生与生长示意图

a.软骨雏形；b.骨领形成；c.初级骨化中心出现；d.血管侵入；e.骨髓腔形成及次级骨化中心出现；f.次级骨化中心出现；g~h.长骨不断加长和增粗

生长。骨的增粗是由骨膜向骨表面不断形成外环骨板的方式而实现的，一般在 25~30 岁时停止增粗。

（四）骨的再生及影响骨生长的因素

1. 骨组织的再生 其再生能力较强。骨折后，只要及时采取正确的措施，一般均可完全愈合。全过程经过急性炎症期、修复期及改建期。

2. 骨生长的影响因素 其影响因素很多，除遗传因素外，如维生素、激素、细胞因子、应力作用等也会影响骨的发育。

● 思考题 ●

1. 试述软骨的分类、结构特点和常见分布部位。
2. 试述成骨细胞和破骨细胞的形态结构及其生理功能。

（邵素霞）

第六章

血液和血发生

第六章数字资源

思政之光

学习目标

掌握：

血细胞的分类、结构特点、功能及所含成分（红细胞、白细胞、血小板等）的正常值。

熟悉：

红、粒细胞系统发生过程中形态变化的一般规律。

了解：

血细胞的发生。

运用：

运用所学知识理解让生命传递生命的重要意义。

血液（blood）是一种液状、特殊的结缔组织，由血细胞、血小板和血浆组成（表6-1）。

表 6-1　血细胞分类和计数的正常值

血细胞	正常值
红细胞	男：$(4.0 \sim 5.5) \times 10^{12}/L$
	女：$(3.5 \sim 5.0) \times 10^{12}/L$
白细胞	$(4.0 \sim 10) \times 10^{9}/L$
中性粒细胞	$50\% \sim 70\%$
嗜酸性粒细胞	$0.5\% \sim 5\%$
嗜碱性粒细胞	$0\% \sim 1\%$
单核细胞	$3\% \sim 8\%$
淋巴细胞	$25\% \sim 30\%$
血小板	$(100 \sim 300) \times 10^{9}/L$

1. 血浆　血浆是流动的液体，约占血液容积的55%，其中约90%是水，其余为血浆蛋白（包括白蛋白、球蛋白、纤维蛋白原）及其他可溶性物质。血液从血管流出后，由于机械刺激，其内的纤维蛋白原转变为纤维蛋白，并参与血细胞的凝固。血液凝固后所析出的淡黄色清明液体，称为血清（serum）。因此，血清中不含纤维蛋白原。

2. 血细胞及血小板　血细胞及血小板约占血液容积的45%，正常人各种血细胞的数量和比例相对呈动态平衡。临床上将血细胞、血小板的形态、数量、比例和血红蛋白的含量的测定称为血象。血象对于了解机体状况和诊断疾病十分重要。

47

　　血细胞的形态结构通常是采用外周血涂片，经瑞特（Wright）和（或）吉姆萨（Giemsa）染色，光镜下进行观察。

一、血细胞

　　血细胞（blood cell）包括红细胞和白细胞两大类。

（一）红细胞

　　红细胞（red blood cell, erythrocyte）呈双凹圆盘状，中央较薄，周边较厚，直径 7~8 μm（图 6-1）。扫描电镜下，可清楚地显示红细胞的这种形态特点（图 6-2）。新鲜的血液中常见红细胞黏合成串，为红细胞缗钱。

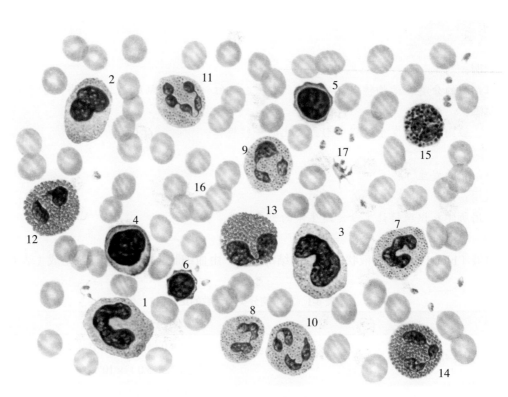

图 6-1　各种血细胞和血小板光镜结构模式图

1~3.单核细胞；4~6.淋巴细胞；7~11.中性粒细胞；12~14.嗜酸性粒细胞；15.嗜碱性粒细胞；16.红细胞；17.血小板

　　新鲜单个的红细胞在光镜下呈黄绿色，而大量红细胞肉眼观察时为猩红色。成熟的红细胞无细胞核和其他细胞器，细胞质中充满了血红蛋白（hemoglobin, Hb）。血红蛋白在细胞质内浓度很高，约占红细胞重量的 33%。它是一种含铁的蛋白质，具有与 O_2 结合为氧合血红蛋白的能力。

　　在肺泡中，O_2 分压高时，通过血液循环，红细胞借血红蛋白把 O_2 携带到体内各组织、细胞中。而在组织、细胞中，CO_2 分压高而 O_2 分压低时，它也可以释放 O_2，而与 CO_2 结合成还原血红蛋白，把 CO_2 带到肺泡内释放，并再与 O_2 结合，以此进行细胞与外界的气体交换。而红细胞的形态结构为进行气体交换提供了更大的、有效的表面积。

　　正常成人血液中，女性含（3.5~5.0）×10^{12}/L 红细胞，含 110~150 g/L 血红蛋白；男性含（4.0~5.5）×10^{12}/L 红细胞，含 120~160 g/L 血红蛋白；幼年血液中两者的含量均较高。

　　成熟红细胞在体内一般可存活 120 天，衰老的红细胞经脾、骨髓和肝等处被巨噬细胞吞噬。

网织红细胞：网织红细胞（reticulocyte）是一种未完全成熟的红细胞，数量很少，只占成人外周血红细胞总数的 0.5%~1.5%，新生儿可达 3%~6%。网织红细胞较成熟红细胞略大，常规染色下两者不易区分。用煌焦油蓝体外活体染色，可见细胞内有蓝色的细网或颗粒（图 6-3），电镜下为残留的核糖体。因此，网织红细胞还具有合成血红蛋白的能力，1~3 天后网织红细胞即可发育成熟，并失去该功能。在临床上，网织红细胞的计数可作为贫血等某些血液性疾病诊断、疗效判断和预后估计的指标之一。

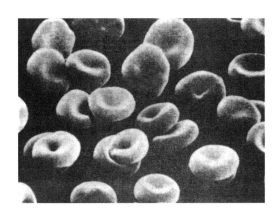

图 6-2　人外周血红细胞扫描电镜像

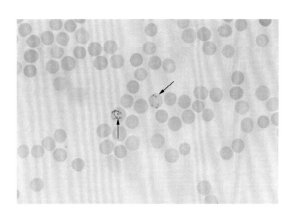

图 6-3　人外周血网织红细胞光镜像（煌焦油蓝染色），箭头示细胞内蓝色的细网或颗粒
　　　　×200

知识链接

遗传性球形红细胞增多症

正常红细胞呈双凹圆盘状，细胞膜主要成分为血影蛋白和肌动蛋白等，它们相互盘绕，像钢筋弹簧一样维持着红细胞的双凹圆盘状形态，这样红细胞表面积较大、变形能力也强。正常红细胞进入血液循环通路中的滤过器官脾时，通过红细胞的变形，穿过脾血窦内皮间隙进入到脾血窦，通过脾的滤过离开脾；衰老死亡或异常的红细胞，则被脾吞噬清除。这样保持了红细胞新生和死亡的动态平衡。遗传性球形红细胞增多症患者的红细胞骨架蛋白基因异常，导致红细胞变成了球形，由于表面积减小，变形能力减弱，脆性增加，则不能穿过内皮细胞间隙，阻滞在脾索中，被巨噬细胞清除，使红细胞破坏增多，导致溶血性贫血。

（二）白细胞

白细胞（white blood cell, leukocyte）为无色、有核的球形细胞。正常成人的血液中含量较少，一般为（4~10）×10^9/L，幼儿较多。根据细胞质内是否含有特殊颗粒，白细胞又分为有粒和无粒白细胞两类。有粒白细胞的细胞质内含有特殊颗粒，在瑞特染色下又分为 3 种，即中性粒细胞、嗜酸性粒细胞和嗜碱性粒细胞（图 6-1）。无粒白细胞又分为淋巴细胞和单核细胞两种。

1. 中性粒细胞　中性粒细胞（neutrophil）是白细胞中最多的一种，占白细胞总数的 50%~70%，细胞直径 10~12 μm。细胞核形态多样，有的为弯曲杆（带）状，称为杆（带）状核；有的细胞核分叶，叶间有细丝相连，称为分叶核。分叶核的叶数 2~6 叶不等。正常成人血液中多见 2~3 分叶核的细胞。杆（带）状核的细胞较幼稚，占粒细胞总数的 5%~10%，若比例显著增高，临床上称之为核左移，此现象多出现在严重的细菌性感染时。细胞核内的染色质颗粒粗大，凝聚成块状，无核仁；细胞质内散布着细小的颗粒（图 6-1）。电镜下，可见颗粒为米粒状，少数呈球形，长 0.2~0.5 μm。颗粒又分为两种：即特殊颗粒，较小，被染为淡粉红色，约占 80%；嗜天青颗粒，较大，染为红紫色，约占 20%。另外，细胞质内含有糖原、脂质、核糖核酸和多种酶，线粒体不多，可见高尔基复合体（图 6-4）。

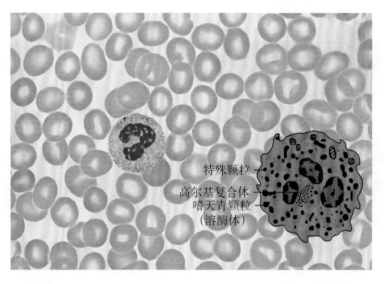

图 6-4　人外周血中性粒细胞光镜像和电镜结构模式图（右下插图）
× 400

中性粒细胞能做变形运动，可由血液进入结缔组织中，具有活跃的吞噬能力。在急性炎症时，其数量增多。

2. 嗜酸性粒细胞　嗜酸性粒细胞（eosinophil）占白细胞总数的 0.5%~5%。体积较中性粒细胞略大，为 10~15 μm。细胞核分为两叶，染色质颗粒粗大，染色略浅。细胞质内含有粗大的嗜酸性特殊颗粒，着鲜红色，折光性较强（图 6-1）。电镜下，可见颗粒中含有结晶状小体（图 6-5）。细胞质内含有少量的线粒体，可见高尔基复合体。

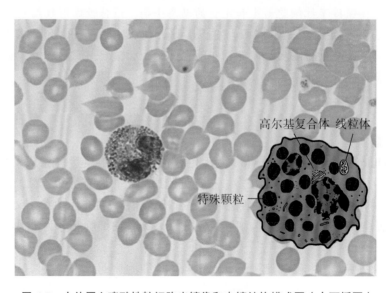

图 6-5　人外周血嗜酸性粒细胞光镜像和电镜结构模式图（右下插图）
× 400

当患过敏症或寄生虫病时，血液中嗜酸性粒细胞增多。

3.嗜碱性粒细胞　嗜碱性粒细胞（basophil）在正常人血液中极少，只占白细胞总数的0%～1%。细胞直径为10～12 μm。细胞核形状呈不规则或 S 形，着色很浅。细胞质内特殊颗粒大小不等、分布不均，染为深紫色，并具有异染性。颗粒常遮盖细胞核（图6-1）。电镜下，嗜碱性颗粒呈大小不等、分布不均的特点（图6-6）。功能活跃的嗜碱性颗粒内含有细小微粒，呈均匀状、点阵状或指纹状，同肥大细胞颗粒（图4-7）。

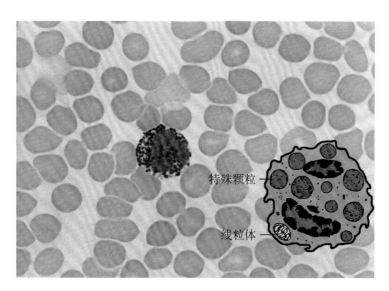

特殊颗粒

线粒体

图 6-6　人外周血嗜碱性粒细胞光镜像和电镜结构模式图（右下插图）

×400

嗜碱性粒细胞与肥大细胞功能相近。

4.淋巴细胞　淋巴细胞（lymphocyte）占白细胞总数的25%～30%，幼儿较多。根据细胞的形态分为大、中、小3型。大淋巴细胞直径14～16 μm，中淋巴细胞直径9～14 μm，小淋巴细胞直径6～9 μm。血液中小淋巴细胞数量最多。细胞核呈圆形，一侧常有凹陷，染色质致密呈块状，染色深。细胞质很少，只在细胞周边成一个窄缘，嗜碱性，染为天蓝色，常含少量嗜天青颗粒（图6-1）。大、中型淋巴细胞较少。细胞核呈肾形；细胞质较丰富，内含较多大的嗜天青颗粒（图6-1）。电镜下，细胞质内含许多游离核糖体，其他细胞器不发达（图6-7）。

目前，根据淋巴细胞的发生部位、表面特征、寿命长短和免疫功能的不同，至少又分为T 细胞、B 细胞、杀伤细胞（killer cell，K 细胞）和自然杀伤细胞（natural killer cell，NK 细胞）等。

T 细胞是在胸腺（thymus）内分化、发育，而后进入血液循环或淋巴组织的，故以其词首字母"T"表示。该类细胞数量最多，约占淋巴细胞总数的75%；寿命较长，可长达数月至数年；具有参与机体细胞免疫的功能。

B 细胞是在骨髓（bone marrow）内分化、发育，而后进入血液循环或淋巴组织的，故以其词首字母"B"表示。该类细胞占淋巴细胞总数的10%～15%；寿命长短不同，为数日、数周至数年；具有参与机体体液免疫的功能。

5.单核细胞　单核细胞（monocyte）占白细胞总数的3%～8%。是血液中体积最大的细胞，直径为14～20 μm。细胞核形态多样，呈圆形、卵圆形、肾形、不规则形或马蹄形，核染色质颗粒细小，呈细网状，染色较浅；细胞质丰富，呈弱嗜碱性，染为浅灰蓝色，内含紫红色的嗜天青颗粒（图6-1）。电镜下，高尔基复合体大而明显，多位于细胞质较多的一侧（图6-7）。

单核细胞在血液内具有一定的吞噬作用，属于单核吞噬细胞系统的成员之一（参见第十一

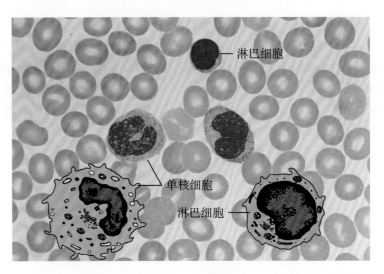

图 6-7　人外周血淋巴细胞和单核细胞光镜像及电镜结构模式图（下方插图）
×400

章 淋巴器官）。

（三）血小板

血小板（blood platelet）是由骨髓内巨核细胞脱落而成的细胞质碎块，体积很小，直径为 2~4 μm。在血液循环中，血小板一般呈双凸盘状，当受到刺激时，则伸出突起，呈不规则形。在 Wright 染色的血涂片中，光镜观察，血小板一般呈星状多突形，常聚集成群；血小板内无细胞核，周边部分透明、微嗜碱性；中央部分含有嗜天青颗粒，染为紫红色（图 6-1）。电镜下，血小板内有小管系、线粒体、微丝、血小板颗粒及糖原颗粒等（图 6-8）。

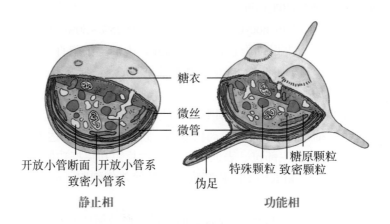

图 6-8　血小板电镜结构模式图

血小板在止血和凝血过程中起着重要作用。当血管受损伤或被破坏时，血小板受到刺激，聚集粘连在损伤处与血细胞共同形成凝血块而止血，同时释放血小板内的颗粒物质，进一步促进止血和凝血。

正常成人血小板数量为（100~300）×10^9/L，低于 100×10^9/L 为血小板减少，若低于 50×10^9/L 则有出血的危险。

二、骨髓与血细胞的发生

机体中的血细胞总是在不断地进行更新，不断地遵循生长、发育、衰老、死亡的自然规律。血细胞中红细胞的寿命为 120 天左右；血小板的寿命为 7~14 天；白细胞的寿命长短不等，可以几天、数月，甚至数年，但终究要衰老死亡。同时，机体造血器官又会不断地产生、补充新的血细胞，以保持血细胞正常值的动态平衡。一旦失去这种平衡，便可能发生血液性疾病，如再生障碍性贫血、白细胞减少症或白血病等。

在人体发育的不同阶段其执行造血的器官各不相同，大致分为 3 个阶段：

卵黄囊造血期：此期为人胚发育的第 13~15 天，首先卵黄囊壁上的胚外中胚层形成血岛，在此产生原始造血细胞并履行造血功能，产生血细胞。约第 11 周消退。

肝造血期：包括肝、脾、胸腺及淋巴结造血。人胚第 6 周末，肝开始出现造血灶，11 周达到造血高峰，出生之前仍然残留个别造血灶。脾在第 12 周开始造血，持续到出生前。而造淋巴细胞的功能维持终生。胸腺约在胚第 2 个月（第 8 周）开始产生 T 细胞。淋巴结约在胚胎第 4 个月（第 16 周）开始出现淋巴细胞，其功能延续终生。

骨髓造血期：人胚的骨髓在胚胎第 4 个月才真正开始造血，并维持终生。

出生后，机体造血主要由骨髓来完成。现就骨髓的结构和血细胞的发生简述如下：

（一）骨髓的结构

骨髓（bone marrow）位于骨髓腔内，占体重的 4%~6%，是人体主要的造血器官。主要产生红细胞系、粒细胞系、单核细胞系的细胞及血小板。另外，B 细胞、NK 细胞也来自骨髓。同时骨髓参与机体的防御和免疫应答。

成人骨髓可分为红骨髓（red bone marrow）和黄骨髓（yellow bone marrow）。两者比例约为 1：1。红骨髓具有活跃的造血功能，黄骨髓则不能，但黄骨髓仍具有造血的潜能。

红骨髓由造血组织和血窦所构成。

1. 造血组织　造血组织是由网状组织和造血细胞组成。网状组织（即网状细胞和网状纤维）构成网状支架，网孔中充满着不同发育阶段的各种血细胞、少量造血干细胞、巨噬细胞、脂肪细胞、成纤维细胞、内皮细胞和未分化间充质细胞。网状组织、微血管及巨噬细胞等共同组成了造血诱导微环境（hemopoietic inductive microenvironment, HIM），调节造血细胞的增殖与分化。

2. 血窦〔sinusoid〕　是由进入红骨髓的动脉毛细血管分支而成；一般呈辐射状向心走行，并连接成网；最终汇入骨髓的中央纵行静脉，其结构特点为：管腔大小不一，形状不规则；内皮细胞上有孔，细胞间有间隙；基膜不完整；基膜外有周细胞和巨噬细胞（图 6-9）。

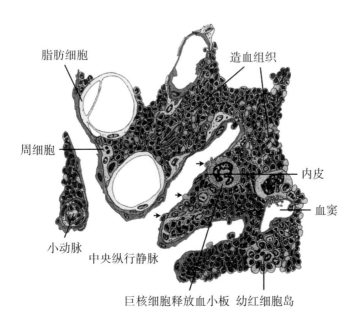

图 6-9　红骨髓组织结构模式图，箭头示巨核细胞生成血小板与成熟红细胞进入血窦

知识链接

骨髓穿刺术

　　骨髓穿刺术是通过抽取患者的骨髓做细胞学、细菌学或寄生虫检查的一种常用诊断技术。适应证：各类血液病的诊断及治疗随访；不明原因的血细胞增多或减少及形态学异常；不明原因发热的诊断；部分恶性肿瘤的诊断，如多发性骨髓瘤、淋巴瘤、骨髓转移瘤等；了解骨髓造血功能，指导抗癌药及免疫抑制剂的使用；骨髓干细胞培养或骨髓移植。禁忌证：血友病等有出血倾向。穿刺部位可选用患者的髂前上棘、胸骨、髂后上棘、棘突等。

（二）血细胞的发生

　　1. 发育阶段与命名　血细胞的发生为一个连续变化的过程，各种血细胞的发生大致分为 3 个阶段，即原始阶段、幼稚阶段和成熟阶段。红细胞、粒细胞系的幼稚阶段又分为早、中、晚 3 个阶段（图 6-10）。表 6-2 简要说明各细胞系不同阶段的命名。

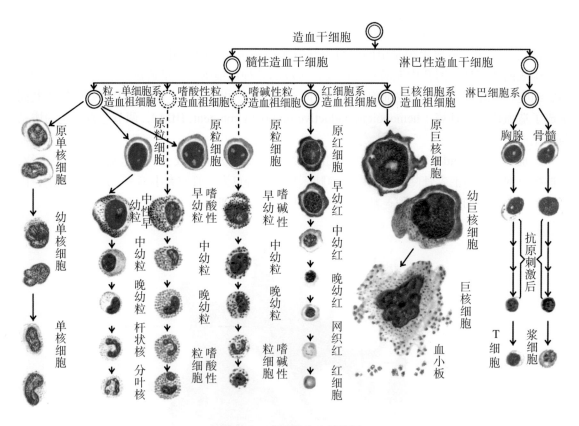

图 6-10　血细胞发生示意图

　　2. 红、粒细胞系统发生过程中形态变化的一般规律

　　细胞体：由大逐渐变小。

　　细胞核：由大逐渐变小；红细胞最终失去细胞核，粒细胞的细胞核呈分叶状；染色质由细疏逐渐变得粗密；核仁由有到无。

表 6-2 血细胞的发育阶段与命名

命名分类 阶段		红细胞系	粒细胞系	巨噬细胞系	巨核细胞系
原始阶段		原红细胞	原粒细胞	原单核细胞	原巨核细胞
幼稚阶段	早	早幼红细胞	早幼粒细胞	幼单核细胞	幼巨核细胞
	中	中幼红细胞	中幼粒细胞		
	晚	晚幼红细胞	晚幼粒细胞		
成熟阶段		网织红细胞 红细胞	杆状核粒细胞 分叶核粒细胞	单核细胞 巨噬细胞	巨核细胞 血小板

细胞质：由少逐渐增多；嗜碱性由强逐渐变弱，至略嗜酸性；特殊产物均由无逐渐到有，然后增多。红细胞的细胞质内含血红蛋白、粒细胞的细胞质内含特殊颗粒。

分裂能力：由有逐渐到无。

3. 红细胞系统发生中各阶段细胞形态特点（表 6-3 ）。

表 6-3 红细胞系统发生中各阶段细胞形态特点

形态 内容 名称	细胞体		细胞核			细胞质			分裂能力
	大小（μm）	形状	形状	染色质	核仁	染色性	着色	血红蛋白	
原红细胞	15~22	圆形	圆形	细粒状	2~3	强嗜碱	深蓝色	无	有
早幼红细胞	14~18	圆形	圆形	粗粒状	偶见	嗜碱性	蓝色	出现	有
中幼红细胞	10~14	圆形	圆形	粗粒状	消失	多染性	红蓝色	多	有
晚幼红细胞	7~10	圆形	圆形	致密块状	消失	嗜酸性	弱红色	多	无
网织红细胞	7~9	圆形	无细胞核			嗜酸性	红色	多	无
红细胞	7~8	圆形	无细胞核			嗜酸性	红色	多	无

4. 粒细胞系统发生中各阶段细胞形态特点（表 6-4 ）。

表 6-4 粒细胞系统发生中各阶段细胞形态特点

形态 内容 名称	细胞体		细胞核			细胞质			分裂能力
	大小（μm）	形状	形状	染色质	核仁	染色性	着色	血红蛋白	
原粒细胞	10~18	圆形	圆形	细网状	2~5 个	嗜碱性	深蓝色	无	有
早幼粒细胞	13~24	圆形	圆形	粗网状	偶见	弱嗜碱	淡蓝色	少量	有
中幼粒细胞	11~16	圆形	半圆	网块状	不明显	多染性	淡蓝色	大量	有
晚幼粒细胞	10~16	圆形	肾形	网块状	消失	嗜酸性	淡红色	大量	无
杆状核粒细胞	10~15	圆形	带状	粗块状	消失	嗜酸性	淡红色	大量	无
分叶核粒细胞	10~15	圆形	分叶状	粗块状	消失	嗜酸性	淡红色	大量	无

5. 单核细胞系发生中各阶段细胞形态特点（表 6-5 ）。

表 6-5　单核细胞系统发生中各阶段细胞形态特点

内容 形态 名称	细胞体		细胞核				细胞质			
	大小 （μm）	形状	大小	形状	染色质	核仁	含量	染色性	着色	颗粒
原单核细胞	12~22	圆形	大	椭圆形 凹陷折叠	纤细略有	有	丰富	嗜碱性	深灰蓝	无
幼单核细胞	增大 15~25	椭圆形或 不规则形	大	有凹陷 呈椭圆形	细网状	不 明显	丰富	嗜碱性	蓝色	紫色 细小
单核细胞	大 14~22	椭圆形 或圆形	大	形态各异	纤细松散 丝网状	无	丰富	弱嗜碱	灰蓝色	嗜天青 颗粒

单核细胞系的发生经过原单核细胞、幼单核细胞、单核细胞和巨噬细胞阶段。

原单核细胞的细胞体呈圆形；细胞质丰富；细胞核呈椭圆形，核仁明显。

幼单核细胞的细胞体呈椭圆形或不规则形；细胞质丰富，嗜碱性强。幼单核细胞增殖力很强，特别是当机体出现炎症时，该细胞可加速分裂、增殖、分化为单核细胞进入血流，1~2 天后穿过毛细血管进入结缔组织，成为巨噬细胞，参与机体的防御保护功能。

以上各阶段的细胞及分布于各处的巨噬细胞总称为单核吞噬细胞系统（参见第十一章 淋巴器官）。

6. 血小板发生中各阶段细胞形态特点（表 6-6 ）

表 6-6　巨核细胞系统发生中各阶段细胞形态特点

内容 形态 名称	细胞体		细胞核				细胞质			
	大小 （μm）	形状	大小	形状	染色质	核仁	含量	染色性	着色	颗粒
原巨核细胞	15~40	圆形	巨大	圆形或 椭圆形	疏松 网状	2~3 个	较少	强嗜碱	深蓝	无
幼巨核细胞	增大 25~50	椭圆形	巨大	有凹陷 呈肾形	粗密 凝聚	消失	增多	嗜碱或 嗜酸	蓝 / 粉红	紫色 细小
巨核细胞	巨大 40~100	不规则	大	不规则分 叶或环状	粗致密 条索状	无	丰富	嗜碱或 嗜酸	淡蓝或 淡红	均匀分布 紫色细小

血小板来源于骨髓的巨核细胞。巨核细胞又分为颗粒型巨核细胞、血小板型巨核细胞2 种。

颗粒型巨核细胞：是细胞质中均匀分布着紫红色细小颗粒的细胞。

血小板型巨核细胞：细胞质中的紫红色颗粒常在细胞的边缘聚集成团，并从细胞的边缘随细胞质一同断离脱落，而形成血小板。每个巨核细胞可生成约 2000 个血小板。

（三）造血干细胞

造血干细胞（hemopoietic stem cell）是多能干细胞，可增殖、分化成造血祖细胞（hemopoietic progenitor），又称为定向干细胞（committed stem cell）。定向干细胞只能向某一血细胞系统增殖、分化。因此，机体内的各种血细胞均起源于造血干细胞。

1. 可确定的定向干细胞　目前体外实验证实，在不同的集落刺激因子（CSF）作用下可确定的定向干细胞有：①红细胞系干细胞（CFU-E）；②中性粒 - 巨噬细胞系干细胞（CFU-C 或

CFU-GM）；③巨核细胞系干细胞（CFU-M）；④B和T细胞系干细胞（TL-CFU, BL-CFU）；⑤嗜酸性粒细胞系干细胞（CFU-EO）；⑥嗜碱性粒细胞、肥大细胞可能起源于同一个定向干细胞。

2.造血干细胞的特征　多能造血干细胞是能增殖、分化为各种血细胞的最原始造血细胞。它具有很强的分裂能力、分化成多种血细胞的潜在能力以及自我复制的更新能力（即一个细胞分裂后生成两个性质与母细胞完全相同的细胞）。因而，它不仅能持续地补充各种血细胞，还能通过自我复制来保持造血干细胞的特性和恒定的数量。

3.造血干细胞的形态　目前尚未确认，可能与小淋巴细胞形态相近。

知识链接

造血干细胞存在的证实与移植

造血干细胞的存在是用小鼠脾集落生成实验证实的。实验是将小鼠骨髓细胞悬液输给受致死量射线照射的同系小鼠，后者重新获得造血能力而免于死亡，并且该小鼠脾内出现造血灶，称脾集落。将脾集落细胞分离，再输给其他用致死量射线照射的同系小鼠，它们仍能重建造血并形成脾集落。

造血干细胞移植（hematopoietic stem cell transplantation, HSCT）是指通过大剂量放疗和化疗预处理，清除受体体内的肿瘤或异常细胞，再将自体或异体干细胞移植给受者，使受者重建正常的造血和免疫系统。可用于HSCT的干细胞一般来源于骨髓、外周血、脐血等。目前，HSCT已广泛应用于恶性血液病（白血病、淋巴瘤、多发性骨髓瘤等）、非恶性血液病（重型再生障碍性贫血等）、遗传性疾病［珠蛋白生成障碍性贫血（地中海贫血）等］和某些实体瘤（乳腺癌、小细胞肺癌、卵巢癌等）、自身免疫性疾病（系统性红斑狼疮、难治性类风湿关节炎等）的治疗，同时在某些周围血管病、肝及中枢神经系统疾病中也取得了一定的疗效。

● 思考题 ●

1.简述血液的组成及其主要功能。
2.简述血细胞的组成及其光镜下的结构特征。
3.何谓造血诱导微环境？包括哪些成分？有何作用？

（何　昀）

第七章

肌 组 织

案例导入

患儿男性，10岁。于5年前出现症状：卧位起立困难，走路时左右摇摆，容易摔倒，不能上楼和跳跃，蹲下时无法站起。病变呈进行性加重，近期不能独立行走。体检：骨盆带和大腿部肌肉萎缩，但腓肠肌肥大，举臂时形成"翼状肩胛"。实验室检查：血清磷酸肌酸激酶（CK）显著增高，肌电图呈典型肌病表现，肌活检示肌纤维坏死与再生同时存在，并有结缔组织增生。

问题与思考：

1. 本病主要累及哪种组织？

2. 患者为何出现这些行动障碍？

3. 生活中遇到这样的患儿，我们应该怎么做？

肌组织（muscle tissue）主要由肌细胞组成。肌细胞细长，又称为肌纤维（muscle fiber）。肌纤维的细胞膜称为肌膜（sarcolemma），肌膜外附有基膜。细胞质称为肌质（sarcoplasm），肌质中含有大量与细胞长轴平行排列的肌丝，它是肌纤维收缩和舒张的物质基础。

根据肌纤维的结构和功能特点，将肌组织分为3类：骨骼肌、心肌和平滑肌。

骨骼肌和心肌属于横纹肌。骨骼肌受躯体神经支配，为随意肌。心肌和平滑肌受自主神经支配，为不随意肌。

一、骨骼肌

骨骼肌（skeletal muscle）借肌腱附着于骨骼上。肌纤维有明暗相间的横纹。每条肌纤维周围包裹有少量结缔组织，称为肌内膜（endomysium）；若干条肌纤维平行排列形成肌束，外包裹结缔组织，称为肌束膜（perimysium）；若干肌束组成一块骨骼肌，外包裹结缔组织，称为肌外膜（epimysium）（图7-1）。

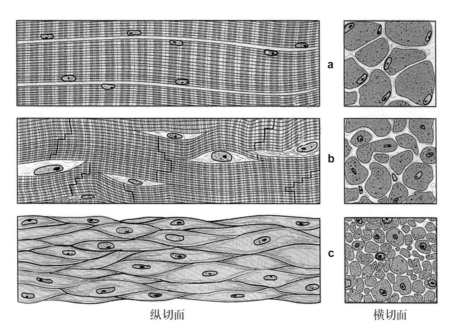

纵切面　　　　　　　　　　横切面

图7-1　骨骼肌（a）、心肌（b）、平滑肌（c）光镜结构模式图

（一）骨骼肌纤维的光镜结构

光镜下，骨骼肌纤维呈长圆柱形、直径10~100 μm，长1~40 mm，一条肌纤维含数十到数百个细胞核。细胞核呈椭圆形，染色较浅，位于肌膜下方（图7-2）。肌质内含有大量肌原纤维（myofibril）（图7-3）。肌原纤维之间含有丰富的线粒体、糖原颗粒、脂滴等。肌质内还含有肌红蛋白。

肌原纤维呈细丝状，直径1~2 μm，与细胞长轴平行排列。高倍光镜下观察，每条肌原纤维上都有明暗相间的带（图7-3），明带又称为I带，暗带又称为A带。明带中央有一条深色的Z线，暗带中部有一条染色浅的H带，H带中央有一条深色的M线。相邻两条Z线之间的一段肌原纤维，称为肌节（sarcomere）。每个肌节由1/2 I带＋A带＋1/2 I带组成。它是实现骨骼肌收缩和舒张功能的基本结构单位。

（二）骨骼肌纤维的电镜结构

1. 肌原纤维　肌原纤维由粗、细两种肌丝有规律地排列而成。粗肌丝（thick myofilament）长约1.5 μm，直径约15 nm，位于肌节A带，中央固定于M线上，两端游离。细肌丝长约1 μm，直径约5 nm，一端固定于Z线上，另一端游离，插入粗肌丝之间，止于H带外缘。I带内只有细肌丝，H带内只有粗肌丝，而A带其余部分则由粗、细两种肌丝组成（图7-3）。

粗肌丝的分子结构：粗肌丝由肌球蛋白（myosin）分子组成（图7-4）。肌球蛋白分子呈豆芽状，分为头部和杆部，两者之间的部分类似关节，可以屈动。M线两侧的肌球蛋白分子对称排列，杆部均朝向粗肌丝的中段，头部则朝向粗肌丝的两端并露出表面，称为横桥（cross bridge）。肌球蛋白头部含有ATP酶，并与ATP结合，只有当横桥与肌动蛋白上位点接触时，

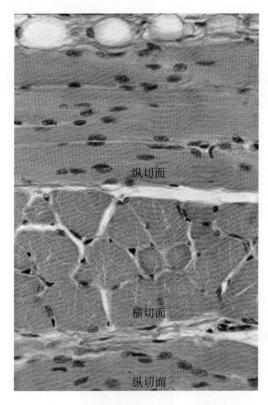

图 7-2　人骨骼肌纵、横切面光镜像
×400

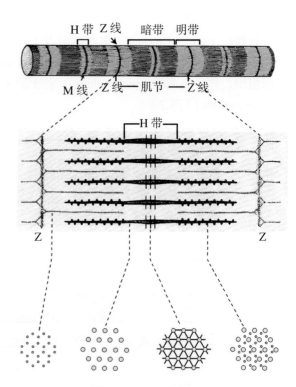

图 7-3　骨骼肌肌原纤维电镜结构模式图

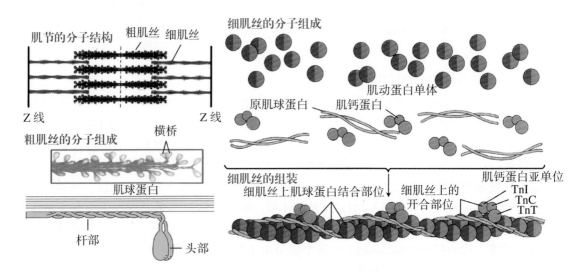

图 7-4　骨骼肌粗肌丝和细肌丝分子结构模式图

头部 ATP 酶才被激活，并立即水解 ATP 释放能量，使横桥发生屈曲运动。

　　细肌丝的分子结构：细肌丝（thin myofilament）由肌动蛋白、原肌球蛋白和肌钙蛋白 3 种分子组成。肌动蛋白单体呈球形，每个单体上都有与肌球蛋白结合的位点，单体相连成两条相互缠绕的串珠状螺旋链。原肌球蛋白由较短的双股螺旋多肽链组成，首尾相连，嵌于肌动蛋白双螺旋链两侧的浅沟内。肌钙蛋白由 3 个球形亚单位组成，分别称为 TnT、TnI、TnC，其中 TnC 可与钙离子结合而引起肌钙蛋白构象改变（图 7-4）。

　　2. 横小管　横小管（transverse tubule）也称为 T 小管，是由肌膜向肌质内凹陷形成的小管，垂直于肌膜表面。同水平的横小管相互连通成网。哺乳动物骨骼肌的横小管位于 I 带与 A 带交界处（图7-5）。横小管的功能是将肌膜的电兴奋快速同步地传至每个肌节。

3. 肌质网 肌质网（sarcoplasmic reticulum）是肌纤维内特化的滑面内质网，环绕在肌原纤维周围。在横小管两侧，肌质网汇合为环行扁囊，称为终池（terminal cisterna），终池之间有纵小管吻合成网。

每条横小管与其两侧的终池共同构成三联体（triad）（图7-5）。终池与横小管平行且紧密相贴，但不相通。肌质网的功能是调节肌质内钙离子浓度。

（三）骨骼肌纤维收缩原理

目前，骨骼肌收缩是依据肌丝滑动学说来解释，其过程大致如下：①神经冲动经运动终板传递给肌膜；②肌膜兴奋后再经横小管传向终池；③肌质网膜上的钙通道开启，肌质网内的钙离子向肌质内迅速释放；④肌钙蛋白 TnC 与钙离子结合后引发其构象改变，进而使原肌球蛋白的位置改变；⑤肌动蛋白上的位点暴露，迅速与肌球蛋白头部接触；⑥肌球蛋白头部的 ATP 酶被激活、水解 ATP 并释放能量；⑦肌球蛋白头部发生屈曲转动，将肌动蛋白拉向 M 线，使细肌丝滑入粗肌丝之间；⑧结果：肌节的 I 带和 H 带缩窄，A 带长度不变，肌节缩短，肌纤维收缩；⑨收缩完毕后，肌质网膜上的钙泵将肌质内的钙离子再泵回肌质网，细肌丝与粗肌丝分离并退回原位，肌节复原，肌纤维舒张。

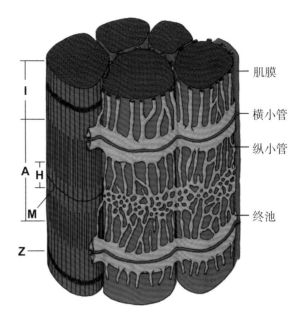

图 7-5 骨骼肌纤维电镜结构模式图

图中标注：肌膜、横小管、纵小管、终池

 知识链接

骨骼肌纤维与运动

了解骨骼肌纤维的形态功能特点及其与运动的关系有助于更全面地认识骨骼肌运动适应的本质。

骨骼肌纤维根据其收缩速度可分为快肌纤维和慢肌纤维。经常进行运动，骨骼肌会变得粗壮。猪饲和福永（1968）发现，力量训练可引起肌肉体积和横截面积增大、肌纤维增粗，这主要是肌纤维内收缩蛋白增加所致。生长激素能促进肌肉蛋白质的合成，力量训练可以影响生长激素的分泌与释放。Saltin 发现耐力训练可引起慢肌纤维选择性肥大，速度、爆发力训练可引起快肌纤维选择性肥大。有报道称优秀运动员在最大用力时，神经系统可以动员 90% 的肌纤维参加收缩，而常人在最大用力时，只能动员 60% 的肌纤维参加收缩。

了解不同运动方式对骨骼肌纤维的影响，有助于制订运动训练和康复计划。

二、心肌

心肌（cardiac muscle）分布于心脏及其相连的大血管近段，属于不随意肌。心肌收缩具有自动节律性，缓慢而持久。

（一）心肌纤维的光镜结构

心肌纤维为短柱状，有分支，互相连接成网。心肌纤维之间的连接称为闰盘（intercalated disc），在 HE 染色标本中呈深染的横行或阶梯状粗线。心肌纤维的细胞核呈卵圆形，1~2 个，居中，细胞核两端的肌质较丰富，内含线粒体、脂滴及脂褐素等。心肌的横纹不如骨骼肌明显（图 7-6）。

（二）心肌纤维的电镜结构特点

心肌纤维的电镜结构与骨骼肌相似，有如下特点：

1. 大量纵行排列的肌丝组成粗细不等的肌丝束，不形成明显的肌原纤维。横纹不明显。

2. 横小管较粗，位于 Z 线水平（图 7-7）。

3. 肌质网稀疏，纵小管和终池不发达。横小管多与一侧的终池相贴组成二联体（diad）（图 7-7），故贮存钙离子的能力较弱。

4. 闰盘位于 Z 线水平，在横向连接的部分有中间连接和桥粒，在纵向连接部分有缝隙连接（图 7-8），便于细胞间化学信息的交流和电冲动的传导，分别使心房肌和心室肌同步收缩和舒张。

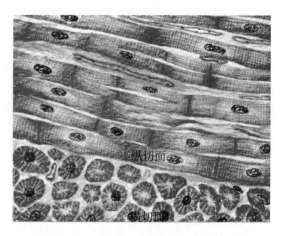

图 7-6　心肌纵、横切面光镜结构模式图
×400

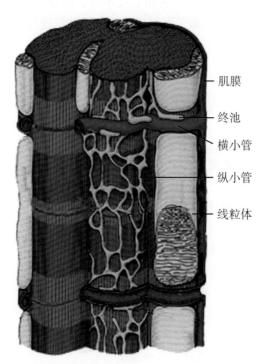

图 7-7　心肌纤维电镜结构立体模式图

肌膜
终池
横小管
纵小管
线粒体

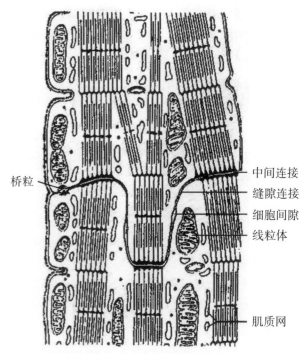

图 7-8　闰盘电镜结构模式图

桥粒
中间连接
缝隙连接
细胞间隙
线粒体
肌质网

5. 心房肌纤维的细胞质内含有分泌颗粒，可分泌心房钠尿肽，又称为心钠素，具有排钠、利尿和扩张血管、降低血压的作用。

知识链接

运动心脏

运动心脏指运动员特有的高功能、高储备的大心脏。在1998年4月里约热内卢召开的国际心脏学年会上，运动心脏研究被列为重点专题，并预言运动心脏研究将成为21世纪心脏学研究的热点之一。

运动心脏的形态学改变：光镜下，纤维体积增大，直径增粗。心肌纤维之间毛细血管密度增加，毛细血管与心肌纤维的比值增大。电镜下，心肌纤维内肌原纤维体积、密度增加，线粒体与肌原纤维的比值增大。横小管扩张增粗，闰盘连接出现不同程度的结构改变。肌质网摄取和结合钙离子的能力增强。

运动心脏的上述组织学改变构成了运动心脏肥大、氧化代谢增强、能量产生增多及收缩性增强的功能结构基础，对于机体最大摄氧量的增加、有氧耐力的提高具有重要作用。

三、平滑肌

平滑肌（smooth muscle）分布于内脏器官和血管壁，无横纹，其收缩受内脏自主神经支配，缓慢而持久，属于不随意肌。

（一）平滑肌纤维的光镜结构

平滑肌纤维呈长梭形，无横纹；细胞核1个，呈长椭圆形或杆状，居中，收缩时可扭曲呈螺旋形。细胞核两端的肌质较丰富（图7-9）。不同器官的平滑肌纤维长短不一，一般为200 μm，小血管壁平滑肌短至20 μm，妊娠子宫平滑肌可长达500 μm。

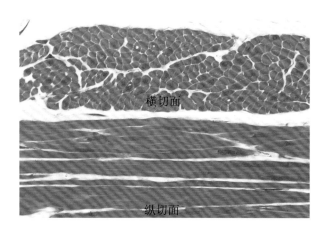

横切面

纵切面

图7-9 人平滑肌纵、横切面光镜像

×200

（二）平滑肌纤维的电镜结构

平滑肌纤维表面的肌膜向下凹陷形成许多小凹（caveola），相当于横纹肌的横小管。肌质网不发达，呈小管状。内无肌原纤维，但细胞核两端的肌质较丰富，含有线粒体、高尔基复合体、脂滴等。平滑肌骨架系统比较发达，由密斑、密体和中间丝组成。密斑和密体均为电子致密小体，前者位于肌膜内面，后者位于细胞质内，两者之间有中间丝相连（图7-10，图7-11）。平滑肌纤维肌质内含有粗、细两种肌丝。细肌丝一端固定于密斑或密体上，另一端游离。若干条粗肌丝和细肌丝聚集形成肌丝单位或收缩单位。

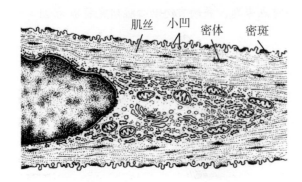

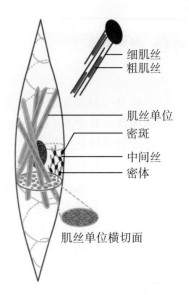

| 图 7-10　平滑肌纵切面电镜结构模式图 | 图 7-11　平滑肌肌丝单位结构模式图 |

相邻平滑肌纤维之间有缝隙连接，便于肌纤维之间的化学信息和神经冲动的传导，使众多平滑肌能够同步收缩。

● 思考题 ●

1. 试述骨骼肌纤维粗、细肌丝的分子结构。
2. 试比较骨骼肌、心肌及平滑肌形态结构的异同点。

（薄双玲）

第八章

神经组织

学习目标

掌握：
（1）神经元的分类、结构。
（2）突触的分类、结构；神经纤维的分类、结构。
熟悉：
（1）感觉神经末梢的分类、结构和功能。
（2）运动终板的结构、功能。
了解：
（1）神经胶质细胞的分类、结构和功能。
（2）神经节、脊髓、大脑皮质和小脑皮质的结构。
运用：
运用所学知识，认识神经中枢的重要性，树立看齐意识。

案例导入

患者，男，25 岁，2 周前曾患腹泻，服用诺氟沙星（氟哌酸）后有所缓解。出现双下肢末端麻木 3 天，渐觉下肢对称性无力，因"双下肢无力"于今日被扶行入院。体格检查：神志清楚，语言准确，双瞳孔等大等圆，对光反射存在，脑神经征（—），颈项强直（—），心肺（—），体温 36.5 ℃，脉搏 108 次 / 分，呼吸 25 次 / 分，血压 110/80 mmHg。四肢肌力 1~2 级，肌张力减退，腱反射消失，四肢呈手套 - 袜套样感觉缺失。辅助检查：脑脊液压力 110 mmH$_2$O，蛋白质含量稍增高，细胞数正常。诊断：吉兰 - 巴雷综合征。

问题与思考：
1. 本案例中病变累及的结构可能是什么？
2. 该病变中累及的结构有哪些组织学结构改变？

神经组织（nervous tissue）由神经细胞（nerve cell）和神经胶质细胞（neuroglial cell）组成。神经细胞是神经系统结构和功能的基本单位，亦称为神经元（neuron）。人的神经元约有 10^{12} 个，具有接受体内外刺激、整合信息、传导冲动的功能。神经胶质细胞的数量为神经元的 10~50 倍，对神经元起支持、营养、保护和绝缘等作用。

一、神经元

（一）神经元的结构

神经元的形态不一，但都分为细胞体和突起两部分（图8-1）。

1. 细胞体　细胞体（cell body）是神经元营养代谢中心，位于中枢神经系统的灰质、周围神经系统的神经节和神经丛内。细胞体有多种形态，呈锥形、梨形、梭形、星形或圆形等；直径大小不等，为4~150 μm；均由细胞膜、细胞质和细胞核构成。

（1）细胞膜：为可兴奋膜，在感受刺激、整合信息和传递兴奋中起重要作用。

（2）细胞质：细胞核周围的细胞质又称为核周质（perikaryon），除了含有一般细胞器外，还含有神经元特征性的结构尼氏体、神经原纤维和一些包涵物（图8-2）。

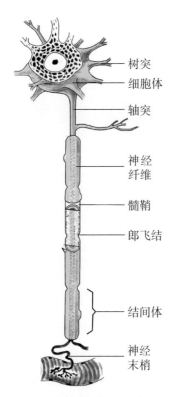

图 8-1　神经元结构模式图

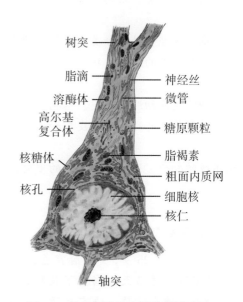

图 8-2　神经元胞体电镜结构模式图

1）尼氏体（Nissl body）：光镜下，尼氏体呈嗜碱性斑块或细颗粒状。电镜下为密集排列的粗面内质网和游离核糖体，表明细胞体具有旺盛的蛋白质合成功能（图8-3，图8-4a）。尼氏体分布于神经元的细胞体和树突内。

2）神经原纤维（neurofibril）：光镜下观察镀银标本，神经原纤维呈棕黑色、交错排列的细丝状，并伸入树突和轴突内。电镜下，神经原纤维由神经丝（neurofilament）和神经微管（neurotubule）组成。神经原纤维构成了神经元的细胞骨架，并参与神经元内的物质运输（图8-3，图8-4b）。

3）脂褐素：属细胞的包涵物，是脂质的代谢产物，呈棕黄色颗粒状。6周岁后随年龄增加而增多。

另外，某些具有内分泌功能的神经元，称为分泌神经元（secretory neuron）。该类神经元的细胞内还含有直径为0.1~0.3 μm的分泌颗粒。颗粒内所含的肽类物质，也称为神经激素，如下丘脑的视上核和室旁核分泌的血管加压素和催产素等。

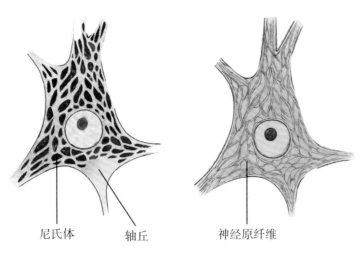

尼氏体　　　轴丘　　　　　神经原纤维

图 8-3　神经元内尼氏体、神经原纤维、轴丘结构模式图

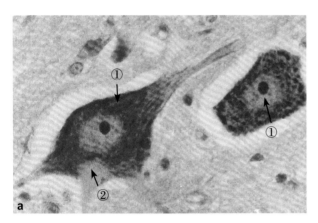
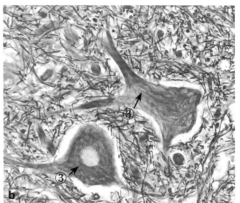

图 8-4　神经元光镜结构像
a. 天竺牡丹染色（①尼氏体，②轴丘）；b. 银浸染（③神经原纤维）；×400

（3）细胞核：大而圆，位于细胞体的中央，着色浅，核膜明显，核仁清晰。

2. 突起　神经元的突起又分为树突和轴突两种。

（1）树突（dendrite）：一个神经元有一个或多个树突。树突短而粗，反复分支呈树枝状。树突内的结构与核周质基本相同，但无高尔基复合体。树突表面有许多棘状的小突起，称为树突棘（dendritic spine），是神经元之间发生联络的主要部位。电镜下，树突棘内有数层滑面内质网形成的板层结构，称为棘器（spine apparatus）。树突棘的细胞膜上具有较多的受体蛋白。树突接受刺激，并将神经冲动传给细胞体。

（2）轴突（axon）：一个神经元只有一个轴突。短的轴突只有几微米，长者可达 1 m 以上。轴突表面光滑，细而长，分支少，仅有少数呈直角发出的细小分支。轴突终末分支呈爪样称为轴突终末。轴突终末与其他神经元或效应细胞形成突触。细胞体发出轴突的起始部有一圆锥状浅染区，称为轴丘（axon hillock），该区及轴突内均无尼氏体。轴突的主要功能是传导神经冲动。

（二）神经元的分类

根据神经元的形态、功能以及所释放的神经递质的不同，具有以下几种分类方法：

1. 根据细胞突起数量分类（图 8-5）

（1）多极神经元：含有多个树突，一个轴突。

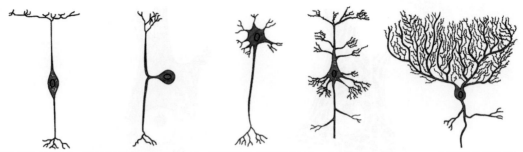

　　视网膜双极神经元　　脊神经节假单极神经元　　脊髓前角多极神经元　　大脑锥体细胞　　　　小脑浦肯野细胞

图 8-5　神经元的几种主要类型形态模式图

　　（2）双极神经元：含有一个树突，一个轴突。

　　（3）假单极神经元：先从细胞体发出一个突起，离细胞体不远处该突起再分出两个分支，一支分布到其他组织或器官中，称为周围突（相当于树突）；另一支进入中枢神经系统，称为中枢突（相当于轴突）（图 8-5）。

　　2. 根据轴突长度分类

　　（1）长轴突大神经元：或称为 Golgi Ⅰ 型神经元，轴突较长，最长可达 1 m 以上。

　　（2）短轴突小神经元：或称为 Golgi Ⅱ 型神经元，轴突较短，仅为几微米。

　　3. 根据神经元功能分类

　　（1）感觉神经元（sensory neuron）：或称为传入神经元（afferent neuron），属假单极神经元。细胞体位于脑、脊神经节内；周围突接受刺激，并将刺激经中枢突传入中枢神经。

　　（2）运动神经元（motor neuron）：或称为传出神经元（efferent neuron），属多极神经元。细胞体位于脑、脊髓及自主神经节内。树突接受中枢的高级指令。轴突支配肌纤维或腺细胞，使其产生收缩或分泌效应。

　　（3）中间神经元（interneuron）：或称为联合神经元（association neuron），多数属多极神经元。约占神经元总数的 99%，分布在感觉神经元和运动神经元之间，起联络作用（图 8-5）。

　　4. 根据神经元释放的神经递质分类

　　（1）胆碱能神经元：释放乙酰胆碱。

　　（2）去甲肾上腺素能神经元：释放去甲肾上腺素。

　　（3）肽能神经元：释放脑啡肽、P 物质、神经降压素等，常统称为神经肽。

　　（4）胺能神经元：释放多巴胺、5- 羟色胺等。

　　（三）突触

　　突触（synapse）是指神经元与神经元之间，或神经元与非神经元之间特化的细胞连接，是传递神经信息的功能结构。一个神经元所形成突触数量的多少视不同类型神经元有很大差异，如小脑的颗粒细胞只有几个突触，而浦肯野细胞多达 10 万个以上。多数突触利用神经递质（化学物质）作为传递信息的介质，称为化学突触。有的突触通过缝隙连接传递电信息，称为电突触。

　　光镜下银染标本中，神经元轴突末端膨大成杵状或纽扣状，紧贴于另一神经元细胞体或树突表面，称为突触结。电镜下，化学突触由 3 部分组成（图 8-6）。

　　1. 突触前成分　突触前成分是指轴突终末的膨大部分，内含线粒体和突触小泡，突触小泡为单位膜包裹的小泡，内含神经递质。与突触后膜相对应部位的轴膜称为突触前膜，膜内侧有一层高电子密度物质。

　　2. 突触后成分　突触后成分是后一神经元或效应细胞与突触前成分相对应的局部区域。该

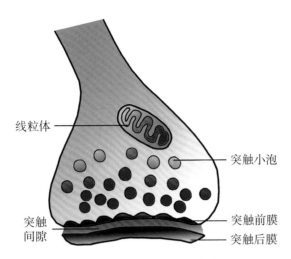

线粒体

突触小泡

突触间隙

突触前膜

突触后膜

图 8-6　化学突触电镜结构模式图

处的细胞膜称为突触后膜，膜上有神经递质的特异性受体及离子通道，膜内侧也有高电子密度物质分布。

3. 突触间隙　突触间隙是位于突触前膜与突触后膜之间的狭小间隙，宽 15~30 nm，含有糖蛋白和细丝状物质。

当突触前神经元信息传递至突触前膜时，突触小泡紧贴突触前膜，以胞吐方式释放神经递质，经过突触间隙，与突触后膜上特异性受体结合，将信息传给后一神经元或效应细胞。

 知识链接

狂犬病

狂犬病（rabies）是一种人兽共患的急性、致命性的中枢神经系统传染病。病原体为狂犬病病毒。患狂犬病的犬是人感染狂犬病的主要传染源，我国养犬数量增多而免疫接种率低是狂犬病增多的主要原因。狂犬病的潜伏期长短不一，多为 2~3 个月，少数可超过半年。狂犬病病毒进入人体后，首先侵入肌细胞，然后通过神经－肌连接处的乙酰胆碱受体进入神经末梢，继而沿神经元的轴突逆向扩散至中枢神经系统，在神经元内大量繁殖，导致中枢神经系统损伤。临床表现为特有的恐水伴呼吸肌和咽喉肌痉挛、兴奋与幻觉、进行性瘫痪等，终因呼吸、循环衰竭而死亡。狂犬病尚无有效治疗方法，预防是最有效的手段。由于狂犬病病毒的潜伏期较长，人被患病动物伤害后，应尽快注射狂犬病疫苗。

二、神经胶质细胞

神经胶质细胞简称为胶质细胞，或神经胶质（neuroglia）。数量较神经元多，胶质细胞与神经元数目之比为（10~50）：1。形态多样（图 8-7），也有突起，但无轴突和树突之分，也没有传导神经冲动的功能。

胶质细胞广泛分布于神经元周围，并保持终生分裂能力。神经胶质细胞具有对神经元支持、营养、保护、绝缘、修复和形成髓鞘等功能。

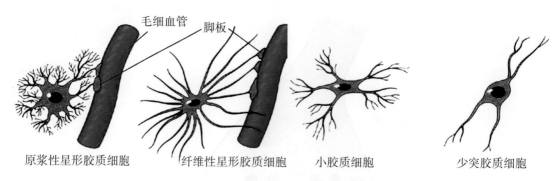

图 8-7　中枢神经系统的几种神经胶质细胞形态模式图

（一）中枢神经系统的胶质细胞

1. 星形胶质细胞　星形胶质细胞（astrocyte）是胶质细胞中体积最大、数量最多的一种。星形胶质细胞的细胞体呈星状，自细胞体发出的突起呈放射状伸展并反复分支，突起末端膨大形成脚板。脚板常附着在毛细血管壁上或脑和脊髓表面，形成胶质膜，是构成血 - 脑屏障的成分之一。星形胶质细胞除了起重要的支持作用外，对神经元的分化、功能的维持等方面也起重要的作用。星形胶质细胞又分为两种类型：

（1）纤维性星形胶质细胞：突起细长，分支少，表面光滑。突起内含较多的胶质丝（glial filament）。纤维性星形胶质细胞分布于脑和脊髓的白质。

（2）原浆性星形胶质细胞：细胞突起短而粗，分支多，表面粗糙。突起内含胶质丝少。原浆性星形胶质细胞分布于脑和脊髓灰质中。

2. 少突胶质细胞　少突胶质细胞（oligodendrocyte）的细胞突起较少，突起末端为叶片样膨大，呈同心圆包绕轴突，形成中枢神经系统有髓神经纤维的髓鞘。

3. 小胶质细胞　小胶质细胞（microglia）是神经胶质细胞中体积最小的一种，突起细长、分支，表面形成许多小棘。细胞质内含有大量溶酶体。

小胶质细胞是单核吞噬细胞系统分布在中枢神经系统的成员，具有吞噬功能。当中枢神经系统损伤时，可以吞噬细胞碎屑和溃变的髓鞘。

4. 室管膜细胞　室管膜细胞（ependymal cell）呈立方或柱形，细胞游离面形成微绒毛或纤毛，基底部伸出细长的突起。室管膜细胞呈单层被覆于脑室和脊髓中央管腔面，形成室管膜，防止脑脊液直接进入脑、脊髓组织中。室管膜细胞具有支持、保护作用。

（二）周围神经系统的胶质细胞

1. 神经膜细胞　神经膜细胞（neurolemmal cell）又称为施万细胞（Schwann cell）。细胞呈薄片状，细胞质较少，双层细胞膜同心圆状包卷轴突，形成周围神经系统有髓神经纤维的髓鞘。神经膜细胞外覆有基膜。神经膜细胞能分泌神经营养因子，对神经再生起到支持和诱导作用（图 8-8，图 8-9，图 8-10）。

2. 卫星细胞　卫星细胞（satellite cell）又称为被囊细胞（capsule cell）。细胞呈扁平或立方形，包裹在神经节细胞的周围（参见图 8-17）。

三、神经纤维和神经

神经纤维（nerve fiber）由神经元的长突起和包绕其外的神经胶质细胞共同构成。根据神经纤维有无髓鞘（myelin sheath）分为两种类型：

（一）有髓神经纤维

神经元的长突起（通常是轴突）构成神经纤维的中轴，称为轴索。

周围神经系统的有髓神经纤维（myelinated nerve fiber）是施万细胞同心圆包绕轴突，形成髓鞘。施万细胞的细胞膜与外周的基膜共同构成神经膜。一个施万细胞包卷一段轴突，构成一个结间体。相邻施万细胞之间没有髓鞘，轴膜裸露，称为郎飞结（Ranvier node）。该处电阻低，利于神经冲动传导（图8-8）。

　　有髓神经纤维传导神经冲动是从一个郎飞结跳跃到相邻的另一个郎飞结。因此，结间体越长，传导的速度就越快。

　　髓鞘的主要成分是脂蛋白，光镜下观察常规制片标本，因髓鞘的脂类物质被溶解而呈现浅染的泡沫状。电镜下，髓鞘是施万细胞的细胞膜反复包卷轴突形成的同心圆排列的板层结构（图8-8，图8-9，图8-10）。

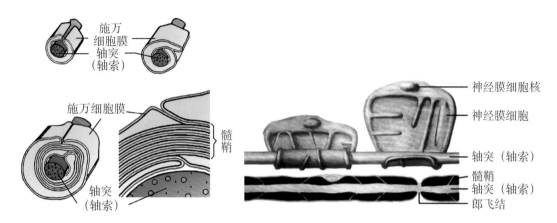

图 8-8　周围神经纤维髓鞘形成示意图

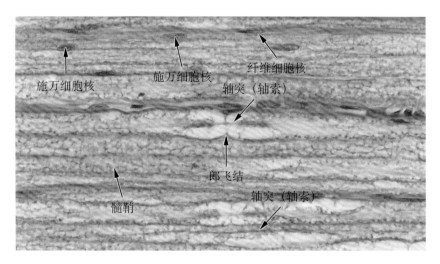

图 8-9　狗坐骨神经有髓神经纤维光镜像

×400

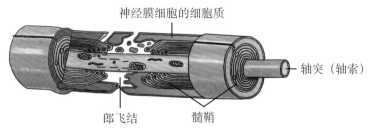

图 8-10　有髓神经纤维电镜结构立体模式图

中枢神经系统的有髓神经纤维的髓鞘由少突胶质细胞的叶片状的突起包绕轴突而成。一个少突胶质细胞伸出的多个叶片状突起可分别包绕多个轴突，少突胶质细胞的细胞体位于有髓神经纤维之间（图 8-11）。

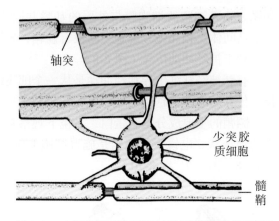

图 8-11 中枢神经系统有髓神经纤维髓鞘形成示意图

（二）无髓神经纤维

周围神经系统的无髓神经纤维（unmyelinated nerve fiber）轴突外仅有单层神经膜细胞的细胞膜包绕，而无髓鞘。一个神经膜细胞常可包绕多个轴突。电镜下，可见轴突被包埋在神经膜细胞的细胞膜与外周的基膜共同构成的神经膜所形成的凹陷中，局部的轴膜可出现裸露现象。中枢神经系统的无髓神经纤维就是裸露的轴突。无髓神经纤维的神经冲动沿轴膜连续传导，故传导速度较慢。

大量神经纤维及其周围的结缔组织、血管和淋巴管共同构成一条周围神经。在一条神经内，神经纤维多为混合型，包括感觉、运动及自主神经纤维。神经纤维粗细不等，有或无髓鞘。每条神经含若干神经束，而每一神经束又含许多神经纤维。神经、神经束和神经纤维的周围都有结缔组织包裹。这些结缔组织分别称为神经外膜、神经束膜和神经内膜（图 8-12）。

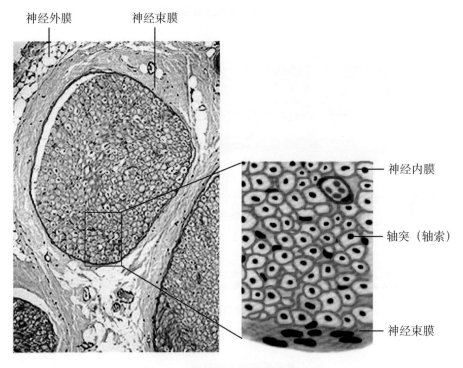

图 8-12 神经横断面光镜结构模式图

四、神经末梢

神经末梢是周围神经纤维的终末部分，与其周围的组织共同形成感受器或效应器，分为感觉神经末梢和运动神经末梢。

（一）感觉神经末梢

感觉神经末梢（sensory nerve ending）是感觉神经元树突的终末，与其周围组织构成感受器。其功能是接受刺激，并将刺激转为神经冲动传至中枢神经系统。依据形态结构分为两型（图 8-13）：

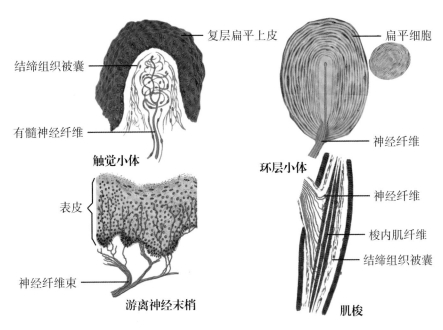

图 8-13　各类感觉神经末梢光镜结构模式图

1. 游离神经末梢　游离神经末梢（free nerve ending）是感觉神经纤维终末脱去髓鞘，裸露的树突。其反复分支后分布在表皮、角膜、黏膜上皮、浆膜及结缔组织等处。游离神经末梢感受温度、疼痛和轻触等刺激。

2. 有被囊神经末梢　有被囊神经末梢（encapsulated nerve ending）的结构特点是周围均具有结缔组织被囊，神经纤维伸入被囊前失去髓鞘，裸露的轴索分布于囊内感觉细胞周围。又分为 3 种类型：

（1）触觉小体（tactile corpuscle）：呈卵圆形，被囊内有许多扁平状触觉细胞，裸露的轴索呈螺旋状缠绕于触觉细胞上。触觉小体多分布在手指、足趾掌面的真皮乳头内。感受触觉。

（2）环层小体（lamellar corpuscle）：呈卵圆形或圆形，被囊内有数十层呈同心圆排列的扁平细胞，中央有一均质样的柱状体，裸露的神经纤维穿行于柱状体内。多见于手掌、足趾的皮下组织以及外生殖器、肠系膜等处。环层小体感受振动、张力和压觉。

（3）肌梭（muscle spindle）：是分布在骨骼肌内的梭形结构，被囊内有数条梭内肌纤维，裸露的轴索缠绕在梭内肌纤维中心段的外表。肌梭分布于骨骼肌纤维之间。感受肌纤维的伸缩、牵拉变化，调节骨骼肌纤维的张力，属本体感受器。

（二）运动神经末梢

运动神经末梢（motor nerve ending）是指运动神经元的轴突在肌组织或腺体的终末结构。支配肌纤维的收缩或腺体的分泌活动。分为两种类型：

1. 躯体运动神经末梢　躯体运动神经末梢（somatic motor nerve ending）是支配骨骼肌的运动神经末梢。运动神经元轴突接近骨骼肌纤维时失去髓鞘，裸露的轴突先形成爪样分支，各分支末端再形成纽扣样膨大，附着在肌纤维的肌膜上，构成神经 - 肌突触，又称为运动终板（motor end plate）。

电镜下，运动终板处肌质丰富，线粒体和细胞核较多。肌膜表面局部凹陷形成突触槽，槽底的肌膜即是突触后膜。为了扩大表面积，槽内的肌膜再向肌质内反复凹陷形成许多皱褶。槽内嵌入的轴突终末为突触前成分，轴膜即是突触前膜。轴膜与肌膜间有 30～50 nm 的间隙。因此，运动终板即是一个化学突触。

一个运动神经元的轴突及其所支配的全部骨骼肌纤维合称为一个运动单位（motor unit）（图 8-14，图 8-15）。

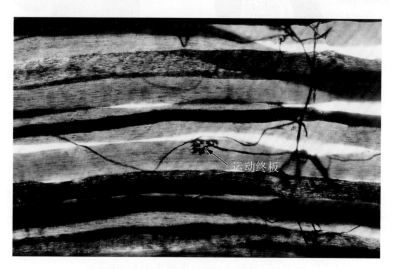

图 8-14　蛇运动终板整体压片光镜像
×100

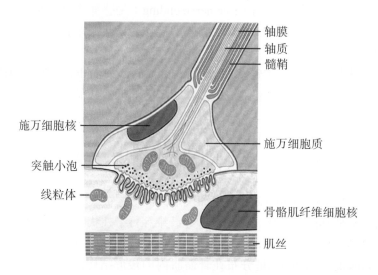

图 8-15　运动终板电镜结构模式图

知识链接

重症肌无力

重症肌无力 (myasthenia gravis，MG) 是一种神经肌肉接头传递信息功能障碍的获得性自身免疫性疾病。MG 以突触间隙增宽，突触后膜上皱褶变浅、减少，突触后膜崩解，膜上乙酰胆碱受体明显减少等为病理表现；以部分或全身骨骼肌无力和极易疲劳、活动后加重、经休息和胆碱酯酶抑制剂治疗后症状减轻为主要临床表现。

MG 可见于任何年龄，主要有两个发病年龄高峰：20~40 岁和 40~60 岁。前者女性多于男性；后者男性多见，多合并胸腺瘤。诱因有感染、精神创伤、过度疲劳、手术、全身性疾病及妊娠等。

MG 起病隐袭，病程有波动，呈缓解与复发交替发展。晚期患者休息后不能完全恢复。多数病例迁延数年乃至数十年，需靠药物维持。少数病例可自行缓解，本病一般预后良好。

2. 内脏运动神经末梢　内脏运动神经末梢（visceral motor nerve ending）是自主神经节的神经元发出的无髓神经纤维末梢。其反复分支，终末呈串珠状或膨大的小结，附于内脏和血管的平滑肌或腺体细胞上，构成突触。内脏运动神经末梢支配平滑肌、心肌的收缩、舒张或腺细胞的分泌活动。

五、神经节、脊髓、大脑皮质和小脑皮质

（一）神经节

神经节（nerve ganglion）是周围神经系统神经元的细胞体聚集的结构。呈卵圆形，外有结缔组织被膜，内含的神经元，称为节细胞。节细胞的细胞体周围分布着卫星细胞，相邻节细胞之间分布有大量神经纤维和少量结缔组织及血管。神经节分为脑脊神经节和自主神经节。

1. 脑脊神经节　脑脊神经节（cerebrospinal ganglion）主要分布于脑神经干和脊神经后根上，属感觉神经节，内含许多假单极神经元。神经元的细胞体呈圆形，大小不等，直径 15~100 μm。节细胞被成束的神经纤维分隔成群，节内的神经纤维大部分是有髓神经纤维（图 8-16）。

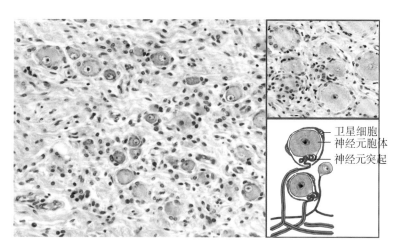

图 8-16　人脊神经节光镜像（HE 染色）
×400，右上图 ×400

2. 自主神经节　自主神经节（autonomic ganglion）又称为植物神经节（vegetative ganglion），按其生理功能不同又分为交感神经节和副交感神经节。交感神经节主要位于脊柱两侧，节细胞主要属肾上腺素能神经元。副交感神经节主要位于器官旁或器官内，节细胞主要属胆碱能神经元。上述两种节细胞均属自主神经系统的节后神经元，在形态上属多极运动神经元。细胞体较小，细胞核偏位。卫星细胞数量较少，不完全包裹节细胞的细胞体。节细胞之间多为无髓神经纤维（图 8-17）。

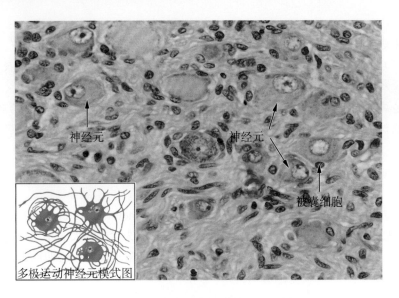

图 8-17　人交感神经节光镜像（HE 染色）
×400

（二）脊髓

脊髓（spinal cord）为圆柱体，周边为白质，中间是蝴蝶形的灰质。灰质分前角、后角和侧角（主要见于胸腰段脊髓）。灰质中心有脊髓中央管。神经元的细胞体集中分布在灰质，神经纤维走行在白质和灰质内。前角内有体积较大的多极运动神经元，其细胞质内的尼氏体呈虎斑状。侧角内和后角内的神经元体积较小（图 8-18）。

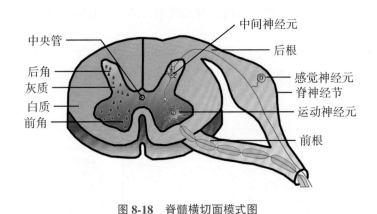

图 8-18　脊髓横切面模式图

（三）大脑皮质

大脑皮质中的神经元数量庞大，种类丰富，由大量有序排列的神经元以及神经胶质细胞构成。大脑皮质的神经元均属多极神经元，神经元在大脑皮质的分布从浅向深一般分为 6 层（图 8-19，图 8-20，图 8-21）。

1. 分子层　分子层位于大脑皮质的表面。神经元较少，主要是水平细胞和星形细胞，还有许多与皮质表面平行的神经纤维。

2. 外颗粒层　外颗粒层由许多星形细胞和少量小型锥体细胞构成。

3. 外锥体细胞层　外锥体细胞层较厚，主要为中、小型锥体细胞，以中型锥体细胞占多数。它们的树突分为顶树突和侧树突。其顶树突伸至分子层。轴突组成联络传出纤维。

4. 内颗粒层　内颗粒层的细胞密集，多数是星形细胞。

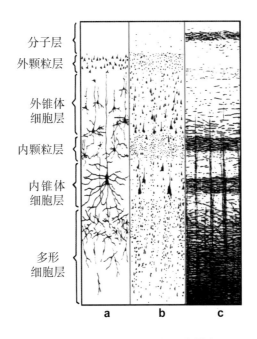

图 8-19　大脑皮质 6 层光镜结构模式图

a.银染法显示神经元形态；b.尼氏染色法显示 6 层结构；c.髓鞘染色显示神经纤维的分布

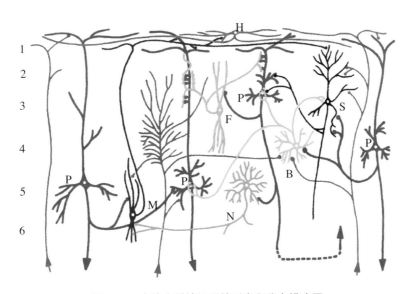

图 8-20　大脑皮质神经元的形态和分布模式图

1.分子层，2.外颗粒层，3.外锥体细胞层，4.内颗粒层，5.内锥体细胞层，6.多形细胞层

黑色：示皮质内固有神经元；红色：示传出神经元；深蓝色：示传入纤维

右侧和左侧的传入纤维为联络纤维或皮质 - 皮质联系纤维，中央的传入纤维为特异性感觉纤维。各层有特定的神经元分布，但某些神经元的细胞体不局限于一层内

P.锥体细胞；M.马提诺蒂细胞；F.梭形细胞；H.水平细胞；N.神经胶质样细胞；B.篮状细胞；S.星形细胞

5. 内锥体细胞层（节细胞层）　内锥体细胞层主要由大、中型锥体细胞组成。在中央前回运动区，有巨大锥体细胞，其向上发出一支较粗的顶树突，伸向分子层。

6. 多形细胞层　多形细胞层以梭形细胞为主，还有锥体细胞和颗粒细胞。梭形细胞的细胞体上端发出的树突较长，多数可伸展至皮质表面，与锥体细胞的顶树突末端平行；细胞体下端

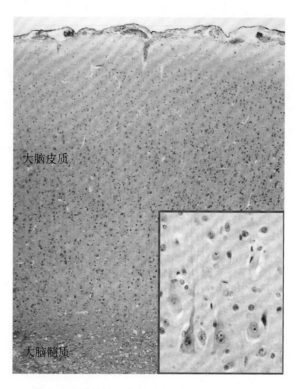

图 8-21　猫大脑皮质低倍、高倍（右下插图）光镜像（HE 染色）
×40，右下图 ×400

发出的树突较短。轴突从细胞体下端树突的主干上发出，向下延伸至髓质，形成投射纤维和联络纤维。

（四）小脑皮质

小脑皮质内的神经元有 5 种类型，即星形细胞（stellate cell）、篮状细胞（basket cell）、浦肯野细胞（Purkinje cell）、颗粒细胞（granular cell）和高尔基细胞（Golgi cell）。上述细胞在小脑皮质由浅至深排列形成 3 层，即分子层、浦肯野细胞层和颗粒层（图 8-22，图 8-23）。

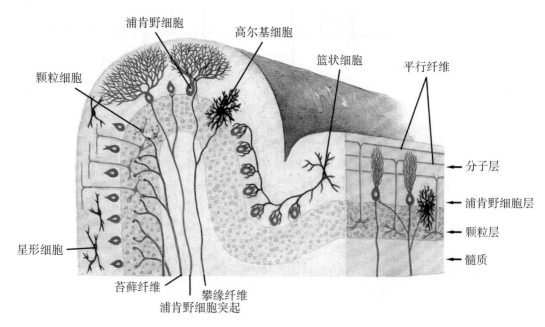

图 8-22　小脑皮质神经元种类及分布模式图

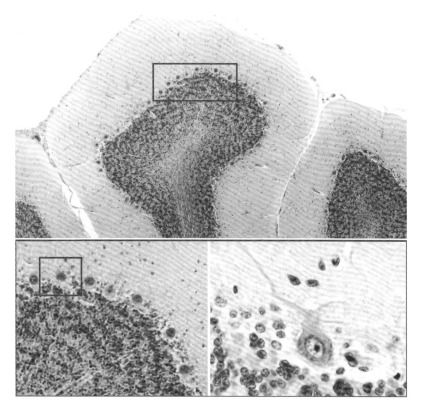

图 8-23 猫小脑低倍（上图）、高倍（下图）光镜像（HE 染色）
上图 ×40，下图 ×400

1. 分子层 分子层较厚，主要由大量的无髓神经纤维和少量星形细胞、篮状细胞组成。

2. 浦肯野细胞层 浦肯野细胞层由一层浦肯野细胞水平排列而成。浦肯野细胞体积大，细胞体呈梨形。细胞体顶端发出数条较粗的主树突，反复分支后延伸至分子层。树突形如柏树叶状，扇面与小脑叶片长轴垂直。细胞体底部发出较长的轴突，穿越颗粒层，进入小脑髓质并与一些神经核团形成突触。浦肯野细胞是小脑皮质中唯一的传出神经元。

3. 颗粒层 颗粒层由密集分布的颗粒细胞和高尔基细胞组成。颗粒细胞体积小，细胞体发出数条较短的爪样树突。轴突较长，向皮质浅层穿越整个浦肯野细胞层，行至分子层后呈水平分支，称为平行纤维（parallel fiber）。平行纤维穿行在浦肯野细胞树突间，并与其形成突触，一个浦肯野细胞的树突上可形成几十万个突触。

高尔基细胞体积较大，细胞体发出的树突大部分伸向分子层，常与平行纤维形成突触。轴突呈短而密的分支，并与颗粒细胞爪状树突形成突触。

六、血—脑屏障

脑的毛细血管与其他器官的毛细血管不同，因为在血液与脑组织之间存在着血-脑屏障。血-脑屏障（blood-brain barrier）由连续毛细血管内皮、内皮外基膜、周细胞和星形胶质细胞形成的胶质膜构成。这种屏障可限制血液中某些成分，如细菌、毒素及其他有害物质进入脑内，保护脑组织（图 8-24）。

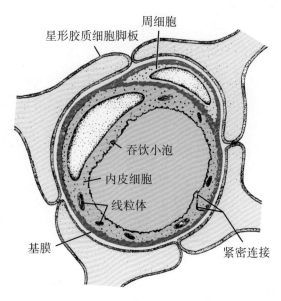

图 8-24   血 - 脑屏障电镜结构模式图，内皮外有基膜、周细胞及星形胶质细胞突起

  知识链接

阿尔茨海默病

阿尔茨海默病（Alzheimer disease，AD）是一种起病隐匿的进行性发展的神经系统退行性疾病，发生于老年和老年前期。AD 以记忆障碍、失语、失认、视空间损害以及人格行为改变等为临床表现；以神经炎性斑、神经原纤维缠结等为形态学表现；以脑室扩大，脑沟加深、变宽，脑回萎缩，颞叶海马区萎缩为主要影像学改变。

AD 发病机制现有多种假说，其中以 β- 淀粉样蛋白（Aβ）瀑布假说、tau 蛋白学说影响较广。前者认为 Aβ 的生成与清除失衡是导致疾病发生的起始事件。后者认为过度磷酸化的 tau 蛋白影响了神经元骨架微管蛋白的稳定性，导致神经原纤维缠结。

AD 目前尚无有效的特定治疗药物，早发现、早诊断、早预防尤为重要，综合治疗和护理能减轻、延缓病情。

 ● **思考题** ●

1. 以多极神经元为例，叙述神经元的光镜、电镜结构。
2. 试述突触的定义、化学突触的组织结构特点。
3. 试述周围神经系统有髓神经纤维的光镜、电镜结构。

（李 钊）

循环系统

第九章数字资源

掌握：

（1）毛细血管的分类及管壁结构特点。（2）中动、静脉的管壁结构特点。

（3）心壁的结构特点。

熟悉：

（1）大、小动、静脉管壁的结构特点。（2）微循环的结构和功能。

了解：

淋巴管道的结构特点。

运用：

运用所学知识，做自律之人。

循环系统是一个连续而封闭的管道系统，包括心血管系统和淋巴管系统两部分。心血管系统由心脏、动脉、毛细血管和静脉组成。心脏是心血管系统的动力器官，可将血液射入动脉。动脉把血液输送至全身组织、器官内的毛细血管。毛细血管中的血液与组织进行物质交换。静脉则将物质交换后的血液送回心脏。淋巴管系统是一个辅助的循环管道，由毛细淋巴管、淋巴管和淋巴导管组成。

一、毛细血管

毛细血管（capillary）是管径最细、管壁最薄、分布最广的血管，连于微动脉与微静脉之间，有许多分支，互相吻合成网。毛细血管的密度有很大差别，骨骼肌、心肌、肾、肺等代谢旺盛的器官内毛细血管网较密集，而骨、肌腱、韧带等代谢缓慢的组织内毛细血管网分布稀疏。

（一）毛细血管的组织结构和分类

1. 毛细血管的组织结构　毛细血管的直径 6~8 μm，管壁主要由内皮及基膜组成。横切面上，毛细血管一般由 1~3 个内皮细胞围成。内皮细胞的细胞质内含有吞饮小泡和 W-P 小体（Weibel-Palade body），基膜只有基板。在毛细血管内皮细胞与基膜之间散在分布着扁平而有突起的细胞，称为周细胞（pericyte）（图 9-1），周细胞可能是未分化的细胞，在血管生长和再生时可增殖、分化为内皮细胞、平滑肌纤维和成纤维细胞，也可能有机械支持的作用。

2. 毛细血管的分类　光镜下，毛细血管的结构相似。电镜下，根据内皮细胞等结构特点，将毛细血管分为 3 型。

（1）连续毛细血管（continuous capillary）：其内皮细胞连续排列，细胞间有紧密连接；含细胞核的部分较厚，凸向管腔；不含细胞核的部分很薄，细胞质内含有许多吞饮小泡；基膜完

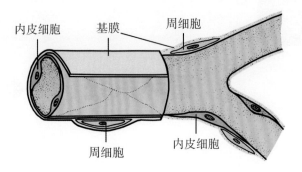

内皮细胞　基膜　周细胞

周细胞　内皮细胞

图 9-1　毛细血管结构模式图

整，在周细胞处基膜分开包绕周细胞（图 9-2）。连续毛细血管主要分布在结缔组织、肌组织、肺和中枢神经系统等处。

（2）有孔毛细血管（fenestrated capillary）：其内皮细胞连续排列，细胞间有紧密连接；有许多贯通的窗孔。窗孔的直径 60~80 nm，孔上有或无隔膜封闭。细胞质内吞饮小泡较少；基膜完整，分开包绕周细胞（图 9-2）。有孔毛细血管主要分布于胃肠黏膜、某些内分泌腺和肾血管球等处。

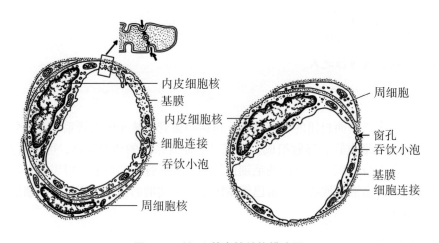

内皮细胞核
基膜
内皮细胞核
细胞连接
吞饮小泡

周细胞
窗孔
吞饮小泡
基膜
细胞连接

周细胞核

图 9-2　毛细血管电镜结构模式图

（3）窦状毛细血管（sinusoidal capillary）：也称为血窦，管腔较大，形状不规则。内皮细胞间有较大间隙，有或无窗孔；基膜不完整，甚至缺失。血窦主要分布于肝、脾、骨髓和内分泌腺内。

（二）毛细血管的功能

毛细血管是血液与周围组织进行物质交换的主要场所。毛细血管管壁薄，通透性强，人体毛细血管总面积巨大（体重 60 kg 的人，毛细血管总面积可达 6000 m²），这些特点为进行物质交换提供了有利条件。尤其是血窦，腔大壁薄，血液流速缓慢，有利于巨噬细胞行使吞噬功能。

知识链接

血管内皮的抗凝作用

血管内皮细胞呈扁平状态覆盖于整个血管内壁，形成了介于血管壁和血液之间的一层屏障，维持血管壁的完整性而利于血液流动。血管内皮细胞代谢特别活跃，可合成和分泌多种生物活性物质，如一氧化氮、组织纤维酶原活性物、前列环素等。此外，与血细胞一样，血管内皮细胞表面带有负电荷，具有抗血小板聚集、防止血液凝固、防止血栓形成的作用。因此，血管内皮细胞及其所分泌的物质在血管腔的内表面形成了一个抗凝血和抗血栓系统，保持血液的正常流动和血管的长期通畅。

二、动脉

动脉管壁由内向外分为内膜、中膜和外膜。动脉有多级分支，随着管径逐渐变细，管壁也逐渐变薄。根据管径大小将动脉分为大、中、小、微 4 级，其中以中动脉管壁结构最为典型（图 9-3）。

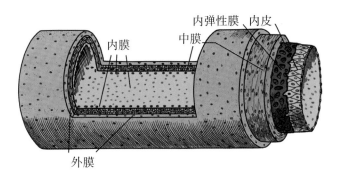

图 9-3　血管壁一般结构模式图

（一）中动脉

除主动脉、肺动脉、无名动脉等大动脉外，凡在解剖学上有名称的动脉多属中动脉（medium-sized artery）。中动脉管壁平滑肌纤维丰富，因此又称为肌性动脉（muscular artery）。其平滑肌纤维的舒缩使血管直径发生改变，对体内各器官的血量分配起调节作用。

1. 内膜　内膜（tunica intima）位于血管的腔面，是 3 层膜中最薄的一层，内膜内表面衬有内皮，内皮外有薄层结缔组织构成内皮下层，其内含少量纵行平滑肌纤维。内皮下层再往外是由弹性蛋白组成的内弹性膜（internal elastic membrane），膜上有许多小孔。中动脉内弹性膜明显，是内膜和中膜的分界。在横切面上，因血管管壁收缩，内弹性膜常呈波浪状（图 9-4）。

2. 中膜　中膜（tunica media）很厚，主要由 10~40 层环行平滑肌纤维组成，肌纤维之间有一些弹性纤维和胶原纤维（图 9-4）。

3. 外膜　外膜（tunica adventitia）厚度与中膜相近，由结缔组织组成，其中含有营养血管、淋巴管和神经。在外膜与中膜交界处，有些中动脉有较密集的弹性纤维组成的外弹性膜（图 9-4）。

（二）大动脉

大动脉（large artery）包括主动脉、肺动脉、无名动脉、颈总动脉、锁骨下动脉、椎动脉和髂总动脉等。大动脉管壁含多层弹性膜和弹性纤维，平滑肌纤维较少。因此，又称为弹性动

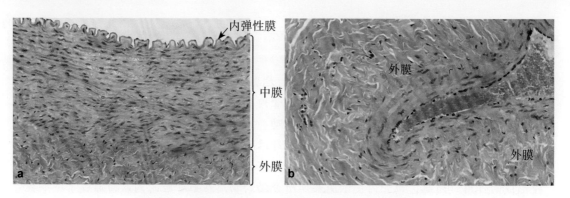

图 9-4　狗中动脉（a）和中静脉（b）横切面光镜像
×400

脉（elastic artery）。

1. 内膜　内膜的内皮下层较厚，含纵行的胶原纤维和少量平滑肌纤维。内皮下层外的内弹性膜与中膜的弹性膜相连，故内膜和中膜无明显的分界（图 9-5）。

2. 中膜　中膜有发达的弹性膜，成人可达 40~70 层，膜上有许多窗孔。弹性膜之间有散在的环行平滑肌纤维及少量胶原纤维和弹性纤维（图 9-5）。

3. 外膜　外膜较薄，由结缔组织组成，内含营养血管、淋巴管和神经，无明显的外弹性膜（图 9-5）。

心脏规律的舒缩，将血液断续地射入大动脉。心脏收缩时大动脉扩张；心脏舒张时大动脉借其管壁的弹性回缩，使动脉血流得以连续流动。

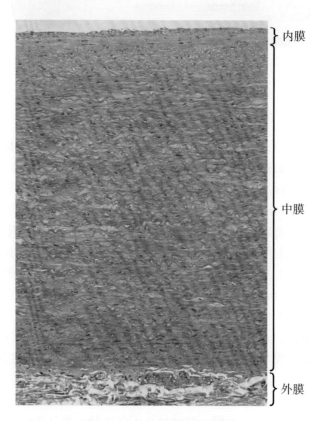

图 9-5　人大动脉横切面光镜像
×100

知识链接

冠状动脉旁路移植术

　　冠状动脉旁路移植术是指跨过严重狭窄的冠状动脉病变部位，在主动脉和管腔尚好的远端冠状动脉之间"搭桥"，使主动脉的血液通过移植的血管"桥"供应到冠状动脉的远端，恢复相应心肌的血液供应，改善心肌缺血状态，解除心绞痛症状，使患者能够正常生活和工作，还可以预防心肌梗死和猝死。用于冠状动脉旁路移植术的"桥血管"有自体血管、异体异种血管和人造血管三大类。人造血管和异种动物的血管来源广泛，但近期通畅率低，临床上一般不采用。自体血管中胸廓内动脉（内乳动脉）是目前最为理想的搭桥材料，其10年通畅率可以达到85%～95%，但其长度有限，常需与大隐静脉混合使用。

（三）小动脉和微动脉

　　管径在 0.3~1 mm 的动脉称为小动脉（small artery），小动脉也属肌性动脉。较大的小动脉有明显的内弹性膜；中膜有几层环行平滑肌纤维；外膜厚度与中膜相近（图9-6）。

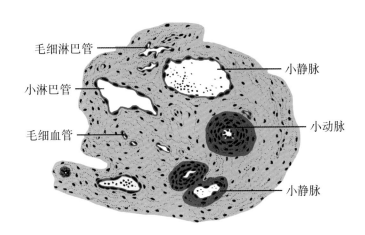

图 9-6　小动脉、小静脉、毛细血管和小淋巴管光镜结构模式图

　　管径在 300 μm 以下的动脉称为微动脉（arteriole）。内膜的内皮外只有极薄的内皮下层，无内弹性膜；中膜由 1~2 层平滑肌纤维组成；外膜较薄。

　　小动脉和微动脉管壁的平滑肌纤维收缩，可使血管口径变细，增加血流阻力，调节血压和器官、组织的血流量，故又称小动脉和微动脉为外周阻力血管。

三、静脉

　　静脉由小到大，逐级汇合，管径逐渐增粗，管壁逐渐增厚，最终与心脏衔接。根据管径的大小，静脉也分为大、中、小、微 4 级。中、小静脉常与相应的动脉伴行，但较动脉数量多、管径粗、管壁薄、弹性小，故切片中的静脉常变扁或不规则。

　　静脉管壁变异较大，也大致分为内膜、中膜和外膜，但 3 层界限不如动脉明显。

（一）中静脉

　　除大静脉外，凡在解剖学上有名称的静脉大都属于中静脉（medium-sized vein）。中静脉内膜薄，多数没有内弹性膜。中膜由稀疏的环行平滑肌纤维和少量结缔组织构成。外膜比中膜厚，由结缔组织组成，无外弹性膜，有时可见少许纵行的平滑肌束（图9-4）。

（二）大静脉

管径在 10 mm 以上的静脉称为大静脉（large vein）。上、下腔静脉，无名静脉和颈内静脉等均属于大静脉。大静脉内膜较薄，结构与中静脉内膜相似。中膜很不发达，由几层排列疏松的环行平滑肌纤维组成。外膜最厚，由结缔组织构成，常含有大量纵行平滑肌纤维束（图9-7）。

（三）小静脉和微静脉

管径在 200 μm 以下的静脉称为微静脉（venule），内皮外的平滑肌纤维或有或无，外膜薄。管径在 0.2~1 mm 之间的属于小静脉（small vein），内皮外有一层较完整的平滑肌纤维（图9-6）。较大的小静脉，中膜有一至数层平滑肌纤维，外膜也渐变厚。

（四）静脉瓣

管径在 2 mm 以上的静脉，尤其是下肢静脉常有瓣膜，其作用是防止血液逆流。静脉瓣（valve of vein）由内膜向管腔突入，游离缘朝向血流方向，形成两个半月形的薄片，彼此相对，表面为内皮，中心是结缔组织（图9-8）。

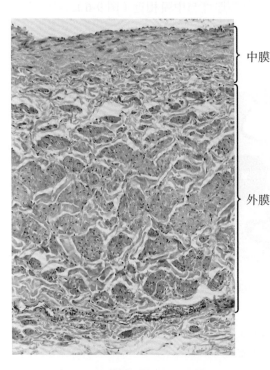

图 9-7　人大静脉横切面光镜像
×100

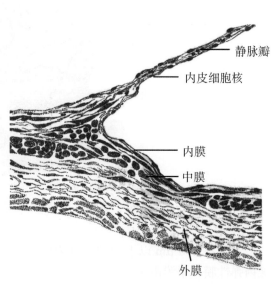

图 9-8　静脉瓣光镜结构模式图

四、微循环

微循环（microcirculation）是指从微动脉到微静脉之间的血液循环，它是血液循环的基本功能单位。一般由微动脉、毛细血管前微动脉、中间微动脉、真毛细血管网、直捷通路、动 - 静脉吻合和微静脉组成（图9-9）。

1. 微动脉　管壁环行平滑肌的舒缩，可调节微循环的血流量，起到"总闸门"作用。

2. 毛细血管前微动脉和中间微动脉　微动脉的分支称毛细血管前微动脉，后者进一步分支为中间微动脉，管壁平滑肌稀疏。

3.真毛细血管　由中间微动脉分支形成，相互吻合成网，即真毛细血管网，其起点有少许平滑肌组成的毛细血管前括约肌，是调节微循环的"分闸门"。当组织功能活跃时，毛细血管前括约肌开放，大部分血液在真毛细血管中迂回走行，流速缓慢，是实现物质交换的主要部位。

4.直捷通路　又称通血毛细血管，是中间微动脉与微静脉直接相通的部分。管壁结构与真毛细血管相似，但管径略粗。在组织处于静息状态时，微动脉血液大部分经中间微动脉和直捷通路入微静脉，血流速度较快，物质交换较少。

5.动静脉吻合　是微动脉与微静脉之间的短路血管，使微动静脉直接相通。管壁较厚，有较发达的纵行平滑肌和丰富的神经末梢。动静脉吻合多处于关闭状态，应激失血时，血液经动静脉吻合直接回流入心脏，以保障重要器官的血液供应。主要分布于指（趾）、唇和鼻等处的皮肤及某些器官内，是调节局部组织血流量的重要结构。

6.微静脉　已如上述。

五、心脏

心壁主要由心肌纤维构成，能自主地进行节律性舒缩，使血液在血管内环流不息，以保证全身器官、组织的血液供应，并将机体代谢产物运至排泄器官以排出体外。

（一）心壁的结构

心壁很厚，从内向外分为心内膜、心肌膜和心外膜。

1.心内膜　心内膜（endocardium）内表面衬有内皮，与出入心脏的血管内皮相连续。内皮外为内皮下层，由薄层结缔组织构成，含少量平滑肌纤维。内皮下层深面是心内膜下层，由疏松结缔组织构成，其中含血管、神经和心脏传导系统的分支（图9-10）。

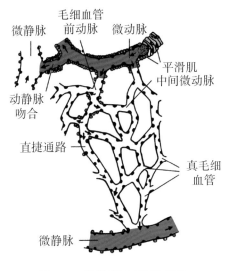

图 9-9　微循环血管模式图

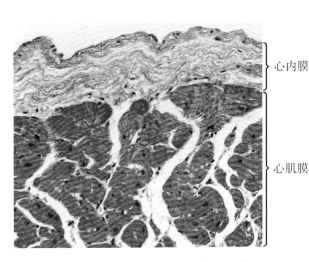

图 9-10　人心内膜和心肌膜光镜像
×100

2.心肌膜　心肌膜（myocardium）构成心脏的主体，主要由心肌纤维构成。此层在心房处较薄，在心室处较厚，左心室处最厚。心肌纤维多集合成束，呈螺旋状排列，大致分为内纵行、中环行和外斜行 3 层，肌束间有较多的疏松结缔组织和丰富的毛细血管（图9-10，图9-11）。电镜下，部分心房肌纤维含心房特殊颗粒，颗粒内含有肽类物质，称为心房钠尿肽（atrial natriuretic peptide），有利尿、排钠、扩张血管的作用。心肌纤维还分泌多种生物活性物质，能促进心肌细胞的生长及增强心肌收缩力。

在心房肌和心室肌交界处，具有由致密结缔组织构成的心脏支架，称为心骨骼（cardiac skeleton）。心骨骼包括室间隔膜部、纤维三角和纤维环。心房肌、心室肌和心瓣膜分别附着于此。

3. 心外膜　心外膜（epicardium）即是心包膜脏层，为浆膜。外覆间皮，间皮内面是薄层疏松结缔组织，其中含有血管、神经和少量脂肪组织（图9-11）。

4. 心瓣膜　心瓣膜（cardiac valve）包括房室瓣、主动脉瓣和肺动脉瓣，是心内膜向心腔内突出形成的薄片状结构，表面被覆内皮，中心为致密结缔组织。其功能是防止血液逆流。

（二）心脏传导系统

心脏传导系统由特殊心肌纤维构成。此系统包括窦房结、房室结、房室束及其分支。窦房结位于右心房的心外膜深部，其他均分布在心内膜下层，由结缔组织将它们与心肌膜隔开（图9-12）。此系统受交感神经和副交感神经纤维支配，其功能是产生冲动并传导到整个心脏，以协调心房肌和心室肌按一定的节律收缩。

浦肯野纤维（Purkinje fiber）组成房室束及其分支，又称为束细胞。束细胞比普通心肌细胞短而宽，细胞中央有1~2个细胞核，肌质丰富，肌原纤维少，位于细胞周边，有较多的线粒体和糖原。束细胞之间有较发达的缝隙连接。浦肯野纤维与心室肌纤维相连，将冲动快速传递到心室各处，引发心室肌的同步收缩。

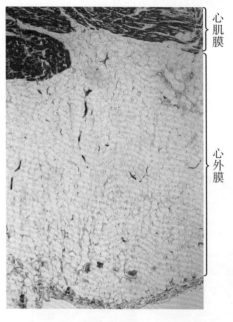

图9-11　人心肌膜和心外膜低倍光镜像
×100

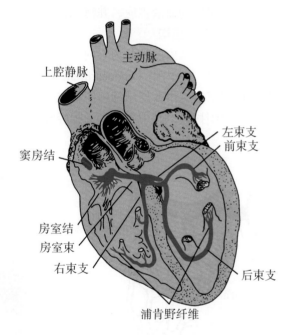

图9-12　心脏传导系统分布模式图

 知识链接

病毒性心肌炎

病毒性心肌炎是一种与病毒感染有关的弥漫性或局限性的急性、亚急性或慢性炎症性心肌疾病，为最常见的感染性心肌炎。多数患者在发病前1～3周出现发热、咽痛、全身酸痛、腹泻等症状，反映全身性病毒感染。但也有部分患者原发病症状较轻且不显著，而心肌炎症状比较显著。心肌炎患者常表现为胸闷、心前区隐痛、心悸、乏力、恶心、头晕等。临床上诊断的心肌炎中，90%左右以心律失常为主诉或首见症状，以期前收缩多见，轻者无不适；极少数患者起病后发展迅速，出现心力衰竭或心源性休克，表现为极度烦躁不安、面色灰白、皮肤花斑、四肢湿冷及末梢发绀。

六、淋巴管系统

淋巴管系统由毛细淋巴管、淋巴管和淋巴导管组成。

（一）毛细淋巴管

毛细淋巴管（lymphatic capillary）是淋巴管系统在组织内的起始部分，为盲管。管腔大，不规则，管壁很薄，只由一层内皮和极薄的结缔组织组成。细胞间隙大，无周细胞和基膜，通透性强（图 9-6）。

（二）淋巴管和淋巴导管

淋巴管（lymphatic vessel）和淋巴导管（lymphatic duct）的管壁结构与静脉相似，管腔大而不规则，管壁较薄。内皮外有少量平滑肌纤维和结缔组织。淋巴管瓣膜较多，其结构与静脉瓣相似。

思考题

1.试述大动脉和中动脉管壁的结构特点和功能。
2.简述毛细血管的分类、结构特点和功能。
3.简述心壁的组织结构特点。
4.试述中动脉和中静脉在结构上的异同。

（宋司航）

第十章

皮　肤

学习目标

掌握：

（1）皮肤的结构组成和功能。（2）表皮角质形成细胞各层结构特点及角化过程。

熟悉：

（1）真皮、汗腺、皮脂腺的结构和功能。（2）毛的构成。

了解：

非角质形成细胞的名称、结构和功能特点。

运用：

运用所学知识理解守牢第一道防线的重要意义

皮肤（skin）覆盖于身体表面，是人体最大的器官，占体重的 16% 左右。体重 60 kg 的正常成年人，皮肤的表面积为 1.2~2.0 m²。作为人体内外环境之间的屏障器官，皮肤具有重要的保护作用。皮肤及毛发、汗腺、皮脂腺和指（趾）甲等附属器还具有分泌、排泄、感觉、调节体温及参与免疫反应等重要功能。

一、皮肤的结构

皮肤由表皮和真皮组成，借皮下组织与深层组织相连。表皮为上皮组织，真皮为结缔组织（图 10-1，图 10-2）。

（一）表皮

表皮（epidermis）是皮肤的浅层，由角化的复层扁平上皮构成。上皮基底面借基膜与真皮结缔组织相连，连接面起伏不平（图 10-1）。表皮的绝大部分细胞参与角化过程，故称为角质形成细胞（keratinocyte）。另外，有很少量与角化无关的细胞，称为非角质形成细胞。

1. 表皮的分层与角化　根据表皮角质形成细胞的分化程度、形态结构特征，将表皮由深至浅分为 5 层，即基底层、棘层、颗粒层、透明层、角质层。

（1）基底层（stratum basale）：细胞附着于

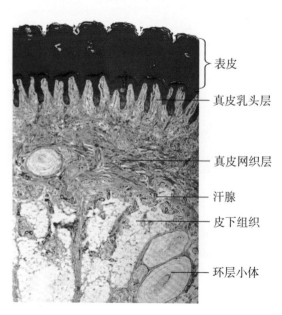

图 10-1　人手指掌面皮肤低倍光镜像
×400

右侧标注：表皮、真皮乳头层、真皮网织层、汗腺、皮下组织、环层小体

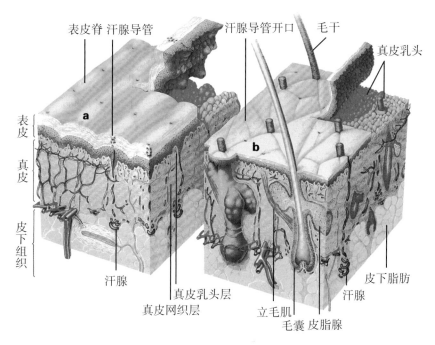

图 10-2　厚型（无毛）皮肤（a）和薄型（有毛）皮肤（b）结构模式图

基膜上，故称为基底细胞（basal cell），是一层矮柱状或立方形细胞（图 10-3）。细胞核较大，呈圆形或椭圆形，位于中央；细胞质强嗜碱性。电镜下，细胞质内含丰富的游离核糖体、分散或成束的角蛋白丝，因有很大的张力，这些角蛋白丝又称张力丝。相邻细胞之间以桥粒相连，基底面借半桥粒固定在基膜上。基底细胞是幼稚细胞，具有很强的分裂增殖能力，分裂产生的子细胞向浅层推移，渐次分化成表皮的其余几层细胞。

（2）棘层（stratum spinosum）：由 5～10 层多边形细胞组成。细胞伸出许多细短的棘状突起，故称为棘细胞（图 10-3）。细胞核呈圆形或椭圆形，位于中央；细胞质丰富，嗜碱性。电镜下，细胞质内含核糖体较多，还含有大量成束的角蛋白丝及许多卵圆形的膜被颗粒

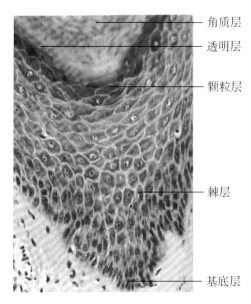

图 10-3　人手指皮肤表皮高倍光镜像
×400

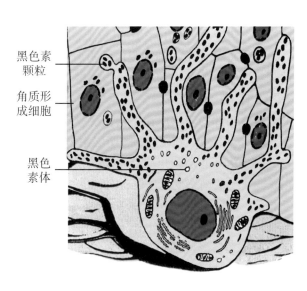

图 10-4　黑色素细胞电镜结构模式图

（membrane-coating granule），膜被颗粒内含磷脂和固醇等脂类物质。

（3）颗粒层（stratum granulosum）：由 3~5 层扁梭形细胞组成。细胞核萎缩，细胞器已消失，显示细胞已趋于退化。细胞的主要特点是：细胞质内含许多强嗜碱性的透明角质颗粒（keratohyalin granule）。电镜下，透明角质颗粒无单位膜包被（图 10-4），常有角蛋白丝穿入其中，两者进一步融合即形成角质。而膜被颗粒增多，移至细胞周边并逐渐与细胞膜相连，将其磷脂类内容物释放到细胞外，在细胞间隙中构成阻止水溶性物质透过表皮的主要屏障。

知识链接

表皮颗粒层异常与寻常型鱼鳞病

表皮是一种具有高度组织性且不断更新的复层鳞状上皮，其更新的过程就是由具有分裂功能的基底层角质形成细胞逐渐向无细胞核死亡的角质层演化。这期间角质形成细胞发生了一系列复杂的生物化学和形态学变化，这些改变在时间和空间上相互配合，使得角质形成细胞内最终形成较粗的角蛋白纤维束（成熟角蛋白）。在基底层至颗粒层的角蛋白最初为直径 8~10 nm 的纤维细丝，后者于角质层下部在丝聚合蛋白的协助下聚集形成致密的角蛋白纤维束，是正常成熟角蛋白形成的关键环节。其中丝聚合蛋白来源于颗粒层细胞内角质透明颗粒中的丝聚合蛋白原。在寻常型鱼鳞病患者受累的表皮中，颗粒层中角质透明颗粒缺乏丝聚合蛋白原成分，最终可能导致角蛋白纤维之间黏着性增加，表现为皮肤不同程度的干燥，四肢伸侧尤其是小腿胫前部明显，并出现鱼鳞样脱屑，这就是鱼鳞病最常见的临床类型，又称为"干皮症"，其发病率为（1~4）/1000。主要组织病理学改变为表皮角化过度、颗粒层变薄或消失。

（4）透明层（stratum lucidum）：位于颗粒层浅部，只有在无毛的厚表皮中明显可见，由数层更扁的梭形细胞组成（图 10-3）。光镜下，细胞界限不清，呈均质透明状，嗜酸性（图 10-3）。电镜下，细胞核及细胞器均已消失，类似于角质层（图 10-3）。

（5）角质层（stratum corneum）：位于表皮的表层，由几层至几十层扁平的角质细胞组成。这些细胞无细胞核和细胞器，是已经完全角化的死细胞。HE 染色标本上，细胞轮廓不清，呈均质状，嗜酸性（图 10-3）。电镜下，细胞质内充满了由密集的蛋白丝与均质状物质结合而成的角蛋白（keratin）。细胞膜内面附着有不溶性蛋白质，故厚而坚固。细胞外基质内充满了膜被颗粒所释放的脂类物质。最表层的细胞之间桥粒解体，细胞连接松散，成片脱落形成皮屑（图 10-1，图 10-3）。

身体各部的表皮厚薄不均，手掌、足跖部最厚，具有完整的 5 层结构。薄的表皮，如颜面、腋窝等部位，颗粒层和透明层常不明显，角质层也很薄。

表皮由基底层到角质层是角质形成细胞分裂、增殖、分化、向表面逐层推移、形成角蛋白（角化）的动态变化过程，同时也是角质形成细胞死亡、脱落的过程。角质层的浅层细胞不断脱落，而深层的细胞不断分裂增殖、分化补充，以保持表皮的正常角化、更新。更新周期为 3~4 周。

2. 非角质形成细胞 非角质形成细胞包括黑色素细胞、朗格汉斯细胞、梅克尔细胞 3 种，数量很少，分散于角质形成细胞之间。

（1）黑色素细胞（melanocyte）：分布于基底细胞之间。细胞体较大，细胞有多个细胞突起伸入到基底层和棘层细胞之间（图 10-4），HE 染色标本上不易辨认。黑色素细胞的结构特征是：细胞质内含丰富黑色素体（melanosome），为单位膜包裹的长圆形小体。黑色素体内含酪氨酸酶，能将酪氨酸转化成黑色素（melanin）。黑色素体内充满黑色素后变为黑色素颗粒（melanin granule），并迅速迁移至细胞突起的末端，再以胞吞、胞吐方式转移到邻近的基底细胞和棘细胞内。黑色素是决定皮肤颜色的主要因素，人类种族间肤色的深浅差异主要取决于黑色素细胞合成黑色素的能力及黑色素颗粒在皮肤内的分布状况。黑色素能吸收紫外线以保护表皮深层的幼稚细胞免受损伤。

（2）朗格汉斯细胞（Langerhans cell）：主要分布于棘层内，是一种具有树突状突起的细胞，用酶组织化学等特殊染色方法可显示该细胞（图10-5）。电镜下，朗格汉斯细胞的细胞质内含有一种特征性、呈网球拍状的伯贝克颗粒（Birbeck granule）（图10-6）。朗格汉斯细胞是抗原呈递细胞，它能识别、捕捉、处理抗原，并将抗原呈递给周围淋巴器官的淋巴细胞，参与机体的免疫应答。

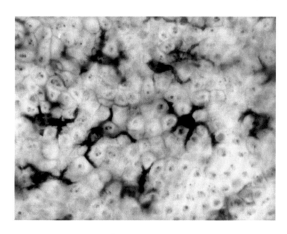
图10-5 小鼠皮肤表皮朗格汉斯细胞光镜像（组织化学 ATP 酶染色法）×400

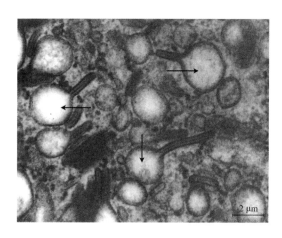
图10-6 小鼠皮肤表皮朗格汉斯细胞电镜像（箭头示伯贝克颗粒）

（3）梅克尔细胞（Merkel cell）：分散于表皮基底细胞之间，手指尖部较多。该细胞具有短的细胞突起，基底部与感觉神经末梢形成突触。因此，推测梅克尔细胞可能是一种感受触觉及机械刺激的感觉细胞。

 知识链接

黑色素细胞与色素性皮肤病

太田痣又可称眼上腭部褐青色痣、眼真皮黑色素细胞增多症，1938 年由日本太田正雄报道，是一种波及巩膜和同侧面部三叉神经眼支、上颌支走行部位的面部皮肤的蓝褐色斑状的色素性疾病。皮损常为淡青色、灰蓝色、褐青色甚至蓝黑色的斑片，斑片中央色深。大部分患者出生后即有，少数在青少年发病，不会自行消退，好发于有色人种，如黄种人及黑种人，白种人较少见，女性多发。目前对本病确切的发病机制尚不明确，主要有以下几种学说：一是细胞学说。胚胎时期黑色素细胞的凋亡异常（凋亡异常），黑色素细胞由真皮向表皮迁移受到阻碍（转移异常），真皮内的黑色素细胞产生活化的黑色素（产生异常）。二是遗传学说。Agero 及 Lahmar 曾提出太田痣是由于多基因突变所造成的常染色体显性遗传病。三是激素及激素受体学说。本病女性发病率较高，认为是由于性激素分泌活跃，刺激真皮色素细胞的活性。国内王宏伟教授认为，太田痣患者中雌激素、孕激素、雄激素受体与太田痣的发病有关。四是神经精神因素学说。

表皮角质形成细胞来源于胚胎的外胚层，但黑色素细胞来源于神经嵴，正常情况下出现于8周后的胎儿表皮中。异常情况下部分黑色素细胞8周后依然没有到达表皮的基底层而滞留于真皮内，导致出生后的婴儿发生蒙古斑、太田痣和褐青色痣等色素性皮肤病。

（二）真皮

真皮（dermis）位于表皮深面，由结缔组织组成，因与表皮邻接面起伏不平，连接面积明显增大，有利于为表皮提供营养。真皮分为乳头层和网织层。

1. 乳头层　乳头层（papillary layer）为紧邻表皮基膜的薄层结缔组织，纤维致密。该层向表皮基底部凸出，形成许多形似乳头的突起，称真皮乳头（dermal papilla）（图10-1，图10-2）。乳头内含丰富的毛细血管、游离神经末梢和触觉小体。

2. 网织层　网织层（reticular layer）位于乳头层深部，两者无明确界线。网织层较厚，是真皮的主要部分，由不规则致密结缔组织组成，其内的胶原纤维束粗大、交织成网，其间有弹性纤维，可使皮肤同时具有很强的韧性和一定的弹性。网织层内还含有较多的血管、淋巴管和神经纤维。毛囊、皮脂腺、汗腺也多存在于网织层，深部常见环层小体（图10-1，图10-2）。

二、皮下组织

皮下组织（subcutaneous tissue）即解剖学所称的浅筋膜，它不属于皮肤的组成部分，由疏松结缔组织和脂肪组织构成，是皮肤与深部组织的连接组织。毛囊及汗腺常延伸到皮下组织内（图10-1，图10-2）。皮下组织厚度依个体、性别、年龄及部位而异，一般以腹部和臀部最厚，脂肪组织丰富。皮下组织具有维持体温和缓冲机械压力的作用。

三、皮肤的附属器

皮肤的附属器均由表皮衍生而来，包括毛、皮脂腺、汗腺和指（趾）甲等。

（一）毛

毛（hair）广泛分布于全身绝大部分体表，手掌及足底部除外。

毛由毛干、毛根、毛球3部分组成。毛干是露于皮肤以外的部分，毛根（hair root）是埋在皮肤内的部分。毛干与毛根由角化的上皮细胞组成，细胞内含有黑色素。毛根被包裹在由上皮和结缔组织组成的鞘状毛囊（hair follicle）内。毛根和毛囊下端融为一体，形成膨大的球形结构，称为毛球（hair bulb）。毛球是毛发的生长点，其上皮细胞称为毛母质细胞，有很强的分裂增殖能力，新生细胞依次向毛根推移分化形成毛根和毛囊的上皮性鞘。毛球内还有黑色素细胞，产生黑色素颗粒并输送到形成毛干的角质细胞中，维持毛的颜色。毛球底部凹陷，结缔组织随血管和神经突入其中，形成毛乳头（hair papilla）（图10-2，图10-7）。毛乳头对毛的生长起诱导及营养作用。毛和毛囊斜行于皮肤内，与皮肤表面呈钝角的一侧，有一束斜行的平滑肌连接于毛囊与真皮浅层之间，称立毛肌（图10-2，图10-7）。交感神经兴奋时，立毛肌收缩，毛发竖立。

（二）皮脂腺

皮脂腺（sebaceous gland）为泡状腺，多位于立毛肌和毛囊之间，由2~5个囊状腺泡和1个共同的导管组成。

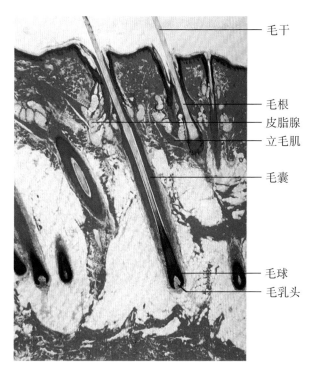

图 10-7 人头皮光镜像，显示皮肤附属器
× 100

毛干

毛根
皮脂腺
立毛肌

毛囊

毛球
毛乳头

皮脂腺导管短而粗，多开口于毛囊上段。腺泡由多层腺细胞组成，最外面是一层较小的幼稚细胞，具有活跃的分裂增殖能力，生成新的腺细胞。新生的腺细胞逐渐长大并向腺泡中央移行，细胞质内形成越来越多的小脂滴。腺泡中央的细胞更大，呈多边形，细胞质内充满脂滴，细胞核固缩，细胞器消失（图 10-8）。最后，腺细胞解体，连同脂滴一同排出，即为皮脂。皮脂具有润滑皮肤的作用。皮脂腺的发育和分泌受性激素的调节，青春期分泌活跃。当皮脂腺分泌旺盛但导管阻塞时，可形成"痤疮"。

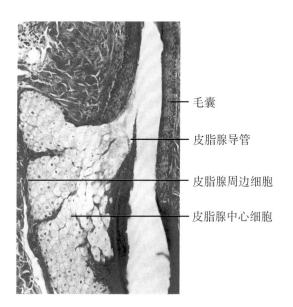

毛囊

皮脂腺导管

皮脂腺周边细胞

皮脂腺中心细胞

图 10-8 人头皮皮脂腺光镜像
× 100

（三）汗腺

汗腺（sweat gland）为弯曲的单管状腺，遍布于全身各处，以手掌、足底和腋窝处最多，又称小汗腺。其组织结构由分泌部和导管部组成，着色较浅。分泌部位于真皮深层及皮下组织内，由单层矮柱状或锥体形细胞组成。在腺细胞和基膜之间，有肌上皮细胞，其收缩有助于汗液排出。汗腺导管由两层深染的立方细胞围成（图 10-9），从真皮深部上行，蜿蜒穿过表皮，开口于皮肤表面的汗孔。

汗液无色无味，除包含大量水分外，还包含一些离子。汗液分泌（出汗）可散发机体热量，调节体温。

在人的腋窝、乳晕、脐周、会阴部、肛门周围等处还有一种大汗腺，其分泌部与小汗腺比较，腺腔较大，导管开口于毛囊。大汗腺分泌物为浓稠的乳状液，过多的分泌物被细菌分解后

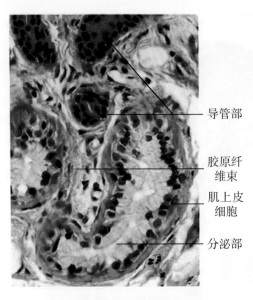

图10-9　人皮肤汗腺光镜像
×400

导管部

胶原纤
维束

肌上皮
细胞

分泌部

产生异味，即"狐臭"。

知识链接

烧伤深度的判断

皮肤各层所含神经、血管、附属器等组织结构不同，导致各深度烧伤的临床表现、愈合时间和愈合后所留瘢痕程度不同。烧伤深度的判断采用国际通用的三度四分法。

Ⅰ度烧伤：仅伤及表皮浅层，愈合仅需3~7天。临床表现为皮面呈红斑状，疼痛感明显。因未伤及能形成瘢痕的真皮结缔组织，故愈后无瘢痕。

浅Ⅱ度烧伤：伤及表皮深部的基底层和真皮乳头层，需1~2周愈合。临床表现为有大水疱形成，剧痛，因仅伤及真皮乳头层，也无瘢痕形成。

深Ⅱ度烧伤：伤及皮肤的真皮深层，愈合需3~4周。水疱小，钝痛；因损伤真皮结缔组织较深，故愈后留有瘢痕。

Ⅲ度烧伤：全层烧伤甚至达到皮下组织、肌肉或骨骼。创面可以发白、变软或呈黑皮革状，称为焦痂。因皮肤的神经末梢被破坏，烧伤区域没有痛觉。愈合需要植皮，愈后瘢痕明显。

思考题

1. 人的表皮是如何分层并逐渐角化的？
2. 真皮结构是怎样的？
3. 人体不同部位的皮肤为何厚薄不同？

（齐云飞）

第十一章数字资源

思政之光

第十一章

淋巴器官

学习目标

掌握：

（1）淋巴组织的类型、各型淋巴组织的结构及主要细胞种类。（2）血-胸腺屏障。
（3）淋巴结浅层皮质。（4）脾血窦与淋巴鞘。

熟悉：

胸腺、淋巴结和脾的结构与功能。

了解：

单核吞噬细胞系统的概念。

运用：

运用所学知识树立献身精神的伟大意义。

淋巴器官主要是由淋巴组织所构成的实质性器官。

淋巴组织（lymphoid tissue）是以网状组织为支架，网孔中分布着大量淋巴细胞和巨噬细胞、少量交错突细胞（interdigitating cell）及滤泡树突状细胞（follicular dendritic cell）的组织。淋巴组织分为弥散淋巴组织（diffuse lymphoid tissue）和淋巴小结（lymphoid nodule）两种类型。弥散淋巴组织是以 T 细胞为主的淋巴组织，与周围组织没有明显的分界。淋巴小结，又称为淋巴滤泡（lymphoid follicle），是以 B 细胞为主形成的球形或近似球形淋巴组织。

淋巴器官根据其发生的时间和功能分为中枢淋巴器官和周围淋巴器官。

中枢淋巴器官（central lymphoid organ）包括胸腺和骨髓。该类器官发生较周围淋巴器官早；是淋巴干细胞增殖、分化成 T 细胞或 B 细胞的场所，在此处淋巴干细胞增殖、分化不需要外界抗原的刺激。中枢淋巴器官可向周围淋巴器官输送 T 细胞或 B 细胞，并决定它们的发育。该类器官不直接参与机体的免疫功能。

周围淋巴器官（peripheral lymphoid organ）包括淋巴结、脾及扁桃体等。该类器官发育较晚，其淋巴细胞最初来自中枢淋巴器官；该类器官的淋巴细胞增殖需外界抗原的刺激，并能直接参与机体的免疫功能。

一、胸腺

胸腺为中枢淋巴器官，其重量随年龄而有明显变化，婴儿时期重 10~15 g；青春期重 30~40 g；而至老年期只重 15 g 左右，而且多由脂肪组织占据。

（一）胸腺的组织结构

胸腺表面被覆由结缔组织构成的被膜，并可伸入实质形成小叶间隔或胸腺隔（septum），将胸腺实质分隔成许多不完全的胸腺小叶（thymus lobule）。每一小叶又分为周边的皮质、中央的髓质。由于小叶间隔不完整，相邻小叶的髓质彼此相连成片（图 11-1，图 11-2）。

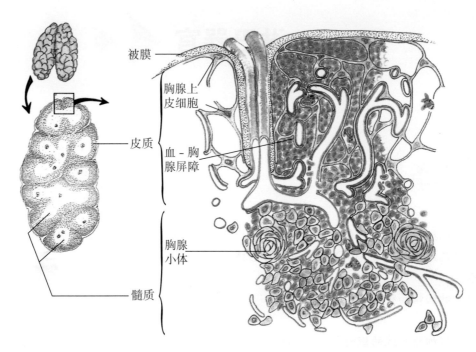

图 11-1　胸腺结构模式图

每一个胸腺小叶均由胸腺上皮细胞（thymic epithelial cell）构成网状支架，网孔间分布着大量的淋巴细胞及少量的巨噬细胞。胸腺上皮细胞形态多样，主要特点是细胞质内含有角蛋白丝，细胞突起相接处有桥粒连接。

1. 皮质　胸腺皮质位于小叶周边，由胸腺上皮细胞、密集的胸腺细胞和巨噬细胞、毛细血管组成，着色较深（图 11-2）。位于胸腺实质表面、小叶间隔两侧及血管周围的胸腺上皮细胞，亦称为被膜下上皮细胞（subcapsular epithelial cell），该细胞呈扁平形，向实质侧伸出一些突起，可分泌胸腺素和胸腺生成素，并且参与构成胸腺内外环境的屏障（图 11-3）。位于皮质内的另一种胸腺上皮细胞称为星形上皮细胞（satellite epithelial cell），细胞呈星形，突起较长，相互连接构成皮质内的立体网架，网孔内分布着密集的胸腺细胞（图 11-3）。胸腺上皮细胞的细胞膜与胸腺细胞的细胞膜直接接触，对诱导胸腺细胞的分化十分重要。胸腺内的淋巴细胞，又称为胸腺细胞（thymocyte，简称为 T 细胞），它们由胸腺内的淋巴干细胞增殖分化而成。皮质的淋巴细胞具有一定的排列规律：皮质浅层的淋巴细胞较大而幼稚，有分裂能力；近髓质的淋巴细胞较小而成熟，无分裂能力。

胸腺哺育细胞（thymic nurse cell）：位于皮质浅层，是一种大的球形细胞，由特化的皮质上皮细胞包裹着 20~100 个未成熟的胸腺细胞构成，这些胸腺细胞可以自由出入胸腺哺育细胞，这是胸腺细胞发育成熟的另一种方式。

2. 髓质　胸腺髓质由大量胸腺上皮细胞和少量成熟的胸腺细胞、交错突细胞、巨噬细胞构成，着色较浅（图 11-2）。髓质的胸腺上皮细胞有两类（图 11-3）：一类是髓质上皮细胞（medullary epithelial cell），细胞体较大，具有很长的细胞突起，并相互连接成网架，是分泌胸腺激素的主要细胞；另一类是胸腺小体上皮细胞（thymic corpuscle epithelial cell），呈扁平形，数层至十几层同心圆排列，形成大小不等的球形结构，称为胸腺小体（thymic corpuscle），或称为 Hassall 小体，是胸腺髓质的特征性结构。外层上皮细胞的细胞核呈新月形，细胞质嗜酸

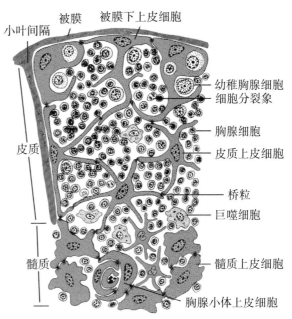

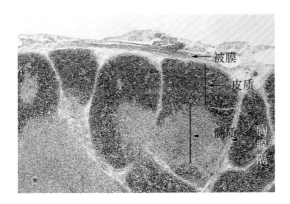

图 11-2 人胸腺低倍光镜像
×40

图 11-3 胸腺内各种细胞相互关系模式图

性，细胞间有桥粒；小体中心的细胞退化解体，结构不清（图 11-4）。胸腺小体的功能目前尚不清楚。

（二）胸腺的功能

胸腺的主要功能是产生、培育 T 细胞，并向周围淋巴器官输送 T 细胞。另外它可以产生和分泌多种胸腺激素，如胸腺生成素、胸腺素、胸腺体液因子等，以构成 T 细胞增殖与分化的微环境。

 知识链接

胸腺细胞的分化成熟与筛选

T 细胞只能在胸腺内发育分化，因为只有胸腺基质细胞构成的微环境才能诱导胸腺细胞的分化成熟。这种诱导是通过两种方式进行的：一是依赖于各类基质细胞与发育中的胸腺细胞直接接触相互作用；二是依赖于上皮细胞、巨噬细胞等分泌的细胞因子的作用。

同时，T 细胞的发育成熟又受到了精密的检查和严格的筛选，这种筛选主要发生在皮质。在 T 细胞发育过程中，凡是能与机体自身抗原结合而攻击自身组织的胸腺细胞则被淘汰而凋亡，90% 以上的未成熟胸腺细胞都会凋亡，只有 3%～5% 的胸腺细胞最终发育成熟为处女型 T 细胞，并经血管离开胸腺而到达周围淋巴器官。

（三）血 - 胸腺屏障

血 - 胸腺屏障（blood-thymus barrier）为胸腺皮质内毛细血管与其周围结构间的屏障结构（图 11-5），它可以阻止血液内的大分子物质进入胸腺皮质，从而使胸腺皮质的 T 细胞免受外源抗原的刺激。它主要由以下 5 层结构组成：①皮质的连续毛细血管内皮，内皮细胞之间有紧密连接；②内皮外完整的基膜（板）；③血管周间隙，间隙内可有巨噬细胞、周细胞、组织液等；④胸腺上皮细胞基膜（板）；⑤最外面包裹一层连续的胸腺上皮细胞。这种屏障结构使得血液中的大分子物质（抗原物质）很难与胸腺细胞接触，故不引起直接免疫反应。

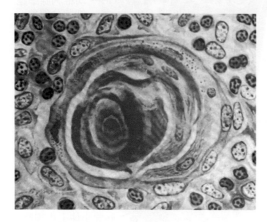

图 11-4　人胸腺小体高倍光镜像
×400

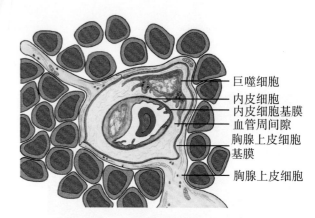

图 11-5　血 - 胸腺屏障结构组成模式图

- 巨噬细胞
- 内皮细胞
- 内皮细胞基膜
- 血管周间隙
- 胸腺上皮细胞基膜
- 胸腺上皮细胞

二、淋巴结

（一）淋巴结的组织结构

淋巴结（lymph node）是哺乳类动物的周围淋巴器官。它与淋巴管相连接，并沿淋巴管分布在机体淋巴所必经的部位。淋巴结呈椭圆形、扁平豆形，大小不等，直径介于 1~25 mm。

淋巴结表面被覆由薄层较致密结缔组织构成的被膜。被膜上有数条输入淋巴管（afferent lymphatic vessel），穿过被膜进入淋巴结实质。淋巴结的凹面为淋巴结门部，这里的结缔组织较厚，其中 2~3 条输出淋巴管（efferent lymphatic vessel）、血管、神经由此出入。被膜及淋巴结门部的结缔组织（神经、血管伴随）可以深入淋巴毛结实质形成小梁（trabecula），作为淋巴结粗的网架。在粗网架之间为不同类型的淋巴组织。淋巴结的实质分为皮质和髓质两部分（图11-6，图 11-7）。

知识链接

拉塞尔小体

拉塞尔小体（Russell body）又称为 cancer 小体和 fuchsin 小体，存在于非特异性的慢性炎症，如结核病、类风湿关节炎、淀粉样变性等组织的浆细胞的细胞质内。光镜下，为浆细胞的细胞质内的一种数目不一、大小不等的嗜酸性玻璃样球体，直径 2~3 μm。也可呈无色、粉红或淡蓝色。电镜下，该小体是存在于扩张的内质网内的一种免疫球蛋白。细胞膜破裂后，该小体即游离于组织中。

拉塞尔小体是由浆细胞合成的蛋白质及糖蛋白在内质网凝结堆积而成的黏蛋白球形包涵体，含有表面 γ - 球蛋白，系细胞合成的免疫球蛋白聚集而成。

1. 皮质　淋巴结的皮质位于被膜下方，由浅层皮质、副皮质区及皮质淋巴窦等构成。各部的结构与厚度随免疫功能状态的不同而有很大变化。

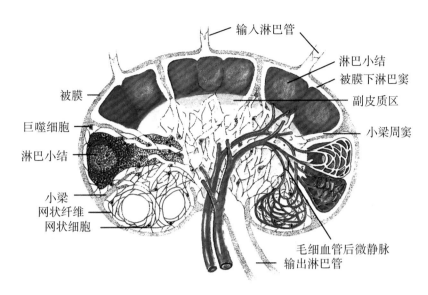

图 11-6　淋巴结光镜结构模式图

（1）浅层皮质（peripheral cortex）：是邻近被膜处的淋巴组织，主要分布着 B 细胞。当受到抗原刺激后，可出现大量的淋巴小结，主要是由 B 细胞密集而成的球状结构。功能活跃的淋巴小结中心浅染，多见细胞分裂象，称为生发中心（germinal center）（图 11-8，图 11-9）。生发中心分为暗区（dark zone）和明区（light zone）。暗区位于生发中心的内侧份，聚集着大量的大淋巴细胞，染色深。明区位于生发中心的外侧份，聚集着中等淋巴细胞、较多的网状细胞、巨噬细胞和滤泡树突状细胞，故 HE 染色切片中着色较浅。生发中心周边的中等淋巴细胞继续分裂、增殖、分化，并向小结周边推移而成小淋巴细胞，而且近被膜侧的小淋巴细胞常聚集成帽状结构，称为小结帽（nodule cap）。小淋巴细胞核染色深，细胞质少，且成熟。同时，淋巴小结内含较多的巨噬细胞。

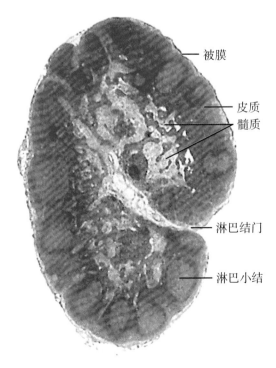

图 11-7　兔淋巴结低倍光镜像
×10

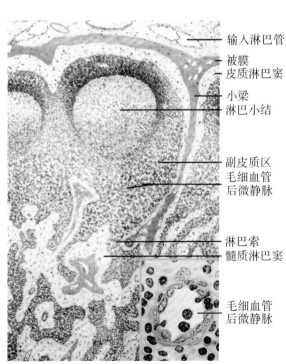

图 11-8　淋巴结皮质光镜结构模式图
×100

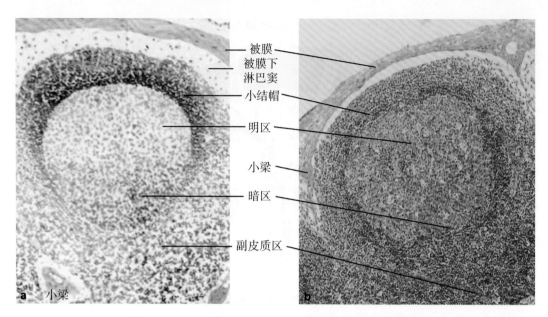

图 11-9　兔淋巴小结光镜结构模式图（a）和光镜像（b）

×100

（2）深层皮质（deep cortex）：位于淋巴结的皮质深层（皮、髓质交界处），主要由 T 细胞组成，故又称为胸腺依赖区（thymus dependent area）。此处分布着交错突细胞（interdigitating cell）。此区有毛细血管后微静脉通过（图 11-10），其结构特点为：管腔明显，内皮呈立方形，可见淋巴细胞出入。此处是血液内淋巴细胞进入淋巴组织的重要通道。

（3）皮质淋巴窦（lymphoid sinus）：主要为被膜下淋巴窦，其与输入淋巴管相通。结构特点为：扁平连续的内皮细胞围成窦壁，外侧紧贴被膜，内侧紧贴淋巴组织。细胞外有薄层基板和少量的网状纤维。最外面可有一层扁平的网状细胞。窦腔内为网状结缔组织支撑，窦腔内或窦壁上有游离或附着的巨噬细胞及少量淋巴细胞（图 11-11）。

2. 髓质　位于淋巴结的中央，由髓索、髓质淋巴窦构成（图 11-12）。

（1）髓索（medullary cord）：又称为淋巴索（lymphoid cord），主要由 B 细胞组成，与副皮质区相连。淋巴细胞呈索条状分布，粗细不等，相互连接成网状。还可见浆细胞及巨噬细胞，在慢性炎症时，浆细胞增多。

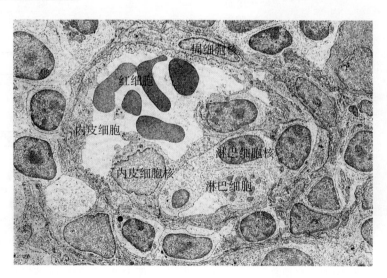

图 11-10　淋巴结毛细血管后微静脉电镜像

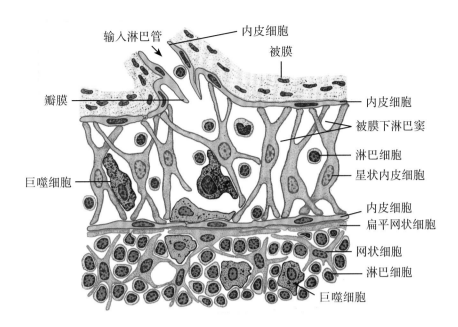

图 11-11　淋巴结被膜下淋巴窦结构模式图

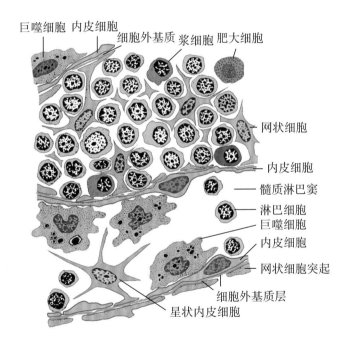

图 11-12　淋巴结髓索和髓质淋巴窦光镜结构模式图

（2）髓质淋巴窦（medullary sinus）：与皮质淋巴窦结构相似，但常含较多的网状细胞和巨噬细胞，故具有较强的滤过作用。

3. 淋巴结内的淋巴通路　淋巴液由输入淋巴管进入被膜下淋巴窦后，部分淋巴液经窄通道进入髓质淋巴窦，部分淋巴液经淋巴组织渗入髓质淋巴窦而后流向输出淋巴管。淋巴液在淋巴窦腔内流动很慢，有利于巨噬细胞清除细菌、异物或处理抗原。同时，淋巴器官产生的淋巴细胞也可通过淋巴液进入血液循环。

4. 淋巴细胞再循环　周围淋巴器官和淋巴组织内的淋巴细胞经淋巴管、静脉进入血液循环周游全身后，又通过毛细血管后微静脉，再回到周围淋巴器官及淋巴组织内，如此周而复始，反复循环，称为淋巴细胞再循环（recirculation of lymphocyte）。因而，淋巴细胞从一个淋巴器官或一处淋巴组织到另一个淋巴器官或另一处淋巴组织，不仅有利于淋巴细胞识别抗原，同时也携带有关信息到机体各处，动员有关细胞协同参与免疫应答。通过淋巴细胞再循环，使机体各处的淋巴细胞相互联系形成功能上的整体，对提高整个机体的免疫能力具有重要意义。体内大部分淋巴细胞均参与再循环，其中以记忆性 T 细胞和记忆性 B 细胞最为活跃。

（二）淋巴结的功能

1. 滤过淋巴液　当细菌、病毒等抗原物质侵入机体后，很容易进入毛细淋巴管随淋巴液流入淋巴结。在流经淋巴结的淋巴窦时，窦内的巨噬细胞可以及时地清除它们，起到防御、保护的作用。正常淋巴结对细菌的清除率可达 99%。

2. 产生 T、B 细胞　淋巴结是 T、B 细胞增殖的场所。淋巴小结主要产生 B 细胞，而副皮质区主要产生 T 细胞。所产生的 T、B 细胞可通过淋巴通路进入血液循环。

3. 参与机体的免疫　淋巴结是重要的免疫器官。淋巴结内，T 细胞约占 70%，B 细胞约占 28%，它们在抗原的刺激下淋巴母细胞化，分别参与机体的细胞免疫和体液免疫（表 11-1）。

表 11-1　淋巴细胞功能

抗原刺激 { B 效应细胞　T 效应细胞 } →淋巴母细胞化 { 浆细胞产生抗体（参与体液免疫）　T 细胞→杀伤等（参与细胞免疫）

三、脾

脾（spleen）是人体内最大的周围淋巴器官，位于血液循环的通路上。

（一）脾的组织结构

脾的表面被覆着由致密的结缔组织构成的被膜，内含丰富的弹性纤维及散在的平滑肌，外覆有间皮。脾的一侧凹陷为脾门，结缔组织较多，并有血管、神经和淋巴管进出。被膜及脾门处的结缔组织深入脾实质形成脾小梁（图 11-13），内含小梁静脉和小梁动脉、神经和淋巴管等。脾小梁在脾实质相互连接，构成脾的粗网架。网状组织位于小梁之间构成多孔隙的微细网架，网孔中分布着淋巴细胞、浆细胞、巨噬细胞以及其他各种血细胞。

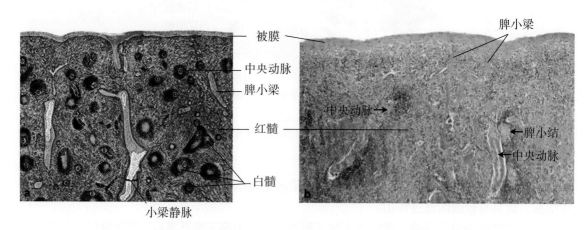

被膜
中央动脉
脾小梁
红髓
白髓
小梁静脉
脾小梁
中央动脉
脾小结
中央动脉

图 11-13　人脾光镜结构模式图（a）和低倍光镜像（b）
a.×400；b.×100

脾的实质分为白髓、红髓及边缘区。

1. 白髓　白髓（white pulp）散在分布于脾的实质中。新鲜的脾切面，可见白髓呈大小不等的灰白色小点状。白髓由密集的淋巴组织构成，沿中央动脉周围分布，又分为脾小结和动脉周围淋巴鞘。

（1）脾小结（splenic nodule）：又称为脾小体，即淋巴小结，位于动脉周围淋巴鞘与边缘区之间，大部分嵌入动脉周围淋巴鞘内。其结构与淋巴结的淋巴小结相同，主要为 B 细胞，常有生发中心，同时含有巨噬细胞等。

（2）动脉周围淋巴鞘（periarterial lymphatic sheath）：简称为淋巴鞘，由位于中央动脉（central artery）周围的淋巴组织构成。主要为 T 细胞，属于胸腺依赖区，同时含有巨噬细胞等。

2. 红髓　红髓（red pulp）是除了白髓、脾小梁以外的其他脾的实质结构（图 11-13，图 11-14），又分为脾窦和脾索。

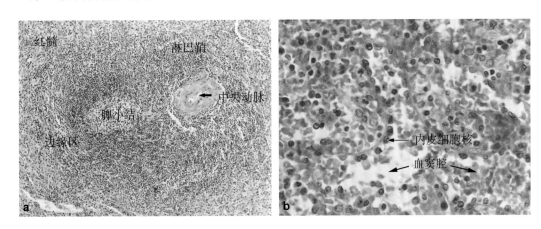

图 11-14　人脾白髓低倍光镜像（a）和红髓高倍光镜像（b）
a.×10；b.×100

（1）脾窦（splenic sinusoid）：又称为脾血窦，为腔大、不规则的静脉窦，血窦之间相互通连，腔内充满血液。血窦壁由长杆状的内皮细胞沿血窦纵轴排列所构成，有细胞核处的细胞体突向腔内。细胞间有裂隙（图 11-15）。基膜不完整。此结构有利于血细胞从脾索进入血窦。细胞质内含有微丝，可调节内皮的裂隙。另外，可见巨噬细胞附着在血窦壁外，常见其伪足伸在裂隙间。

（2）脾索（splenic cord）：为相邻血窦之间的淋巴组织结构。切片观呈条索状；立体观呈海绵网絮状。网状组织构成网架，网孔中含淋巴细胞、巨噬细胞和一些浆细胞及其他各种血细

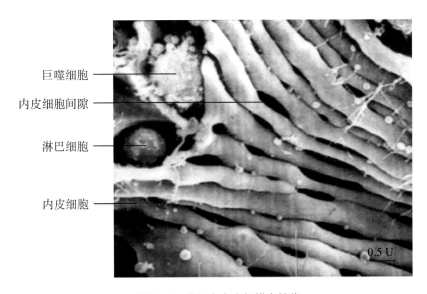

图 11-15　脾血窦内皮扫描电镜像

胞，这些细胞可以穿过内皮裂隙进入血窦。

3.边缘区　边缘区（marginal zone）为白髓向红髓移行的区域。边缘区组织结构疏松，含有大量的巨噬细胞和一些 T、B 细胞，以 B 细胞较多。该区具有很强的吞噬滤过作用。

知识链接

脾切除

因为脾是一个易碎的器官，所以严重的左上腹部外伤可能会导致脾破裂。严重情况下，可手术切除脾，而血细胞则被肝和骨髓中的巨噬细胞所吞噬。

案例导入

患者，男，30 岁，车祸，左上腹受到强烈撞击，血压下降，处于休克状态。B 超检查示脾包膜下血肿及腹腔内积血。腹腔诊断性穿刺抽出不凝固血液。

诊断：脾破裂。

（二）脾的血液循环

脾动脉自脾门进入，沿脾小梁分支成小梁动脉。沿途小梁动脉分支并离开脾小梁形成中央动脉。中央动脉一部分分支成毛细血管开放于边缘区，一部分离开白髓分支成笔毛微动脉。笔毛微动脉在脾内分支为 3 段，即髓微动脉、鞘毛细血管和动脉毛细血管。其动脉毛细血管除一小部分直接与脾血窦直接通连外，大部分则开放于脾索。血液由脾索经血窦壁进入脾血窦。血窦逐渐汇合成髓静脉，进入小梁静脉，再经脾静脉出脾门（图 11-16，表 11-2）。

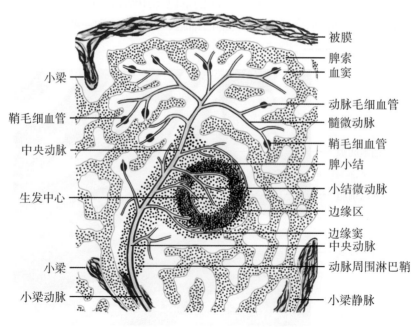

图 11-16　脾血液循环模式图

表 11-2　脾血液循环途径

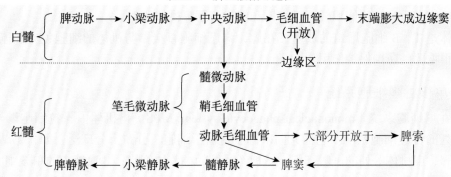

（三）脾的功能

1. 滤过血液　脾内含有大量的巨噬细胞。当血液流经脾的边缘区和脾索时，巨噬细胞可吞噬和清除血液中的病菌、异物、抗原和衰老的细胞、血小板等。

2. 造血　脾在胚胎时期就有造血功能，出生后脾渐转为淋巴器官，具有产生 T、B 细胞的功能。成人脾中仍有少量的淋巴干细胞，因此，当机体大出血或严重缺血时，脾可恢复一定的造血功能。

3. 贮存血液　脾窦、脾索和其他部位可贮存约 40 ml 的血液，当脾收缩时可将所贮存的血液排出，并加速脾内的血流，使血细胞进入血液循环。

4. 免疫功能　血液内的淋巴细胞通过淋巴组织再循环中有 50% 是通过脾的，因此脾是淋巴细胞再循环的中心。脾内的 T、B 细胞分别参与细胞免疫和体液免疫。

四、扁桃体

扁桃体（tonsil）是位于舌根、咽部周围上皮下的邻近外界的周围淋巴器官，包括腭扁桃体、咽扁桃体和舌扁桃体，其中以腭扁桃体最大。现就其一般结构简述如下。

腭扁桃体（palatine tonsil）为一对实质性周围淋巴器官（图 11-17），位于舌腭弓与咽腭弓之间，呈椭圆形。其黏膜表面为复层扁平上皮，上皮深陷至固有膜结缔组织内形成 10~20 个隐窝。上皮下及隐窝周围的结缔组织内分布着大量淋巴小结（主要由 B 细胞组成）及弥散淋巴组织（含 T 细胞、B 细胞、巨噬细胞等）。淋巴小结的生发中心比较明显。弥散淋巴组织的区域也可见到毛细血管后微静脉。上皮内常有大量的淋巴细胞侵入。深部为结缔组织被膜，与

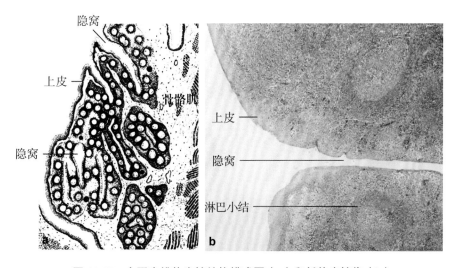

图 11-17　人腭扁桃体光镜结构模式图（a）和低倍光镜像（b）

b. × 40

其他组织无明显的分界。

咽扁桃体和舌扁桃体体积较小，结构和组成与腭扁桃体相似。

扁桃体是 T、B 细胞增殖的场所，在此，淋巴细胞直接参与机体的细胞免疫和体液免疫，同时具有很重要的防御保护作用。

五、单核吞噬细胞系统

单核吞噬细胞系统（mononuclear phagocyte system, MPS）指机体内除粒细胞以外，分散于全身各处的吞噬细胞系统。它们共同来源于造血干细胞。分布十分广泛，如：①结缔组织、淋巴结、脾、扁桃体等处的巨噬细胞；②神经系统的小胶质细胞；③血液中的单核细胞；④骨髓中的原单核细胞、幼单核细胞；⑤肝中的库普弗细胞；⑥肺内的肺巨噬细胞；⑦皮肤表皮内的朗格汉斯细胞；⑧骨组织中的破骨细胞等。它们都具有识别和吞噬细菌、病毒、异物，参与机体免疫反应，以及加工、处理、呈递抗原等功能。

● 思考题 ●

1. 试述淋巴结浅层皮质的组织结构与功能。
2. 试述脾的红髓与白髓的组织结构与功能。
3. 名词解释：血 - 胸腺屏障、胸腺小体、淋巴小结。

（唐军民）

内分泌系统

第十二章数字资源

案例导入

患者，女，17岁，身高96 cm。皮肤苍白、增厚、多褶皱鳞屑，口唇厚大，口张开流涎，面色蜡黄，鼻梁塌陷，前额皱纹，四肢粗短，手呈铲形。因颈部增粗、怕冷、脱发、乏力、双下肢水肿而就诊。体格检查：甲状腺Ⅲ度肿大，无触痛，未触及结节。甲状腺B超：双侧甲状腺回声欠均匀，腺体内无血流信号。甲状腺穿刺活检：大量淋巴细胞浸润，少量滤泡上皮细胞。临床诊断为呆小症。

问题与思考：

1. 甲状腺有什么组织特点？分泌哪些激素？
2. 呆小症和侏儒症有什么区别？

内分泌系统（endocrine system）是由内分泌器官（如甲状腺、甲状旁腺、肾上腺和垂体等）和位于其他器官的内分泌细胞团（如胰岛、卵巢中的黄体和门细胞、睾丸间质细胞等）以及散在分布的内分泌细胞（如胃肠的 APUD 细胞等）组成的。本章主要叙述内分泌腺。

内分泌腺在结构与功能上有以下共同特点：①腺细胞排列呈团状、索状、网状或囊泡状；②腺组织间有丰富的有孔毛细血管或血窦；③无导管；④腺细胞的分泌物称为激素，直接释放入毛细血管或毛细淋巴管，通过血液循环作用于靶细胞或靶器官。某些腺细胞分泌的激素弥散作用于邻近的细胞，称为旁分泌（paracrine）。内分泌系统的功能是通过激素作用于靶细胞和（或）靶器官的活动，来调节机体功能和维持内环境的稳定。内分泌腺的细胞按其所分泌激素的化学性质分为两类：①分泌含氮类激素细胞，其结构特点：细胞质内含丰富的粗面内质网和发达的高尔基复合体，分泌颗粒有膜包裹；②分泌类固醇激素细胞，其结构特点：细胞质内含丰富的滑面内质网，呈管泡状嵴的线粒体，较多的脂滴。

一、甲状腺

甲状腺（thyroid gland）位于气管甲状软骨的前面，分左右两叶，中间以峡部相连。甲状腺表面有薄层结缔组织被膜，被膜伸入腺实质内，将甲状腺分成许多大小不等的小叶，小叶内含有许多甲状腺滤泡和滤泡间结缔组织以及滤泡旁细胞（图 12-1）。

（一）滤泡

滤泡（follicle）呈圆形、椭圆形或不规则形，因生理功能状态及在甲状腺中的部位不同而大小不等，一般直径为 20~90 μm。滤泡由单层上皮细胞围成，中间为滤泡腔，腔内充满胶质（图 12-2）。胶质是滤泡上皮细胞的分泌物，HE 染色呈均质状嗜酸性，染色深浅与胶质浓稠度有关。滤泡上皮细胞的高度和胶质的量随着腺体的功能状态而发生变化。电镜下，滤泡细胞的游离面有少量微绒毛，细胞质内含有丰富的粗面内质网和线粒体，溶酶体较多，核上部具有发达的高尔基复合体，顶部细胞质内含有中等密度的分泌颗粒，还有由胞吞作用形成的胶质小泡。滤泡上皮的基底面有完整的基膜，邻近结缔组织内含有孔毛细血管和毛细淋巴管（图 12-3）。

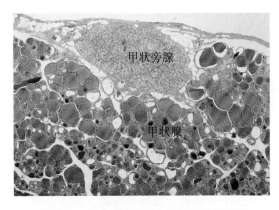

图 12-1　狗甲状腺与甲状旁腺低倍光镜像
×100

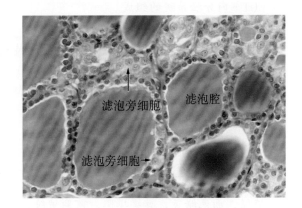

图 12-2　狗甲状腺高倍光镜像
×400

甲状腺滤泡上皮细胞可合成和分泌甲状腺激素。滤泡上皮细胞从血液中摄取酪氨酸等氨基酸，在粗面内质网内合成甲状腺球蛋白前体，运送至高尔基复合体浓缩形成分泌颗粒，然后以胞吐方式分泌到滤泡腔内贮存。滤泡上皮细胞基底面的细胞膜上有碘泵，能从血液中摄取碘离子，在过氧化物酶的作用下使其活化，再透过细胞膜以胞吐方式进入滤泡腔，与甲状腺球蛋白的酪氨酸残基结合形成碘化的甲状腺球蛋白，以胶体状态贮存于滤泡腔中。在垂体分泌的促甲状腺激素作用下，滤泡上皮细胞以胞吞的方式将碘化的甲状腺球蛋白再次摄入细胞质，与溶酶体结合，由蛋白水解酶将其分解，形成甲状腺激素，经细胞基底部释放入毛细血管（图 12-3）。

甲状腺激素的主要作用是促进机体的新陈代谢，提高神经兴奋性，促进生长发育，尤其对婴幼儿的骨骼和中枢神经系统发育影响很大。当婴幼儿甲状腺功能低下时，身材矮小，脑发育障碍，导致呆小症。在成人，甲状腺功能低下时，则发生黏液性水肿；甲状腺功能过高时，可导致甲状腺功能亢进症（甲亢）。

（二）滤泡旁细胞

滤泡旁细胞（parafollicular cell），又称为降钙素细胞（calcitonin cell）或称为 C 细胞，常单个镶嵌于滤泡上皮细胞之间，或成群分布在滤泡间的结缔组织内。HE 染色标本，滤泡旁细胞呈卵圆形，较滤泡上皮细胞大而着色浅（图 12-2）。镀银染色可明显显示其分布位置和形态（图 12-4）。电镜下，滤泡上皮细胞之间的滤泡旁细胞位于基膜上，其顶部被滤泡上皮细胞覆盖，不与滤泡腔接触，基底部细胞质内含有许多膜被颗粒。滤泡旁细胞分泌降钙素（calcitonin），可促进成骨细胞的成骨活动，使血钙降低。

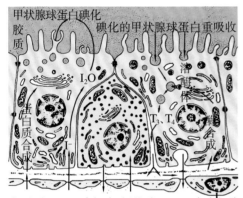

图 12-3　甲状腺滤泡上皮细胞和滤泡旁细胞电镜结构模式图，示甲状腺激素和降钙素合成与分泌

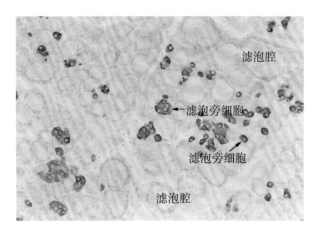

图 12-4　狗甲状腺光镜像，镀银染色示滤泡旁细胞　×200

知识链接

甲状腺功能亢进症

甲状腺功能亢进症（hyperthyroidism）是甲状腺本身的病变引发的甲状腺毒症（thyrotoxicosis），简称甲亢，是由于甲状腺激素合成和分泌增加，导致患者基础代谢增加和交感神经系统的兴奋性增加，最后甲状腺呈现高功能状态的一组疾病。甲亢患者的临床表现包括甲状腺肿大、性情急躁、容易激动、失眠、两手颤动、怕热、多汗、皮肤潮湿、食欲亢进、消瘦、体重减轻、心悸、脉快有力、脉压增大、内分泌紊乱以及无力、易疲劳、出现肢体端肌萎缩等。本病多见于女性，近几年儿童甲亢的发病率呈上升趋势。

二、甲状旁腺

甲状旁腺（parathyroid gland）为扁圆形小体，通常位于甲状腺两叶后面的被膜内（图12-1），上、下各一对。甲状旁腺被膜的薄层结缔组织深入实质，腺细胞成团索状排列，其间有少量结缔组织及丰富的毛细血管。甲状旁腺细胞分为主细胞和嗜酸性细胞（图 12-5）。

（一）主细胞

主细胞（chief cell）构成腺实质的主体。细胞呈多边形，体积较小，界限清楚，中央有一

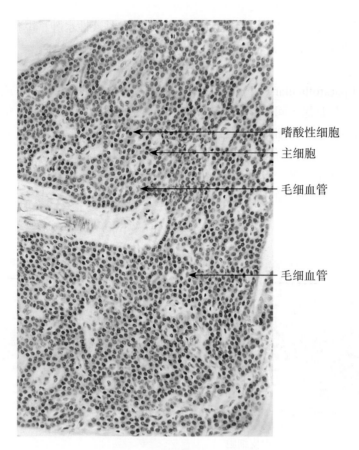

图 12-5 猴甲状旁腺高倍光镜像
×100

个卵圆形的细胞核。电镜下，细胞质内含有丰富的核糖体、发达的高尔基复合体及膜包被的分泌颗粒。主细胞分泌甲状旁腺素（parathyroid hormone），它可增强破骨细胞的溶骨作用，使钙入血，并能促进肠和肾小管吸收钙，使血钙升高。

（二）嗜酸性细胞

嗜酸性细胞（acidophilic cell）从 7~10 岁起才开始出现。细胞呈多边形，单个或成群分布于主细胞间，数量少，体积较主细胞大，细胞质内含有许多嗜酸性颗粒。嗜酸性细胞的功能不清，但其随年龄的增长而增加。

三、肾上腺

肾上腺（adrenal gland）位于两肾上方，表面包被有结缔组织被膜。肾上腺实质由周围的皮质和中央的髓质构成。皮质的腺细胞具有分泌类固醇激素细胞的结构特点，即细胞质内含丰富的滑面内质网、呈管泡状嵴的线粒体，以及较多的脂滴。髓质的腺细胞具有分泌含氮类激素细胞的结构特点，即细胞质内含丰富的粗面内质网和发达的高尔基复合体，分泌颗粒有膜包裹。

（一）皮质

皮质占肾上腺的 80%~90%。根据细胞的形态结构和排列方式，由外至内分为球状带、束状带和网状带（图 12-6，图 12-7）。

1. 球状带 球状带（zona glomerulosa）位于被膜下方，较薄（图 12-7）。细胞较小，多呈矮柱状，排列成球状细胞团，细胞团之间有少量结缔组织和窦状毛细血管。细胞核小、染色深，细胞质含少量脂滴（图 12-8）。球状带细胞分泌盐皮质激素，如醛固酮等，主要是促进肾远曲小管和集合小管对钠离子的重吸收以及钾离子的排出，以维持水、电解质代谢平衡。盐皮

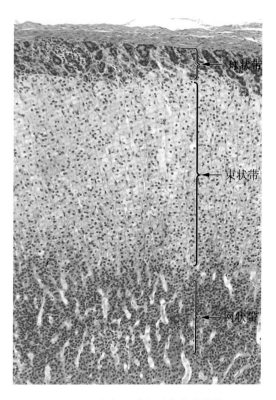

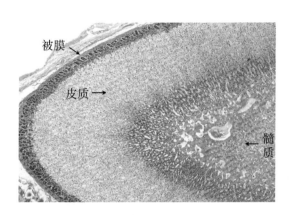

图 12-6 猴肾上腺低倍光镜像
×40

图 12-7 猴肾上腺皮质高倍光镜像
×100

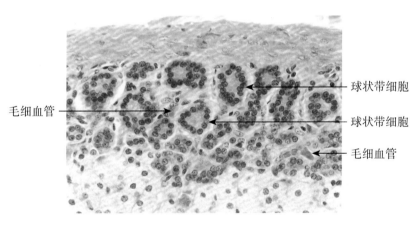

图 12-8 猴肾上腺皮质球状带高倍光镜像
×100

质激素的分泌受肾素 - 血管紧张素系统的调节。

 2. 束状带 束状带（zona fasciculata）位于球状带的深面，最厚（图 12-7）。细胞较大，呈多边形，排列成单行或双行的细胞索，索间有窦状毛细血管和少量结缔组织。束状带的细胞核染色较浅，细胞质内富含脂滴，在 HE 染色标本上，脂滴常被溶解，故细胞质呈空泡状（图 12-9）。束状带细胞分泌糖皮质激素，如皮质醇等，主要作用是使蛋白质及脂肪分解转变为糖，抑制免疫反应和抗炎症作用。糖皮质激素的分泌受垂体前叶分泌的促肾上腺皮质激素的调节。

 3. 网状带 网状带（zona reticularis）位于束状带内层，与髓质交界处参差不齐（图12-7）。网状带细胞较束状带小，细胞排列成索条状并吻合成网，网眼中为窦状毛细血管，此带细胞含少量脂滴和脂褐素，有的细胞核固缩，染色深（图 12-10）。网状带细胞分泌雄激素和少量雌激素。

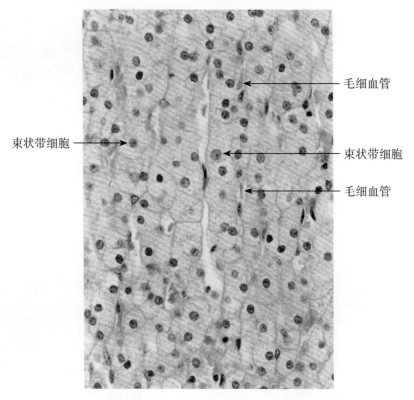

束状带细胞

毛细血管

束状带细胞

毛细血管

图 12-9　猴肾上腺皮质束状带高倍光镜像
×100

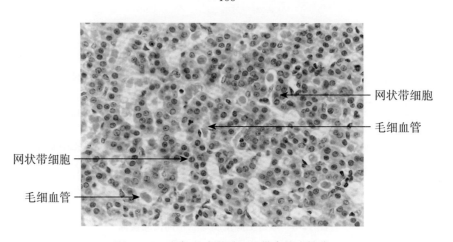

网状带细胞

毛细血管

网状带细胞

毛细血管

图 12-10　猴肾上腺皮质网状带高倍光镜像
×100

（二）髓质

髓质位于肾上腺的中央，主要由髓质细胞组成。髓质细胞较大，呈圆形或多边形，细胞核圆形，着色较浅，排列成索条状并吻合成网，网眼中可见毛细血管及少量结缔组织。在 HE 染色标本上，细胞质呈嗜酸性，用含铬盐固定液固定后，其细胞质内可见棕黄色的嗜铬颗粒，因此，又称为嗜铬细胞（chromaffin cell）（图 12-11）。嗜铬细胞能合成和分泌肾上腺素和去甲肾上腺素。肾上腺素使心率加快，心脏和骨骼肌的血管扩张；去甲肾上腺素使血压增高，心脏、脑和骨骼肌内血流加速。髓质中还含有少量交感神经节细胞，其细胞突起终止于嗜铬细胞上形成突触（图 12-12）。交感神经兴奋时，神经末梢释放乙酰胆碱，引起髓质细胞释放肾上腺素或去甲肾上腺素。

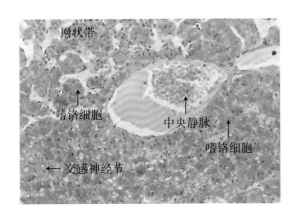

图 12-11　猴肾上腺髓质低倍光镜像，示嗜铬细胞
×100

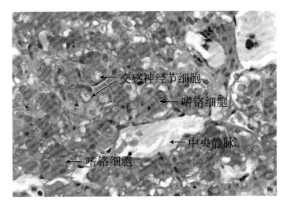

图 12-12　猴肾上腺髓质高倍光镜像，示交感神经节
细胞
×400

近年来还发现肾上腺髓质细胞还能合成、贮存、释放多种生物活性物质，如 P 物质、血管活性多肽等。

 知识链接

嗜铬细胞瘤

嗜铬细胞瘤（pheochromocytoma）是起源于肾上腺髓质、交感神经节或其他部位嗜铬组织的细胞肿瘤。肿瘤位于肾上腺者占绝大多数（80% ~ 90%），是肾上腺髓质中最常见的肿瘤，且多为一侧性。肿瘤释放大量的儿茶酚胺（主要是肾上腺素和去甲肾上腺素），引起阵发性或持续性高血压和代谢紊乱综合征。某些患者可因长期高血压致严重的心、脑、肾损害，或因突发严重高血压而导致危象，危及生命，但如能及时、早期获得诊断和治疗，则是可治愈的继发性高血压。

四、垂体

垂体（hypophysis）为位于蝶鞍垂体窝内的卵圆形小体，外包被致密结缔组织被膜，以一蒂连于下丘脑的下方。垂体分为腺垂体和神经垂体两部分。腺垂体又分为结节部、中间部和远侧部。中间部与神经部相贴连，结节部围在漏斗周围。神经垂体分漏斗和神经部，漏斗与下丘脑相连，漏斗又分为正中隆起和漏斗柄。远侧部又称为前叶，神经部和中间部合称为后叶，漏斗和结节部合称为垂体茎（表 12-1，图 12-13）。

（一）腺垂体

1. 远侧部　远侧部（pars distalis）约占垂体体积的 75%。腺细胞排列成团索状，少数围成小滤泡，细胞团、索及滤泡间有丰富的窦状毛细血管和少量结缔组织。在 HE 染色标本上，腺细胞分为嗜酸性细胞、嗜碱性细胞和嫌色细胞 3 种（图 12-14）。

电镜下，各种腺细胞具有分泌含氮类激素的结构特点，即细胞质内含丰富的粗面内质网和发达的高尔基复合体，分泌颗粒有膜包裹。并可根据分泌颗粒的形态结构、大小和数量识别各种腺细胞，这些细胞常以其分泌的激素来命名。

（1）嗜酸性细胞（acidophilic cell）：约占远侧部腺细胞总数的 40%，细胞呈圆形或椭圆形，细胞质内含有粗大的嗜酸性颗粒（图 12-14）。根据分泌激素的不同，嗜酸性细胞又分为

表 12-1　垂体的组成

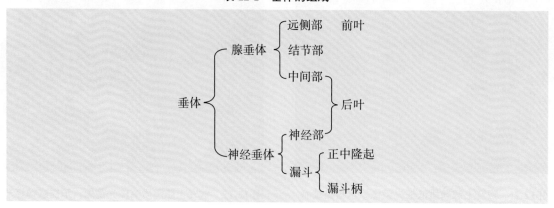

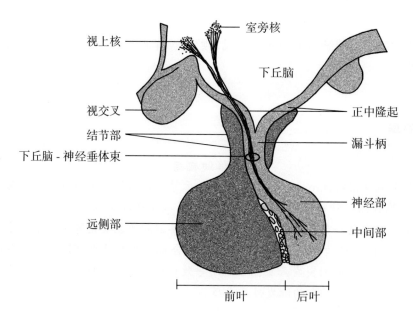

图 12-13　人下丘脑与垂体矢状面结构模式图

两种：

1）促生长激素细胞（somatotroph）：数量多。电镜下，细胞内含有许多高电子密度的膜被分泌颗粒。该细胞分泌生长激素（growth hormone, GH；somatotrophic hormone, STH）。生长激素主要促进全身代谢和生长，尤其促进骺板软骨生长，使骨增长。如分泌过多，在幼儿可引起巨人症，在成人则发生肢端肥大症；儿童时期分泌不足则引起侏儒症。

2）促乳激素细胞（mammotroph）：数量较少。细胞质内含有粗大的椭圆形或不规则的分泌颗粒（图 12-14）。在妊娠和哺乳期此细胞增多并增大。促乳激素细胞分泌催乳素（prolactin, PRL），主要促进乳腺发育和乳汁的分泌。

（2）嗜碱性细胞（basophilic cell）：约占远侧部腺细胞总数的 10%。细胞呈椭圆形或多边形，大小不等；细胞质内含有嗜碱性颗粒（图 12-14）。嗜碱性细胞产生的激素为糖蛋白，PAS反应阳性。按其分泌激素的不同，嗜碱性细胞分为 3 种：

1）促甲状腺激素细胞（thyrotroph）：细胞呈多边形，细胞质内颗粒圆形，少且小，多位于细胞质的边缘部。该细胞分泌的促甲状腺激素（thyroid-stimulating hormone, TSH）能促进甲状腺激素的合成和分泌。

2）促性腺激素细胞（gonadotroph）：细胞多，细胞体积较大。细胞质内含有圆形并且致密的颗粒。该细胞分泌促卵泡素（follicle-stimulating hormone, FSH）和促黄体素（luteinizing hormone, LH）。促卵泡素在女性可促进卵泡的发育，在男性则促进生精小管的支持细胞合成雄激素结合蛋白，促进精子的发育。促黄体素在女性促进排卵和黄体形成，在男性则促进睾丸间质细胞分泌雄激素，故又称为间质细胞刺激素（interstitial cell stimulating hormone, ICSH）。

　　3）促肾上腺皮质激素细胞（corticotroph）：细胞形状不规则，有细长突起。细胞质的分泌颗粒稍大。此细胞分泌促肾上腺皮质激素（adrenocorticotrophic hormone, ACTH）和促脂解素（lipotropic hormone, LPH），前者促进肾上腺皮质束状带分泌糖皮质激素，后者作用于脂肪细胞使其产生脂肪酸。

　　（3）嫌色细胞（chromophobe cell）：数量最多，约占远侧部细胞的50%，该细胞呈圆形或多边形，体积较小；细胞质染色淡，故细胞界限不清（图12-14）。电镜下，部分嫌色细胞的细胞质内含有细小的分泌颗粒。因此，有些学者认为它们是嗜酸性细胞、嗜碱性细胞的前体，或是它们的脱颗粒状态。

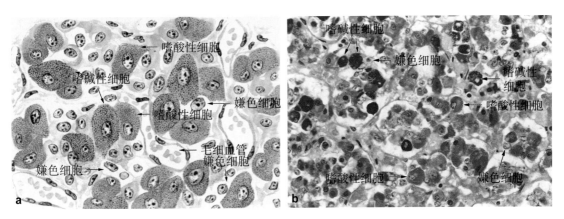

图 12-14　人垂体远侧部高倍光镜模式图（a）和高倍光镜像（b）
×400

　　2. 中间部　中间部（pars intermedia）约占垂体的2%，位于远侧部和神经部之间，中间部有一些大小不等的，由嫌色细胞和嗜碱性细胞围成的滤泡，腔内含有胶质（图12-15，图12-

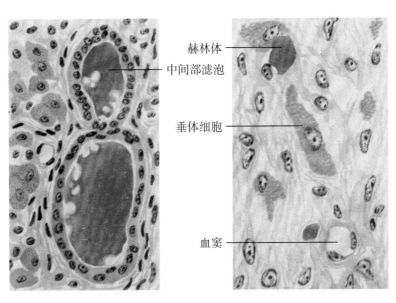

图 12-15　人垂体中间部、神经部光镜结构模式图
×400

16）。人类的垂体中间部不发达，鱼类和两栖类的中间部可分泌黑色素细胞刺激素（melanocyte-stimulating hormone, MSH），具有调节表皮黑（色）素细胞合成黑色素的作用。

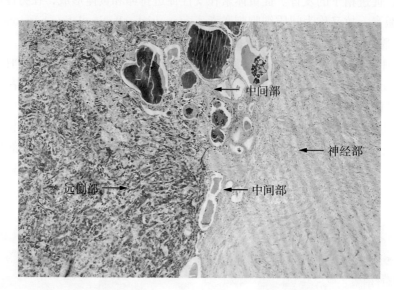

图 12-16　人垂体远侧部、中间部、神经部光镜像
×100

3. 结节部　结节部（pars tuberalis）是环绕神经垂体漏斗的腺组织，在漏斗的前方较厚，后方较薄或缺如。结节部的细胞主要是嫌色细胞，也有少数嗜酸性和嗜碱性细胞。因下丘脑垂体门脉由此通过，故结节部有丰富的纵行毛细血管。

4. 腺垂体的血管分布及其与下丘脑的关系　腺垂体主要由大脑动脉环发出的垂体上动脉供应。垂体上动脉从结节部上端进入神经垂体漏斗，在该部形成袢状的窦状毛细血管网，称为一级毛细血管网。这些毛细血管网汇集成数条垂体门微静脉，下行到远侧部再次形成窦状毛细血管网，称为二级毛细血管网，由此构成垂体门脉系统（hypophyseal portal system）。远侧部的毛细血管最后汇集成小静脉注入垂体周围的静脉窦。

在下丘脑（弓状核）的一些神经内分泌细胞所产生的激素可以通过这些神经细胞的轴突，以分泌颗粒的形式释放入漏斗正中隆起的一级毛细血管，随血流经垂体门微静脉到远侧部的二级毛细血管网，这些激素分别调节远侧部各种腺细胞的分泌活动（图 12-17）。这些激素中有促进腺垂体细胞分泌的，称为释放激素（releasing hormone, RH）；有抑制分泌的，称为释放抑制激素（releasing inhibiting hormone, RIH）。由此可见，下丘脑和腺垂体在结构上虽无直接联系，但下丘脑所产生的释放激素和释放抑制激素，经垂体门脉系统调节腺垂体各种腺细胞的分泌活动，这样通过垂体门脉系统将下丘脑和腺垂体连成一个功能整体，称为下丘脑 - 腺垂体系。

（二）神经垂体及其与下丘脑的关系

神经垂体与下丘脑直接相连，因此两者是结构和功能的统一体。神经垂体与脑组织的结构相似，由无髓神经纤维、神经胶质细胞和丰富的窦状毛细血管组成（图 12-15，图 12-16）。

神经垂体内的无髓神经纤维，主要起源于下丘脑的视上核和室旁核的神经元。这些神经元具有内分泌功能，称为神经内分泌细胞。神经元发出的轴突汇集于正中隆起，形成下丘脑 - 神经垂体束，经漏斗柄进入神经部，末梢终止于毛细血管附近。神经元的分泌颗粒在视上核和室旁核的神经元的细胞体内合成，沿轴突转移至神经部，贮存于神经末梢，当机体需要时，释放入血。有些分泌颗粒在神经元的轴突内可聚集成团，呈嗜酸性的均质小体，称为赫林体

（Herring body）（图 12-15，图 12-18）。由此可见，神经垂体本身无分泌功能，只是贮存和释放下丘脑视上核和室旁核所分泌的激素的部位。视上核的神经内分泌细胞主要合成抗利尿激素（antidiuretic hormone，ADH），可促进肾远端小管曲部和集合小管重吸收水，使尿量减少。抗利尿激素分泌超过生理剂量时，能使小血管平滑肌收缩，血压升高，故又称为血管加压素。室旁核的神经内分泌细胞主要合成催产素（oxytocin），可引起妊娠子宫平滑肌收缩，并促进乳腺分泌。

神经垂体中的胶质细胞称为垂体细胞（pituicyte），形状不规则，细胞体小，有单个或多个短的突起；细胞质内富含脂滴和棕黄色的色素颗粒（图 12-17，图 12-18）。垂体细胞对神经纤维有支持和营养作用，并对神经分泌物的释放起调节作用。

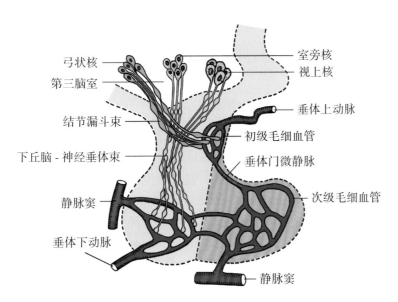

图 12-17 下丘脑与垂体的关系及垂体血管分布模式图

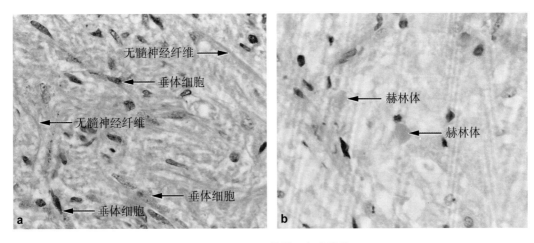

图 12-18 人垂体神经部光镜像
×100

知识链接

尿崩症

尿崩症（diabetes insipidus, DI）是由于抗利尿激素功能异常而引起的一组症候群。若由于抗利尿激素分泌不足所造成的称为中枢性尿崩症；若由于肾对抗利尿激素的反应不敏感造成的称为肾性尿崩症。该症患者的主要特点是多饮、多尿、烦渴、低比重尿和低渗尿。中枢性尿崩症是由于创伤、肿瘤、手术等多种原因引起患者下丘脑、垂体柄和垂体后叶损伤，引起精氨酸血管加压素（arginine vasopressin, AVP）合成、转运和分泌不足而造成的。男女发病比例为 2 : 1，可发生在各年龄段，其中 10~20 岁为高发年龄。肾性尿崩症是一种家族性 X 连锁遗传性疾病，患者的异常基因位于 X 染色体长臂 Xq28 部位，其肾小管对 AVP 不敏感。

五、弥散神经内分泌系统

体内除了上述这些独立的内分泌腺外，还有许多散在的内分泌细胞，它们在机体生理活动的调节中起着十分重要的作用。1968 年，Pearse 研究发现体内有些散在内分泌细胞能够摄取胺前体，并在细胞内进行脱羧，产生胺和肽，或只产生肽。他把具有这种特性的细胞，统称为摄取胺前体脱羧细胞（amine precursor uptake and decarboxylation cell），简称为 APUD 细胞。随着对 APUD 细胞的研究不断深入，发现此类细胞和神经系统有着十分密切的联系，因此有些学者提出了弥散神经内分泌系统（diffuse neuroendocrine system, DNES）的概念。弥散神经内分泌系统将机体两大调节系统，即神经系统和内分泌系统联系起来，构成一个整体，共同完成调节和控制机体的生理活动。

● 思考题 ●

1. 试述甲状腺滤泡上皮细胞的光镜结构与功能。
2. 试述肾上腺皮质的分带及各带的结构与功能。
3. 试述腺垂体远侧部（前叶）细胞的分类、结构与功能。

（刘荣志）

第十三章

消 化 管

 学习目标

掌握：
（1）消化管的一般结构特点。（2）胃和小肠黏膜的结构特点及其与功能的关系。
熟悉：
（1）阑尾、结肠的结构特点。（2）消化管的淋巴组织及其功能。
了解：
胃肠内分泌细胞的形态结构特征、类型和功能。
运用：
运用所学知识，树立天生我材必有用的自信心。

 案例导入

患者，女，51岁，间断上腹疼痛2年，疼痛发作与情绪、饮食有关，时常进餐之后会感觉胃部饱胀感，伴随嗳气、呃逆、反酸等症状。查体：上腹部轻微压痛。胃镜检查：胃窦皱襞平坦，黏膜粗糙无光泽，黏膜下血管透见。病理表现：胃黏膜腺体萎缩，数目减少，胃黏膜变薄，黏膜肌层增厚。

问题与思考：

此病会累及胃的哪些组织结构？

一、消化管的一般结构

除口腔和咽外，消化管壁的组织结构由内向外分为黏膜、黏膜下层、肌层和外膜4层（图13-1）。

（一）黏膜

黏膜（tunica mucosa）由上皮、固有层和黏膜肌层组成。

1. 上皮　分为两种类型，消化管的两端、口腔、食管和肛管下段的上皮为复层扁平上皮，具有保护作用。余为单层柱状上皮，参与食物的消化和吸收。

2. 固有层　固有层（lamina propria）为疏松结缔组织，富含毛细血管、毛细淋巴管、淋巴组织及腺体。

3. 黏膜肌层　黏膜肌层（muscularis mucosa）一般为内环行、外纵行排列的两薄层平滑肌纤维，其收缩可促进黏膜内腺体的分泌和血液运行，有利于营养物质的吸收。

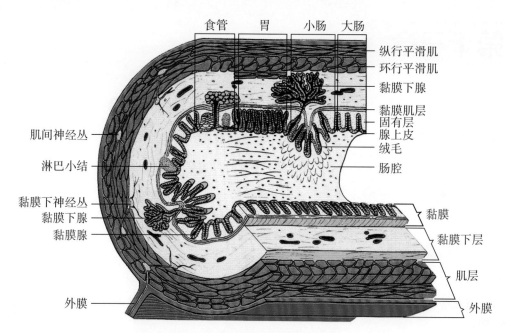

食管　胃　小肠　大肠

纵行平滑肌
环行平滑肌
黏膜下腺
黏膜肌层
固有层
腺上皮
绒毛
肠腔

黏膜
黏膜下层
肌层
外膜

肌间神经丛
淋巴小结
黏膜下神经丛
黏膜下腺
黏膜腺
外膜

图 13-1　消化管壁一般结构模式图

（二）黏膜下层

黏膜下层（lamina submucosa）由疏松结缔组织构成，内含较大的血管、淋巴管和黏膜下神经丛。在食管和十二指肠的黏膜下层内分别含有食管腺和十二指肠腺。黏膜和黏膜下层共同向管腔内突起形成皱襞（plica）。

（三）肌层

消化管两端（咽、食管上段及肛门）的肌层（tunica muscularis）为骨骼肌，余均为平滑肌。一般分为内环行、外纵行两层，其间可见肌间神经丛（myenteric nerve plexus），可调节肌层的运动。

（四）外膜

外膜（tunica adventitia）分纤维膜和浆膜两种。纤维膜仅由结缔组织构成，浆膜由间皮和结缔组织构成。

二、口腔与咽

（一）口腔

口腔黏膜只有上皮和固有层，无黏膜肌层。口腔内有舌和牙。

1. 舌　舌（tongue）背面的黏膜形成许多乳头状隆起，称为舌乳头（lingual papillae）。舌乳头主要有 3 种：丝状乳头（filiform papillae）数量最多，遍布于舌背；乳头呈圆锥形，上皮浅层细胞常角化，脱落，混合食物残渣和唾液形成舌苔。菌状乳头（fungiform papillae）数目较少，多位于舌尖和舌缘，散在于丝状乳头之间；乳头呈蘑菇状，上皮不角化，有味蕾。轮廓乳头（circumvallate papillae）数目很少，有十几个，位于舌界沟前方；乳头中央较平坦，四周为环沟，沟两侧上皮内有较多的味蕾。固有层内有开口于沟底的浆液性味腺。味腺分泌的稀薄液体不断冲洗味蕾表面的食物残渣，有助于味蕾不断接受新的物质刺激。

味蕾（taste bud）为卵圆形小体，成人约有 3000 个。味蕾是味觉感受器，由明细胞、暗细胞和基细胞 3 种细胞组成。其中明细胞与暗细胞都是味觉细胞，细胞基部与味觉神经末梢形成突触，司味觉（图 13-2）。

2. 牙　牙（tooth）分为 3 部分，露在外面的部分为牙冠，埋在牙槽骨内的为牙根，两者交界部分为牙颈。牙中央有牙髓腔，开口于牙根底部的是牙根孔，腔内充满牙髓。牙由牙本质、釉质、牙骨质构成。牙根周围的牙周膜、牙槽骨骨膜及牙龈统称为牙周组织（图13-3）。

（1）牙本质（dentin）：构成牙的主体，包绕着牙髓腔。牙本质主要由牙本质小管与间质组

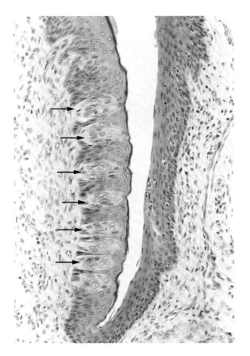

图 13-2　兔舌味蕾（箭头）光镜像
×40

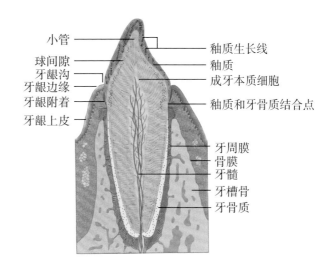

图中标注：
- 小管
- 球间隙
- 牙龈沟
- 牙龈边缘
- 牙龈附着
- 牙龈上皮
- 釉质生长线
- 釉质
- 成牙本质细胞
- 釉质和牙骨质结合点
- 牙周膜
- 骨膜
- 牙髓
- 牙槽骨
- 牙骨质

图 13-3　人牙结构模式图

成。牙本质小管为微细管道，从牙髓腔面向周围呈放射状走行，牙本质的内表面有一层成牙本质细胞，其突起伸入牙本质小管，称为牙本质纤维。牙本质小管之间为间质，由大量胶原原纤维及钙化的基质构成。

（2）釉质（enamel）：位于牙冠部，包在牙本质的表面，其中无机物约占96%，它是体内最坚硬的组织，由釉柱和少量间质构成。

（3）牙骨质：位于牙根部，包在牙本质外面，结构与骨组织相似。

（4）牙髓：位于牙髓腔内，为疏松结缔组织，内含自牙根孔进入的血管、淋巴管和神经纤维。

（二）咽

咽分为口咽、鼻咽和喉咽3部分。咽壁由黏膜、肌层和外膜组成。鼻咽的结构与呼吸道相似，口咽和喉咽与消化道相似。

三、食管

食管腔面有7~13条纵行皱襞，食物通过时皱襞暂时消失（图13-4）。

（一）黏膜

黏膜上皮为未角化的复层扁平上皮，在食管与胃贲门交界处骤然转变为胃黏膜的单层柱状上皮，是食管癌的易发部位。固有层为细密的结缔组织，在食管两端常含少量的黏液腺。黏膜肌层由薄层纵行的平滑肌组成。

（二）黏膜下层

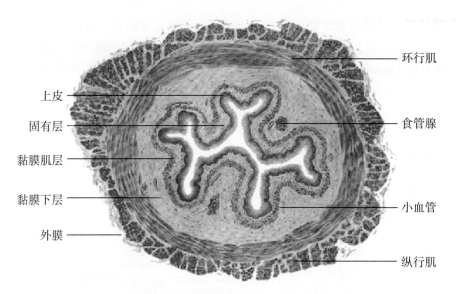

图 13-4　人食管横切面光镜结构模式图

　　黏膜下层由疏松结缔组织构成，内含较多的黏液性食管腺，其导管穿过黏膜开口于食管腔。

（三）肌层

　　肌层分内环行与外纵行两层。食管上 1/3 段为骨骼肌；下 1/3 段为平滑肌；中 1/3 段则两者兼具。

（四）外膜

　　外膜为纤维膜。

四、胃

　　胃可贮存食物，初步消化蛋白质，吸收部分水分，无机盐和钙类。胃壁由黏膜、黏膜下层、肌层和浆膜组成（图 13-5）。

（一）黏膜

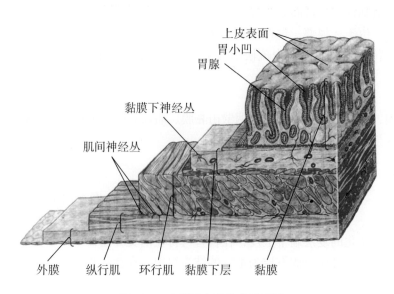

图 13-5　人胃壁立体结构模式图

胃黏膜较厚，黏膜表面上皮下陷，形成胃小凹（gastric pit）。胃小凹的底部有胃腺开口（图13-5～图13-7）。

1. 上皮　为单层柱状上皮，主要由表面黏液细胞组成。细胞核呈椭圆形，位于细胞基部。顶部的细胞质内充满黏原颗粒，在HE染色切片上着色浅淡以至透明；细胞之间有紧密连接。此细胞分泌含高浓度碳酸氢根的不可溶性黏液，覆盖于上皮表面，形成厚0.25～0.5 mm的黏液层，称为黏液-碳酸氢盐屏障，可防止胃酸及胃蛋白酶对上皮细胞的侵蚀。胃上皮细胞3～5天更新一次，由胃小凹底部的干细胞不断分裂补充。

2. 固有层　固有层为富含纤维及细胞的结缔组织。固有层内充满腺体，根据其所在部位及结构的不同，分为贲门腺、胃底腺和幽门腺。

（1）胃底腺（fundic gland）：分布于胃底及胃体部，是胃黏膜中数量最多、功能最重要的腺体。胃底腺呈分支管状，每一腺体分颈、体、底3部分。胃底腺主要由5种细胞组成（图13-6，图13-7）。

1）壁细胞（parietal cell）：又称为泌酸细胞。数量较少，分布于胃底腺各部，以体部及颈部较多。细胞体积大，多呈圆锥形。细胞核圆形，居中，有的可见双核。细胞质嗜酸性强。电镜下，可见壁细胞游离面的细胞膜向细胞内凹陷形成迂曲分支的细胞内分泌小管（intracellular secretory canaliculus），并在其腔面和细胞顶部形成微绒毛。细胞内分泌小管周围的细胞质内含有许多表面光滑的小管和小泡，称为微管泡系统（tubulovesicular system）。壁细胞的这种特异性结构在细胞的不同分泌时相呈显著性差异（图13-8）。在非分泌期，细胞内分泌小管多不与腺腔相通，微绒毛短而稀疏，而微管泡系统却极为发达；在分泌时相，细胞内分泌小管开放，微绒毛增多并变长，而微管泡系统的管泡数量则剧减。这表明微管泡系统实际上是细胞内分泌小管膜的贮备形式。壁细胞的细胞质内还含有大量线粒体，为细胞分泌活动提供

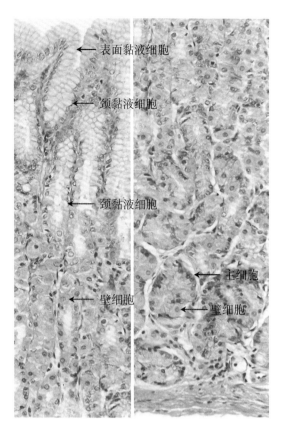

图13-6　人胃黏膜光镜像
×400

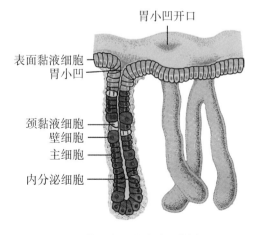

图13-7　胃上皮和胃底腺立体模式图

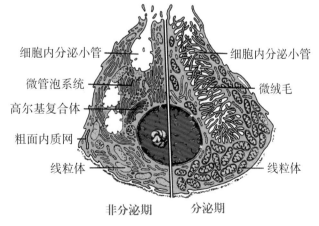

图13-8　壁细胞电镜结构模式图

能量，其他细胞器较少。

壁细胞能分泌盐酸。壁细胞的细胞质内含大量的碳酸酐酶，使碳酸解离生成 H^+，H^+ 被主动运输至细胞内分泌小管，Cl^- 经微管泡系统也被运输到细胞内分泌小管，H^+ 和 Cl^- 在小管内结合成盐酸后进入腺腔。盐酸能激活胃蛋白酶原，使之成为胃蛋白酶。盐酸还有杀菌作用。正常情况下，盐酸分泌量和黏液 - 碳酸氢盐屏障保持平衡。平衡一旦被破坏，易致胃黏膜受损，形成胃溃疡。人的壁细胞还能分泌内因子，这种糖蛋白在胃腔中与食物中的维生素 B_{12} 结合成复合物，使维生素 B_{12} 在肠道不被酶分解，并能促进回肠吸收维生素 B_{12} 入血，供应红细胞生成血红蛋白的需要。若内因子缺乏，维生素 B_{12} 吸收障碍，可导致恶性贫血。

 知识链接

胃 炎

胃炎（gastritis）是各种原因引起的胃黏膜炎症，为常见的消化系统疾病之一。临床上按发病的缓急，一般可分为急性和慢性胃炎两大类型；按病因不同可分为幽门螺杆菌相关性胃炎、应激性胃炎、自身免疫性胃炎等。不同病因引起的胃炎其病理改变亦不同，通常包括三个过程，即上皮损伤、黏膜炎症反应和上皮再生。急性胃炎根据其病理改变又可分为单纯性、糜烂出血性、腐蚀性、化脓性胃炎等；慢性胃炎根据其病理改变可分为萎缩性、非萎缩性和特殊类型胃炎三大类。各型胃炎的诊断和鉴别诊断主要依据胃镜检查。

2）主细胞（chief cell）：又称为胃酶细胞（zymogenic cell）。数量最多，主要分布于胃底腺的体部和底部。细胞呈柱状，细胞核圆形，位于细胞基部。细胞质基部呈强嗜碱性，顶部细胞质内含大量的酶原颗粒，但在常规染色的标本上，此颗粒多溶失，使该部位着色浅淡。电镜下，可见细胞核周含有丰富的粗面内质网，核上方有发达的高尔基复合体，顶部细胞质含有大量的圆形酶原颗粒（图 13-9）。主细胞分泌胃蛋白酶原（pepsinogen），经盐酸激活成胃蛋白酶（pepsin），可水解蛋白质。婴儿的主细胞还能分泌凝乳酶，使乳液固化利于消化吸收。

3）颈黏液细胞（neck mucous cell）：数量较少，分布于胃底腺的颈部，多呈楔形，夹在其他细胞之间。细胞核呈扁圆形，位于细胞的基部，顶部细胞质内充满 PAS 反应阳性的黏原颗

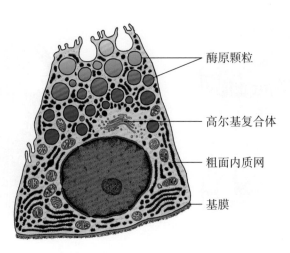

图 13-9　胃主细胞电镜结构模式图

粒。其分泌物为可溶性的酸性黏液。

4）干细胞（stem cell）：分布于胃底腺的颈部与胃小凹的底部，在常规标本中不易辨认。干细胞具有活跃的增殖能力，可增殖分化为表面黏液细胞和胃底腺的其他细胞。

5）内分泌细胞：见后文。

（2）贲门腺（cardiac gland）：分布于胃贲门部，为分支管状腺。主要由黏液细胞组成，分泌物为黏液。

（3）幽门腺（pyloric gland）：分布于胃幽门部，为分支多而弯曲、腺腔较大的管状腺。主要由黏液细胞组成，内有较多的内分泌细胞。

3. 黏膜肌层　由内环行与外纵行两薄层平滑肌组成。平滑肌的收缩有助于胃腺分泌物的排出。

（二）其他各层的结构

黏膜下层为富含血管、淋巴管和神经的疏松结缔组织。肌层较厚，由内斜行、中环行和外纵行3层平滑肌构成。在贲门和幽门处，环行肌增厚，分别形成贲门括约肌和幽门括约肌。外膜为浆膜。

五、小肠

小肠是消化管中最长的一段，是消化和吸收的主要部位。小肠分为十二指肠、空肠和回肠。肠壁均由黏膜、黏膜下层、肌层和外膜组成。黏膜和黏膜下层共同突入肠腔，形成环形皱襞。黏膜表面粗糙不平，形成许多的指状突起，称为肠绒毛（intestinal villus）。肠绒毛表面被覆单层柱状上皮，中轴为固有层。肠绒毛根部的上皮下陷至固有层形成单管状的肠腺，故肠绒毛与肠腺的上皮是连续的（图13-10，图13-11）。

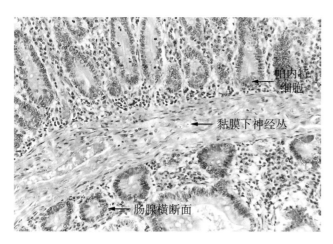

图 13-10　人小肠皱襞光镜像
×100

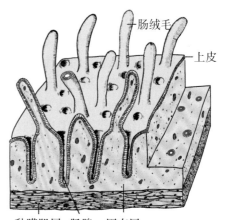

图 13-11　肠绒毛与肠腺立体结构模式图

（一）黏膜

1.上皮　为单层柱状上皮。绒毛上皮由吸收细胞、杯状细胞和少量内分泌细胞组成；肠腺上皮除上述细胞外，还有帕内特细胞和干细胞（图13-12）。

（1）吸收细胞（absorptive cell）：数量最多，约占90%，光镜下，细胞呈高柱状，游离面有纹状缘；细胞核呈椭圆形，位于细胞基部。电镜下，纹状缘由细长密集而且规则排列的微绒毛组成。每个吸收细胞约有微绒毛3000根。环状皱襞、肠绒毛和微绒毛三者使小肠表面积扩大约600倍。微绒毛表面有一层细胞衣，它是吸收细胞产生的糖蛋白，内含消化酶，是参与消

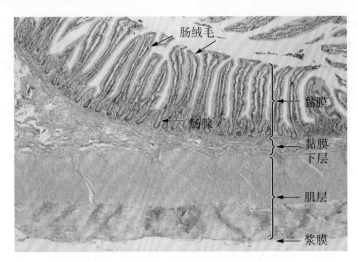

图 13-12　人小肠壁纵断面光镜像
×40

化吸收的重要成分。

（2）杯状细胞（goblet cell）：分散在吸收细胞之间，分泌黏液，有保护和润滑作用。从小肠上端至下端，杯状细胞逐渐增多。

（3）帕内特细胞（Paneth cell）：又称为潘氏细胞，为小肠的特征性细胞。常三五成群地分布于肠腺底部。细胞呈锥体形，细胞核呈椭圆形，位于细胞的基部，顶部细胞质内含粗大的嗜酸性颗粒，内含溶菌酶等，具有一定的杀菌作用。

（4）干细胞（stem cell）：位于肠腺下半部，分散存在于其他细胞之间，细胞不断地分裂增殖并向上方迁移，补充从肠绒毛顶部脱落的吸收细胞和杯状细胞，也可分化为帕内特细胞和内分泌细胞。小肠上皮细胞的更新周期为 3~6 天。

（5）内分泌细胞：见后文。

2. 固有层　在细密的结缔组织中除有大量肠腺外，还含有丰富的淋巴细胞、浆细胞、巨噬细胞和肥大细胞等。绒毛中轴的固有层结缔组织内，有 1~2 条纵行毛细淋巴管，称为中央乳糜管（central lacteal）。肠上皮吸收的脂类物质主要经中央乳糜管运送。中央乳糜管周围含有丰富的有孔毛细血管，肠上皮吸收的氨基酸、单糖等水溶性物质主要经此进入血液。淋巴组织在十二指肠、空肠常形成孤立淋巴小结和弥散淋巴组织；在回肠，几个淋巴小结常集合在一起，称为集合淋巴小结。

3. 黏膜肌层　黏膜肌层由内环行、外纵行两薄层平滑肌组成。

（二）其他各层的结构

黏膜下层为含较多血管和淋巴管的疏松结缔组织。十二指肠的黏膜下层内含有十二指肠腺（duodenal gland），分泌碱性黏液，可保护十二指肠黏膜免受酸性胃液的侵蚀。肌层由内环行、外纵行两层平滑肌组成。外膜除十二指肠的后壁为纤维膜外，其余均为浆膜。

六、大肠与阑尾

大肠的主要功能是吸收水分和无机盐并形成粪便。大肠壁也由黏膜、黏膜下层、肌层和外膜组成。大肠黏膜不形成环行皱襞和肠绒毛。黏膜表面被覆单层柱状上皮，上皮内杯状细胞增多。固有层内含有许多直管状的肠腺，腺上皮内含吸收细胞、大量杯状细胞、少量干细胞和内分泌细胞，无帕内特细胞。固有层内还可见较多的淋巴小结。黏膜肌层同小肠。黏膜下层为含较大血管和淋巴管的疏松结缔组织。肌层由内环行和外纵行两层平滑肌组成，外纵行平滑肌局部增厚形成 3 条结肠带。外膜大部分为浆膜。

阑尾的管腔小而不规则；肠腺短而少；固有层内淋巴组织丰富，淋巴小结多并突入黏膜下层，使得黏膜肌不甚完整。肌层薄，外膜为浆膜。

知识链接

肠易激综合征

肠易激综合征（irritable bowel syndrome，IBS）是一组持续或间歇发作，以腹痛、腹胀、排便习惯和（或）粪便性状改变为临床表现，而缺乏胃肠道结构和生化异常的肠道功能紊乱性疾病。患者以中青年人为主，发病年龄多见于 20～50 岁，女性较男性多见，有家族聚集倾向，常与其他胃肠道功能紊乱性疾病如功能性消化不良并存。按照粪便的性状可将 IBS 分为腹泻型、便秘型、混合型和不定型四种临床类型，我国以腹泻型多见。IBS 无特异性症状，但相对于器质性胃肠疾病，具有以下特点：起病缓慢，间歇性发作；病程长但全身健康状况不受影响；症状的出现或加重常与精神因素或应激状态有关；白天明显，夜间睡眠后减轻。

七、胃、肠的内分泌细胞

胃、肠的上皮和腺体内散布着大量内分泌细胞。这些细胞释放的激素，主要协调胃肠道自身的运动和分泌功能，也参与调节其他器官的生理活动。

光镜下，胃肠的内分泌细胞多呈圆锥形或椭圆形，基底部细胞质内充满嗜银性或嗜铬性的分泌颗粒，故又称为基底颗粒细胞（basal granular cell），分为开放型和闭合型两种。电镜下，胃肠的内分泌细胞内含有一些粗面内质网和不发达的高尔基复合体，分泌颗粒的大小、形状及电子密度依细胞类型而异（图13-13）。

目前，已发现的消化管内分泌细胞有几十种之多，现主要介绍以下几种（表13-1）。

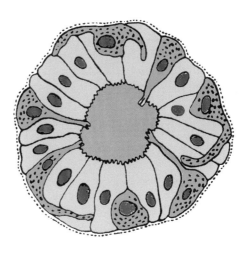

图 13-13　消化管内分泌细胞模式图

表 13-1　胃、肠内主要的内分泌细胞

细胞名称	分布	分泌的激素
D 细胞	胃、肠	生长抑素
D$_1$ 细胞	胃、肠	血管活性肠肽
EC 细胞	胃、肠	5-羟色胺、多种肽
G 细胞	十二指肠	促胃液素
I 细胞	十二指肠	缩胆囊素-促胰酶素

● 思考题 ●

1. 胃壁是如何保持不被壁细胞合成的盐酸所侵蚀的?
2. 小肠为什么是消化和吸收的最主要部位?

（霍兴华）

消 化 腺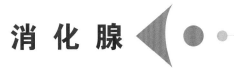

第十四章数字资源

消化腺（digestive gland）包括大消化腺和小消化腺两种类型。小消化腺分布于消化管管壁内，如小唾液腺、食管腺、胃腺、肠腺；大消化腺指 3 对大唾液腺、胰腺和肝。

一、唾液腺

消化系统内的大唾液腺有腮腺、下颌下腺和舌下腺各 1 对，它们分泌的唾液经导管进入口腔。

（一）唾液腺的一般结构

唾液腺外被结缔组织被膜，腺实质分为许多小叶。小叶由分支的导管及末端的腺泡组成（图 14-1），间质为行走于小叶间的结缔组织。

1. 腺泡　腺泡也称为腺末房，腺细胞多为锥体形。在腺细胞与基膜之间有肌上皮细胞，其收缩有助于腺泡内分泌物的排出。腺泡分为浆液性、黏液性和混合性 3 种类型。

（1）浆液性腺泡（serous alveoli）：由浆液性腺细胞组成。细胞核呈椭圆形，位于基部；在 HE 染色切片中，顶部细胞质内含有嗜酸性分泌颗粒，基部细胞质嗜碱性较强。电镜下，细胞质内含有较丰富的粗面内质网和发达的高尔基复合体。浆液性腺泡分泌物较稀薄，含淀粉酶和少量黏液。

（2）黏液性腺泡（mucous alveoli）：由黏液性腺细胞组成，细胞质着色浅，细胞核呈扁圆形，紧贴细胞的基部，顶部细胞质内含大量黏原颗粒。黏液性腺细胞的分泌物较黏稠，称为黏液。

（3）混合性腺泡（mixed alveoli）：由浆液性腺细胞和黏液性腺细胞共同组成。混合性腺泡中的浆液细胞常排列于腺泡的末端，呈新月形，称半月（图 14-1）。

2. 导管　导管（duct）也称为排泄部，由各级分支的导管组成，末端与腺泡相连。分以下几段：

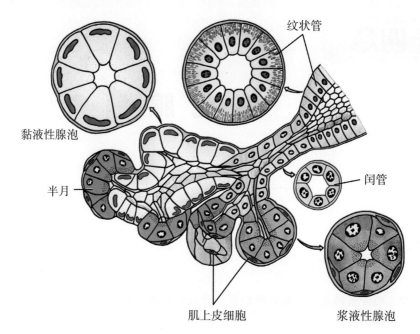

图 14-1　唾液腺腺泡和导管结构模式图

（1）闰管（intercalated duct）：与腺泡相连，短而细，管壁为单层扁平或单层立方上皮。

（2）分泌管（secretory duct）：或称为纹状管，与闰管相延续。腔大、管径粗，管壁为单层高柱状上皮，细胞核呈圆形，位于细胞的顶部；细胞质嗜酸性。细胞基部可见纵纹，电镜下，为质膜内褶及纵行排列的线粒体。分泌管细胞能吸收 Na^+，排出 K^+，可重吸收或排出水，故可调节唾液中的电解质含量和唾液量。

（3）小叶间导管和总导管：分泌管汇合形成小叶内导管，再汇合成小叶间导管，最后汇合成一条或几条总导管开口于口腔。这些导管的管径逐渐变粗，上皮由高柱状逐渐移行为假复层柱状上皮，其末端与口腔的复层扁平上皮相延续。

（二）3 对大唾液腺的结构特点

腮腺、下颌下腺和舌下腺具有前述的唾液腺一般结构，但其腺泡、导管和分泌物又各有特点（表 14-1）。

表 14-1　3 种大唾液腺结构与功能比较

名称	腮腺	下颌下腺	舌下腺
腺泡	浆液性腺，纯浆液性腺泡	混合性腺，浆液性腺泡多	混合性腺，黏液性和混合性腺泡多
导管	闰管长，有分泌管	闰管短，分泌管长	无闰管，分泌管不明显
分泌物	以唾液淀粉酶为主	含黏液多，淀粉酶少	以黏液为主

二、胰腺

案例导入

　　患者，男性，36 岁。主诉：腹中部疼痛 4 小时，并伴呕吐两次急诊入院。患者当晚请朋友吃饭，进食较多，饮酒约 300 g，半夜出现中上腹部持续疼痛，疼痛在仰卧位加重，伴恶心、呕吐。体格检查：面色萎黄，表情痛苦，蜷曲体位，神志清楚，脘胁部刀割针刺样疼痛，体温38 ℃。实验室检查：血、尿淀粉酶增高。上腹CT提示胰腺体积增大，边缘毛糙。诊断：急性胰腺炎。

问题与思考：

1. 此病的诱发因素有哪些？

2. 血、尿淀粉酶增高的原因是什么？

3. 对你的健康饮食观念有何启示和指导？

胰腺表面有薄层结缔组织构成的被膜。被膜结缔组织伸入胰腺实质将其分为许多小叶。腺实质由外分泌部和内分泌部组成（图14-2）。外分泌部分泌胰液，经导管排入十二指肠，对食物起重要的消化水解作用。内分泌部分泌的激素直接进入血液或淋巴，调节糖类的代谢。

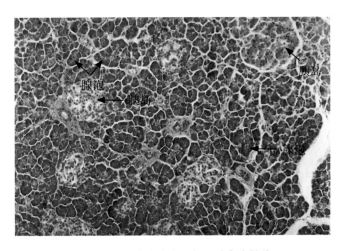

图 14-2　人胰腺外分泌部和胰岛光镜像

×40

（一）外分泌部

外分泌部是纯浆液性腺，由腺泡和导管组成。

1. 腺泡　腺泡的腺细胞呈锥体形，细胞核圆形，居于细胞基部。基部细胞质嗜碱性强，含丰富的粗面内质网和发达的高尔基复合体。顶部细胞质内含嗜酸性分泌颗粒（酶原颗粒）。分泌颗粒中含有多种消化酶，如胰蛋白酶原、胰淀粉酶、胰脂肪酶等，分别消化食物中的各种营养成分。

2. 导管　与腺泡相连的导管称为闰管。闰管的一端伸入腺泡腔内，此处的闰管上皮细胞，称为泡心细胞（centroacinar cell）。泡心细胞和闰管上皮细胞为立方或扁平的细胞，细胞核圆或卵圆形，细胞质着色浅（图14-3）。闰管长，无分泌管，其通连于较短的小叶内导管再汇入小叶间导管，此管壁为单层柱状上皮。许多小叶间导管汇合成一条主导管，贯穿胰腺全长。主导管为单层高柱状上皮，杯状细胞较多，导管上皮细胞可分泌水和离子。

（二）内分泌部

胰的内分泌部，又称为胰岛（pancreas islet）。胰岛是内分泌细胞组成的细胞团，分布于腺泡之间，大小不一，分布不均，胰尾部较多。胰岛细胞排列成团，细胞间有丰富的有孔毛细血管，人胰岛的内分泌细胞主要有A、B、D、PP 4种类型。HE染色标本不易区分各种细胞，近年来多用电镜和免疫细胞化学法显示和研究胰岛各类细胞（图14-4）。

1. A细胞　A细胞约占胰岛细胞总数的20%，多位于胰岛周边，细胞质内分泌颗粒较大。A细胞分泌胰高血糖素，促使血糖升高。

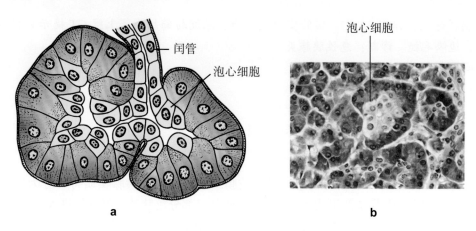

图 14-3　胰腺腺泡示泡心细胞与闰管关系图解

a. 泡心细胞与闰管关系模式图；b. HE 染色显示泡心细胞（首都医科大学供图），×100

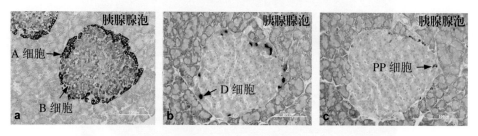

图 14-4　大鼠胰岛免疫组织化学 PAP 法显示 A、B、D 和 PP 细胞

（中日友好医院潘琳供图）

×400

2. B 细胞　B 细胞数量最多，约占细胞总数的 75%，多分布在胰岛中央。细胞质分泌颗粒大小不等。B 细胞分泌胰岛素（insulin），可使血糖降低。它可与胰高血糖素共同作用，使血糖浓度保持稳定，若胰岛素分泌不足，血糖升高，即为糖尿病。

3. D 细胞　D 细胞数量较少，约占胰岛细胞总数的 5%，位于胰岛周边，散在分布于 A、B 细胞之间。细胞质内也有分泌颗粒。D 细胞分泌生长抑素，调节 A、B 细胞功能。

4. PP 细胞　PP 细胞数量很少，细胞质内有分泌颗粒。PP 细胞分泌胰多肽，可抑制胰消化酶分泌和胆汁排出。

三、肝

肝是人体最大的消化腺，可分泌胆汁，对脂肪和脂溶性物质的消化、吸收有着重要作用。肝更重要的功能是参与机体的物质代谢，合成多种蛋白质和脂质，并参与多种物质的贮存、转化和分解。

肝表面有致密结缔组织构成的被膜，外面大部分由浆膜覆盖。肝门处的结缔组织随门静脉、肝动脉和肝管的分支伸入肝实质，将肝实质分隔成许多肝小叶（hepatic lobule）。

（一）肝小叶

肝小叶是肝的结构和功能单位，为多角形棱柱体，高约 2 mm，直径约 1 mm，成人肝约有 100 万个肝小叶（图 14-5）。人肝小叶之间结缔组织较少，小叶分界不明显。有的动物（如猪）小叶分界十分明显（图 14-6）。

肝细胞是构成肝小叶的主要成分，肝细胞以中央静脉为中心向四周呈放射状排列成板状，称为肝板（hepatic plate）。肝板凹凸不平互相连接，并有分支。肝板之间为肝血窦，血窦经肝板上的孔互相连通成网（图 14-7）。在切片中，肝板由单排肝细胞排列而成，其断面呈索状，

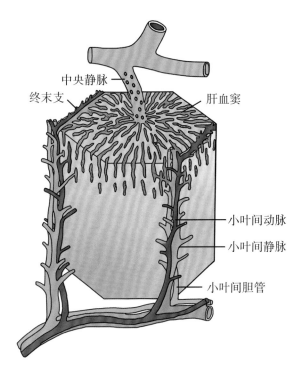

图 14-5　肝小叶立体模式图

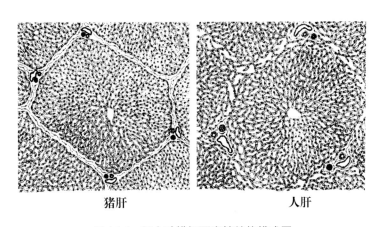

猪肝　　　　　　　　　　人肝

图 14-6　肝小叶横切面光镜结构模式图

称为肝索（hepatic cord）。在相邻肝细胞连接面局部细胞膜凹陷形成胆小管。故一个完整的肝小叶包括一条中央静脉、肝板、肝血窦和胆小管等主要结构。

1.肝细胞　肝细胞（hepatocyte）呈多面体，至少有两个面与血窦相邻，在其余面肝细胞之间彼此连接。肝细胞之间有胆小管。故肝细胞有 3 种不同的功能面，即血窦面、细胞连接面和胆小管面。血窦面与胆小管面有微绒毛，肝细胞连接面有紧密连接、桥粒连接、缝隙连接等。

肝细胞的体积大，细胞核呈圆形，位于细胞中央。部分肝细胞（约 25%）有双核，有的肝细胞核较大，常是多倍体核。一般认为双核肝细胞或多倍体肝细胞的功能较活跃。电镜下，肝细胞的细胞质内含丰富的细胞器和包涵物，如线粒体、粗面内质网、滑面内质网、高尔基复合体、溶酶体、过氧化物酶体及糖原、脂滴等（图 14-8）。

2.肝血窦　肝血窦（hepatic sinusoid）位于肝板之间，互相吻合成网状管道。血窦腔大而不规则，窦壁主要由内皮细胞围成（图 14-9）。内皮细胞扁平而薄，含有大小不等的窗孔，孔上无隔膜。含细胞核部分突向窦腔，细胞质内有较多的吞饮小泡。内皮细胞外无基膜（板），

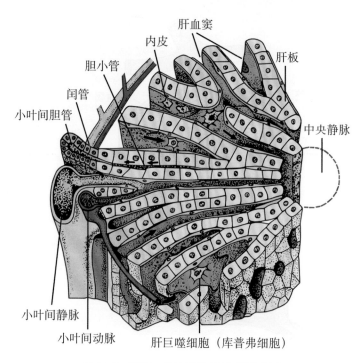

图 14-7　肝板、肝血窦和胆小管模式图

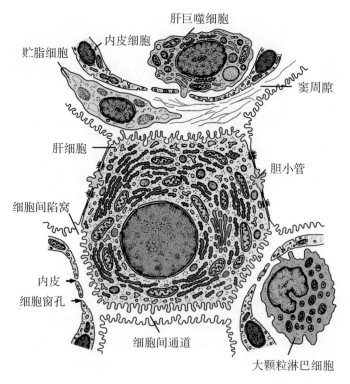

图 14-8　肝细胞、肝血窦、窦周隙和胆小管关系模式图

　　只有少量网状纤维。内皮细胞之间常有较大的间隙。肝血窦通透性大，这十分有利于肝细胞从血液中摄取物质和排出其分泌物进入血窦。

　　肝巨噬细胞，又称为库普弗细胞（Kupffer cell），位于血窦腔内，体积较大，形状不规则，并有细胞突起附于内皮细胞上，或者穿过内皮间隙或窗孔伸至窦周隙。肝巨噬细胞有很强的吞

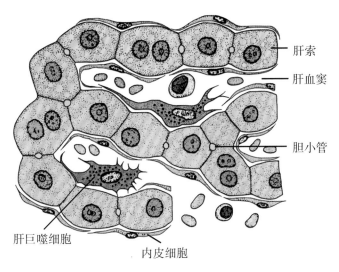

肝索

肝血窦

胆小管

肝巨噬细胞

内皮细胞

图 14-9　肝索和肝血窦关系模式图

噬能力，在清除从胃肠道进入门静脉的细菌和异物方面起关键性作用。此细胞还有处理抗原、呈递抗原、参与机体免疫应答的功能。

3. 窦周隙　血窦内皮细胞与肝细胞之间的间隙，称为窦周隙（perisinusoidal space），宽约 0.4 μm。窦周隙内充满经肝血窦壁渗透的血浆，肝细胞血窦面的微绒毛伸入间隙内。窦周隙是肝细胞和血液之间进行物质交换的重要场所。

在窦周隙内，有散在的贮脂细胞（fat-storing cell），细胞形态不规则，有突起。细胞质内含有大量脂滴。贮脂细胞的主要功能是贮存维生素 A 和产生细胞外基质。

4. 胆小管　胆小管（bile canaliculi）是相邻肝细胞连接面局部细胞膜凹陷形成的微细管道。以盲端起于中央静脉周围的肝板内，互相吻合成网。常规染色切片中不易辨认，以银染法即可显示出来。电镜下，可见肝细胞的胆小管面有许多微绒毛伸入腔内（图 14-10）。胆小管附近的肝细胞膜形成连接复合体，封闭管腔侧面，使胆汁不致外溢。当胆道阻塞，胆小管内胆汁淤积，压力增大时，可使胆汁经肝细胞之间的间隙流入血窦内而产生阻塞性黄疸。

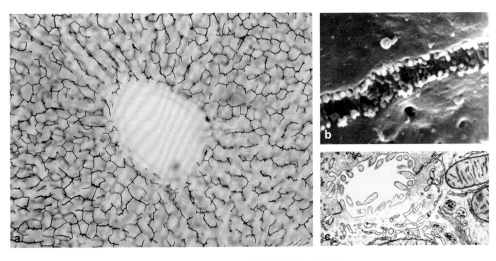

图 14-10　兔肝胆小管光镜和电镜像

a. 银染法显示胆小管光镜像（北京大学医学部组织学与胚胎学教研室供图），×40；b. 胆小管扫描电镜像；
c. 透射电镜像（首都医科大学王秀琴供图）

案例导入

患者，男，63岁，体型偏瘦。夜间突发性上腹部疼痛，晨起去乡卫生院，口服舒肝和胃丸未见缓解，腹痛加剧并呕吐2次，于上午11时急诊入院。入院检查：体温37.8℃，胆囊压痛阳性，腹软，脸部和结膜发黄。B超显示胆囊颈部扩张、壁厚，胆囊管及胆总管内有数条回声光带。实验室检查：白细胞偏高。诊断：胆道蛔虫症。给予解痉镇痛、驱虫、消炎利胆治疗，症状缓解。

问题与思考：

1. 此患者出现黄疸的组织学基础是什么？

2. 预防肠道蛔虫的方法有哪些？

3. 作为医学生如何积极做好医学常识的宣传？

（二）门管区

从肝门进入的肝动脉和门静脉的分支以及肝管的属支伴行于小叶间结缔组织内，分别称为小叶间动脉、小叶间静脉和小叶间胆管。在肝切片中，相邻肝小叶间的结缔组织内，含有上述3种的断面，称为门管区（portal area）。门管区内主要有小叶间动脉、小叶间静脉和小叶间胆管，还有淋巴管和神经。小叶间动脉腔小壁厚；小叶间静脉腔大壁薄；小叶间胆管由单层立方上皮围成。

（三）肝血循环

肝接受门静脉和肝动脉的双重血液供应，故肝内血液特别丰富。

1. 门静脉　门静脉是肝的功能性血管，主要由胃肠等处的静脉汇合而成，含有丰富的营养物质。其血量约占肝内总血量的3/4。门静脉入肝后，反复分支形成小叶间静脉，终末分支进入肝血窦。

2. 肝动脉　肝动脉是肝的营养性血管，血液内含氧丰富，其血量约占肝内总血量的1/4。肝动脉在肝内分支形成小叶间动脉，其终末支也进入肝血窦。

因此，肝血窦内含有门静脉和肝动脉的混合血液，血液穿过血窦壁时进入窦周隙，与肝细胞充分接触，进行物质交换后从小叶周边汇入中央静脉。中央静脉再汇合成小叶下静脉，小叶下静脉单独行于小叶间结缔组织内，最后汇合成肝静脉出肝（表14-2）。

表 14-2　肝血循环

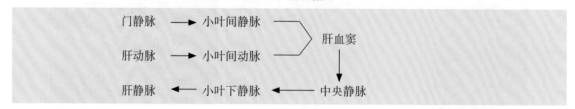

（四）胆汁的排出途径

肝细胞分泌的胆汁排入胆小管。胆小管内胆汁从肝小叶中央流向周边。在肝小叶的边缘处，胆小管汇合形成小叶间胆管，走行于小叶之间的结缔组织内。小叶间胆管在肝门处汇合成左、右肝管，最后汇合成胆总管开口于十二指肠。

（五）肝的功能

1. 合成与贮存　肝细胞能合成机体的多种重要物质，如蛋白质、脂蛋白、糖原、胆固醇、胆盐等。同时肝也参与维生素的代谢和贮存。

2.分泌胆汁　肝细胞分泌的胆汁是一种重要的消化液，与脂肪的消化吸收有关。

3.解毒功能　肝是人体内重要的解毒器官，对于内源性或外源性的有毒物质，肝细胞可通过转化和结合作用，使其毒性消失或减低，或者使其变为水溶性物质排出体外。

4.防御功能　肝巨噬细胞属于单核吞噬细胞系统，有很强的吞噬能力。

5.造血功能　胚胎期肝曾有造血功能。出生后停止了造血作用，但仍保持有造血的潜能，在某些病理状态下，肝仍有可能恢复部分造血功能。

思考题

1.试述肝小叶的组织结构特点。

2.何为门管区？认识门管区的意义是什么？

3.试述胰腺外分泌部的组织结构及功能。

4.试述胰岛的微细结构及功能。

（马红梅）

第十五章

呼吸系统

案例导入

　　患者，男，57岁，反复咳嗽、咳痰、发热、胸痛、胸闷3年，加重并伴气喘、呼吸困难3天就诊于医院门诊。查体：体温38.5 ℃，呼吸23次/分，血压128/88 mmHg，患者呈重症病容，胸廓饱满，双肺叩诊为过清音，呼吸音粗大，闻及湿啰音及散在哮鸣音，心率82次/分。X线提示双肺纹理增粗紊乱，透亮度增加，肋间隙增宽。血常规提示 WBC $10.7×10^9$/L，中性粒细胞82%。初步诊断为慢性支气管肺炎、肺气肿。

　　问题与思考：

　　1.气管和支气管管壁的结构特点是什么？

　　2.产生肺部湿啰音和哮鸣音的组织学基础是什么？

　　呼吸系统是一个连续而反复分支的管道系统，包括鼻、咽、喉、气管、支气管和肺等器官。鼻有嗅觉功能，同时鼻和喉等与发音有关。气管、支气管具有导气等功能。肺具有气体交换的功能。

一、鼻腔

　　鼻腔的表面被覆黏膜，由上皮和固有层组成。黏膜下方为软骨、骨或骨骼肌。根据结构和功能的不同，鼻黏膜分为前庭部、呼吸部和嗅部。

（一）前庭部

　　前庭部（vestibular region）的黏膜表面为未角化的复层扁平上皮；固有层为较致密的结缔

组织，内有毛囊、皮脂腺和汗腺。此处生有鼻毛，可阻挡空气中较大的尘粒吸入。

（二）呼吸部

呼吸部（respiratory region）占鼻黏膜的大部分，因富含血管而呈粉红色。黏膜表面为假复层纤毛柱状上皮，杯状细胞较多。固有层结缔组织内含许多混合腺、弥散淋巴组织、丰富的毛细血管和静脉丛。腺体分泌物可湿润鼻腔黏膜、黏着细菌和灰尘，并借纤毛摆动推向咽部。静脉丛可温暖和湿润吸入的空气。

（三）嗅部

嗅部（olfactory region）呈灰黄色，黏膜表面被覆假复层柱状上皮，由支持细胞、基细胞和嗅细胞组成，无杯状细胞（图 15-1）。支持细胞呈高柱状，顶部宽大，游离面有许多长短不等的微绒毛。基细胞矮小呈锥形，位于上皮深部。嗅细胞呈细长梭形，是一种双极神经元，分布于支持细胞之间，其树突伸至上皮游离面，末端发出细长的嗅毛。具有感觉化学刺激的功能，是嗅觉感受器。固有层结缔组织内含有嗅腺，其导管部穿上皮层开口于鼻腔。

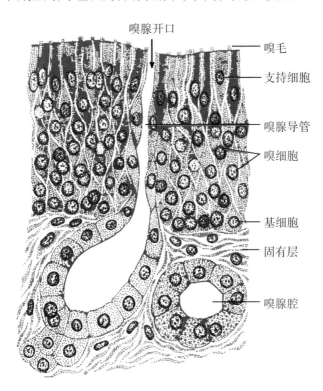

图 15-1　嗅黏膜光镜结构模式图

二、喉

喉以软骨为支架，软骨之间借韧带、肌肉或关节相连，腔面衬有黏膜。喉黏膜上皮，在会厌、喉前庭和声带处为复层扁平上皮，其余大部分均为假复层纤毛柱状上皮，其间夹有杯状细胞。固有层结缔组织中，弹性纤维较丰富，并有混合腺。声皱襞固有层结缔组织较致密，无腺体，血管少，有大量与声带平行排列的弹性纤维束，构成声韧带，深部平行排列的骨骼肌构成声带肌。

三、气管和支气管

气管与支气管结构相似，由内向外分为黏膜、黏膜下层和外膜3层（图 15-2）。

（一）黏膜

黏膜由上皮和固有层组成。上皮为假复层纤毛柱状上皮，基膜明显。固有层为疏松结缔组

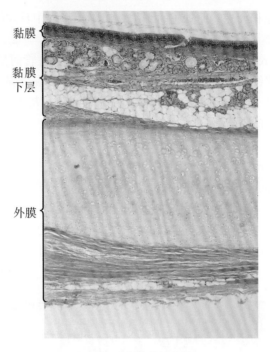

图 15-2　人气管光镜像
×100

织，内含血管、神经、淋巴管和弥散淋巴组织。气管和支气管黏膜上皮由纤毛细胞、杯状细胞、刷细胞、基细胞和小颗粒细胞组成（图 15-3）。纤毛细胞数目最多，其纤毛有节律地向咽喉方向摆动。杯状细胞顶部细胞质内含大量的黏原颗粒。排出的黏液分布在纤毛顶端，可黏着吸入的物质，再经纤毛摆动推向咽部咳出，净化吸入的空气。基底细胞呈锥形，夹在纤毛细胞之间，能分裂增殖，补充损伤的上皮细胞。刷细胞游离面有密集的微绒毛，呈刷状，此细胞功能不详。此外，上皮内还含具有内分泌功能的小颗粒细胞。

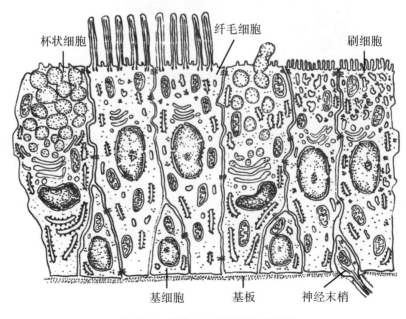

图 15-3　气管上皮电镜结构模式图

（二）黏膜下层

黏膜下层为疏松结缔组织，与固有层无明显的界限，内含血管、神经和混合腺。

（三）外膜

外膜由透明软骨、平滑肌束和结缔组织构成。气管的透明软骨呈"C"形，构成气管壁的支架，在软骨环间有弹性纤维构成的环间韧带，缺口处由结缔组织和平滑肌束所填充。支气管外膜内含有不规则的软骨片。

 知识链接

慢性支气管炎

慢性支气管炎（chronic bronchitis）是以气管、支气管黏膜及其周围组织的慢性非特异性炎症为主的慢性气道阻塞性疾病，简称慢支，是一种常见病、多发病，中老年人群的患病率达 15% ～ 20%。早期为支气管上皮细胞变性、坏死、脱落，后期出现鳞状上皮化生，纤毛变短、粘连、倒伏、脱失。临床上以反复咳嗽、咳痰或伴有喘息为主要症状。常在冬春季节发病。若咳嗽、咳痰、喘息症状每年持续 3 个月，连续 2 年或以上，即可诊断为慢性支气管炎。若病变进一步发展，炎症由支气管壁向其周围组织扩散，黏膜下层平滑肌束可断裂萎缩，黏膜下和支气管周围纤维组织增生，肺泡弹性纤维断裂，则发展成阻塞性肺疾病。

四、肺

肺的表面被覆由间皮和结缔组织组成的浆膜。肺组织分实质和间质两部分。肺实质即为肺内支气管的各级分支及其终端的大量肺泡。肺间质为肺内的结缔组织，内含血管、神经和淋巴管等。支气管从肺门入肺后反复分支，呈树枝状，称为支气管树（bronchial tree）。肺内支气管按照有无肺泡相连分为导气部和呼吸部。叶支气管至小支气管、细支气管、终末细支气管构成肺内导气部。呼吸性细支气管、肺泡管、肺泡囊和肺泡构成肺内呼吸部（图 15-4）。每个细支气管连同它的各级分支和肺泡组成一个肺小叶（pulmonary lobule）。肺小叶呈锥体形，锥体的尖端朝肺门，底向着肺表面。

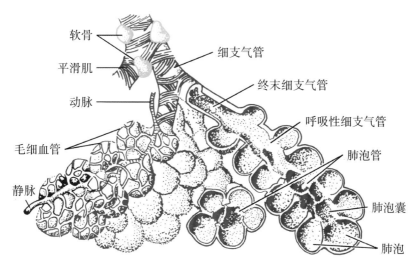

图 15-4 肺小叶立体结构模式图

（一）肺导气部

肺导气部随管道的分支，管径渐细，管壁渐薄，其管壁结构发生移行性变化。

1. 黏膜　导气部起始端黏膜表面被覆假复层纤毛柱状上皮，随着管径的逐渐变细渐变为单层纤毛柱状上皮，杯状细胞减少；至终末细支气管时变为单层柱状上皮，杯状细胞消失，固有层逐渐变薄。

2. 黏膜下层　随管径的缩小，黏膜下层逐渐变薄，腺体逐渐减少；至终末细支气管时，腺体完全消失。

3. 外膜　软骨片逐渐减少到完全消失。平滑肌从分散的螺旋排列逐渐增多，最终形成完整的环行肌层。

细支气管和终末细支气管通过平滑肌的收缩和舒张，调节进入肺泡内气流量。在病理状况下，平滑肌发生痉挛收缩，引起呼吸困难，称为支气管哮喘。

（二）肺呼吸部

1. 呼吸性细支气管　呼吸性细支气管（respiratory bronchiole）为终末细支气管的分支，由于有少量肺泡开口，所以管壁不完整。管壁薄，腔面被覆单层柱状或立方上皮，其外有少量结缔组织和平滑肌纤维。

2. 肺泡管　肺泡管（alveolar duct）为呼吸性细支气管的分支。每个呼吸性细支气管分支形成 2~3 个肺泡管。每个肺泡管与大量肺泡相连，有 20~60 个肺泡开口于管壁，故自身管壁结构很少，只存在于相邻肺泡开口之间的部分，其内表面覆以单层立方或扁平上皮，下方为薄层结缔组织，含丰富的弹性纤维及少量平滑肌。平滑肌纤维环行围绕在肺泡开口处，故光镜下可见相邻肺泡开口之间有结节状膨大。

3. 肺泡囊　肺泡囊（alveolar sac）为多个肺泡的共同开口处，结构与肺泡管相似，但在肺泡开口处无环行平滑肌，故切片中无结节状膨大。

4. 肺泡　肺泡（pulmonary alveoli）是支气管树的终末部分，是肺进行气体交换的部位。肺泡为多面形囊泡，一面开口于肺泡囊、肺泡管或呼吸性细支气管，其余各面与相邻的肺泡彼此相贴。相邻肺泡之间含少量结缔组织和毛细血管，称为肺泡隔。肺泡壁很薄，表面覆有肺泡上皮，基膜完整（图 15-5）。

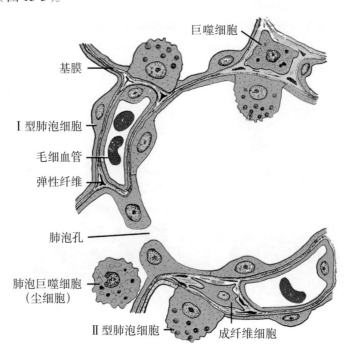

巨噬细胞

基膜

Ⅰ型肺泡细胞

毛细血管

弹性纤维

肺泡孔

肺泡巨噬细胞
（尘细胞）

Ⅱ型肺泡细胞　　成纤维细胞

图 15-5　肺泡及肺泡孔高倍光镜结构模式图

（1）肺泡上皮：由两型肺泡细胞组成。

Ⅰ型肺泡细胞：数量少，但覆盖肺泡表面的大部分（95%），是气体交换的部位。细胞呈扁平状，含细胞核部分略厚，其他部分很薄，吞饮小泡甚多，可将肺泡内吸入的微尘粒转运至间质内。

Ⅱ型肺泡细胞：数量较Ⅰ型肺泡细胞多，但仅覆盖肺泡表面的很小部分（5%）。Ⅱ型肺泡细胞的增殖能力强，细胞呈立方形或圆形，镶嵌在Ⅰ型肺泡细胞之间。细胞游离面有少量微绒毛；细胞质内含丰富的粗面内质网和发达的高尔基复合体，还含有许多嗜锇性板层小体（图15-6）。嗜锇性板层小体内的物质以胞吐方式释出，均匀地涂布于肺泡上皮表面，称为表面活性物质（surfactant），具有降低肺泡表面张力、稳定肺泡直径的作用。

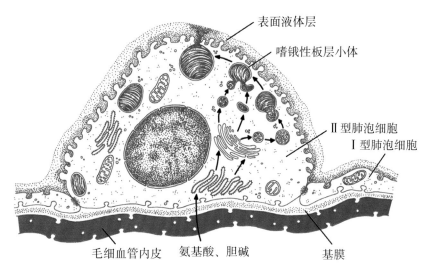

图 15-6　Ⅱ型肺泡细胞电镜结构模式图

 知识链接

肺水肿

肺水肿是由于某种原因引起肺内组织液的生成和回流平衡失调所形成的。由于肺微血管静水压升高、微血管和肺泡壁通透性增加、血浆胶体渗透压降低、肺淋巴回流障碍等原因引起肺毛细血管渗出增加，大量液体集聚在肺泡、肺间质和细小支气管内，这些渗出液又不能在短时间内被肺淋巴和肺静脉系统吸收，致使肺的通气和换气功能严重障碍，导致机体严重缺氧而出现一系列临床表现。主要表现为呼吸困难、端坐呼吸、发绀、大汗淋漓、阵发性咳嗽伴大量白色或粉红色泡沫痰，双肺布满对称性湿啰音。急性肺水肿危及生命。

（2）肺泡隔（alveolar septum）：相邻两个肺泡之间的薄层结缔组织，称为肺泡隔。其内含有丰富的连续毛细血管网和大量的弹性纤维（图15-5）。密集的毛细血管网有利于血液与肺泡之间的气体交换。丰富的弹性纤维使肺具有弹性。在病理状态下，弹性纤维遭到破坏，肺泡处于过度扩张状态，造成肺气肿。

知识链接

肺淤血

　　肺淤血是指肺泡毛细血管出现血液淤积，通常由左心衰竭引起。当左心衰竭时，血液不能排出而大量淤滞在左心腔内，使左心腔内压力不断升高，阻碍肺静脉血液回流到左心房，导致肺静脉血液淤滞，压力升高，肺泡毛细血管血流缓慢，造成肺淤血。肺淤血时肺泡毛细血管扩张，通透性增加，渗出增加，肺体积增大，呈暗红色，切面流出泡沫状红色血性液体。肺淤血时肺的换气功能障碍，表现为气促、缺氧、发绀、咳嗽，咳大量浆液性粉红色泡沫痰。

　　（3）气-血屏障（blood-air barrier）：是指肺泡与血液间气体交换所必须通过的结构。它包括肺泡表面液体层、Ⅰ型肺泡细胞及其基膜、薄层结缔组织、毛细血管内皮基膜及内皮细胞（图15-5）。气-血屏障很薄，总厚度为 0.2~0.5 μm。

　　（4）肺泡孔（alveolar pore）：相邻肺泡之间有直径 7~9 μm 的小孔相通，称为肺泡孔（图15-5），与平衡肺泡内的气压相关。

　　（5）肺泡巨噬细胞（alveolar macrophage）：由单核细胞分化而来，广泛分布在肺泡隔或肺泡腔内。具有吞噬细菌、异物等功能。在吞噬了吸入的尘粒后，称为尘细胞（dust cell）。

　　（三）肺的血管

　　肺有两套血循环管道。

　　1. 肺动脉与肺静脉　是肺的功能性血管，它们入肺后，随支气管树分支，到达呼吸部后，在肺泡周围形成属于连续毛细血管的毛细血管网。

　　2. 支气管动脉和支气管静脉　是肺的营养性血管，它们起自胸主动脉或肋间动脉，与支气管伴行入肺，沿途在导气部管壁分支形成毛细血管，营养肺组织。

思考题

　　1. 试述肺导气部管壁的结构变化规律。

　　2. 试述Ⅰ型肺泡细胞和Ⅱ型肺泡细胞的数量、形态结构特点及功能。

　　3. 简述气-血屏障的结构及功能。

（王纯尧）

泌尿系统

第十六章数字资源

学习目标

掌握：
（1）肾单位的光镜结构和功能。
（2）肾球旁复合体的组成、结构和功能。
（3）肾滤过屏障的构成和功能。

熟悉：
肾的结构与泌尿功能之间的关系。

了解：
肾的血液循环；排尿管道的结构。

运用：
运用所学知识，理解时时渗滤，自我荡涤的现实意义。

案例导入

　　患者，男，25岁。既往身体健康，无烟酒不良嗜好。患者于2周前受凉后出现咽部疼痛不适，轻微咳嗽，无咳痰，无发热，自服阿莫西林胶囊、清开灵后略有好转。近2天患者感觉双下肢发胀，双眼睑肿胀，晨起时明显。尿量减少，每天300~600 ml，尿色较红，感觉全身乏力不适，无尿急、尿频、尿痛，无关节疼痛，无皮疹、口腔溃疡等，2周来体重增加6 kg。查体：T 36.6 ℃，P 80次/分，R 20次/分，BP 165/100 mmHg。无皮疹，浅表淋巴结未触及。眼睑水肿，咽红，扁桃体不大。心肺无异常，腹软，肝脾不大，移动性浊音阴性，双肾区无叩痛，双下肢凹陷性水肿。实验室检查：血常规：WBC 7.7×10^9/L，Hb 140 g/L，PLT 210×10^9/L。尿常规：尿蛋白++，镜检RBC 20~30/高倍视野。尿蛋白定量：3 g/24 h。肾功能：BUN 8.5 mmol/L，Scr 140 μmol/L。补体 C_3 0.5 g/L。ASO 800 IU/L。腹部B超示双肾大小正常。该患者诊断为急性肾小球肾炎。

　　问题与思考：

　　1. 案例中病变最可能累及的部位是什么？

　　2. 该病主要形态学改变及与症状的关系是什么？

　　泌尿系统（urinary system）由肾、输尿管、膀胱和尿道组成。肾是泌尿器官，产生尿液，同时还具有某些内分泌功能；其余为贮尿和排尿器官。

一、肾

（一）肾的一般结构

肾（kidney）外形呈豆状，外缘隆起，内缘凹陷为肾门，是肾的血管、淋巴管、神经和输尿管进出之处。肾表面被覆结缔组织被膜，肾实质由皮质和髓质构成。皮质位于外周部，色深；髓质位于深部，色浅。髓质由十几个肾锥体组成，肾锥体的尖为肾乳头，伸入肾小盏，底与皮质相连，并向皮质发出数条放射状走行的线状结构，称为髓放线（medullary ray）。位于髓放线之间的皮质呈颗粒状，称为皮质迷路（cortical labyrinth）。肾锥体之间有皮质伸入，称为肾柱。一个肾锥体及其相连的皮质组成一个肾叶。每条髓放线及其周围的皮质迷路组成一个肾小叶。肾小叶间有小叶间动脉和小叶间静脉及少量结缔组织（图 16-1，图 16-2）。

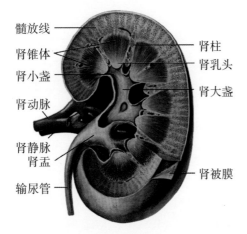

图 16-1　右肾冠状剖面（后面观）立体结构模式图

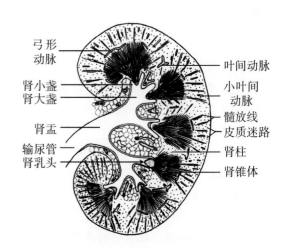

图 16-2　右肾冠状剖面模式图

（二）肾的组织结构

肾实质含大量泌尿小管（uriniferous tubule），其间有少量结缔组织、血管和神经等构成的肾间质（表 16-1）。泌尿小管是由单层上皮构成的管道，包括肾小管和集合小管系两部分。每条肾小管起始端膨大内陷成双层的肾小囊，并与血管球共同构成肾小体。每个肾小体和一条与它相连的肾小管，称为肾单位。

1. 肾单位　肾单位（nephron）是肾的结构和功能单位，由肾小体和肾小管组成。人类的每个肾有 100 万 ~200 万个肾单位。肾小体是大小不等的圆形或椭圆形小体，位于皮质迷路和肾柱内。肾小管连于肾小体一端，依次分为近端小管曲部、近端小管直部、细段、远端小管直部和远端小管曲部 5 段。近端小管直部、细段和远端小管直部 3 者在走行中形成一个 "U" 形的祥，称为髓祥（medullary loop）。根据肾小体在皮质内的分布位置，将肾单位分为浅表肾单位和髓旁肾单位。浅表肾单位：位于皮质浅部，肾小体较小，髓祥短，数量多，约占肾单位总数的 85%。髓旁肾单位：位于皮质深部，肾小体较大，髓祥细段长，数量少，约占肾单位总数的 15%（图 16-3）。

（1）肾小体（renal corpuscle）：位于皮质迷路，似球形，又称为肾小球，直径约 200 μm。由血管球和肾小囊组成。每个肾小体有两极，微动脉出入的一端称为血管极，与肾小管相连的一端称为尿极（图 16-4，图 16-5）。

1）血管球（glomerulus）：是位于肾小囊内的一团盘曲的毛细血管（图 16-4~ 图 16-6）。由入球微动脉从血管极处入肾小囊内，先分成 4~5 支，每支再分支形成许多相互吻合的毛细血管祥，继而汇合成一条出球微动脉，从血管极处离开肾小体。电镜下，血管球毛细血管为

表 16-1 肾单位和集合小管系组成及各段位置

组成			位置
肾单位	肾小体	血管球	皮质迷路、肾柱
		肾小囊	
	肾小管	近端小管 近端小管曲部（近曲小管）	皮质迷路、肾柱
		近端小管直部	
		细段	髓袢（肾单位袢）髓放线、肾锥体
		远端小管 远端小管直部	
		远端小管曲部（远曲小管）	皮质迷路、肾柱
集合小管系		弓形集合小管	皮质迷路
		直集合小管	髓放线、肾锥体
		乳头管	肾乳头

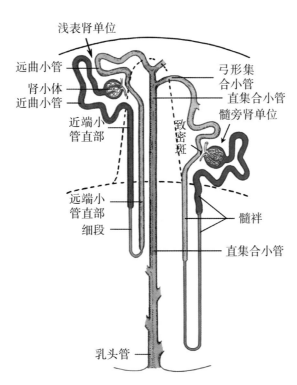

图 16-3 肾泌尿小管结构模式图

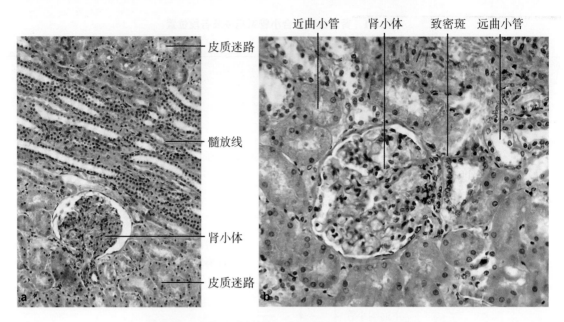

图 16-4　人肾皮质低倍（a）、高倍（b）光镜结构像
a.×100；b.×400

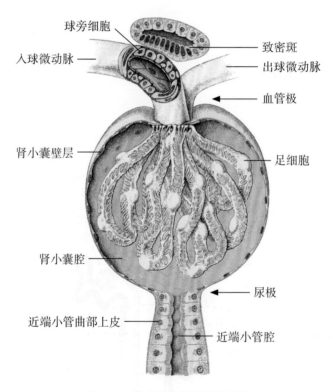

图 16-5　肾小体立体结构模式图

有孔型，孔径 50～100 nm。孔上大多无隔膜，有利于其滤过功能（图 16-7）。每个血管袢之间有血管系膜（mesangium）支持，由星状多突的球内系膜细胞（intraglomerular mesangial cell）和系膜基质组成。球内系膜细胞通过合成、分泌、吞噬、收缩等活动调节原尿的滤过（图 16-8）。

　　2）肾小囊（renal capsule）：又称为 Bowman 囊，是肾小管起始部膨大并凹陷而成的双层杯状囊，囊内含有血管球。肾小囊外层（或称为肾小囊壁层）为单层扁平上皮，在肾小体尿极

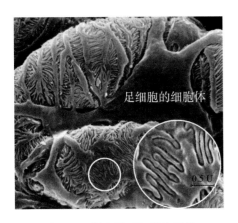

图 16-6 肾血管球扫描电镜像

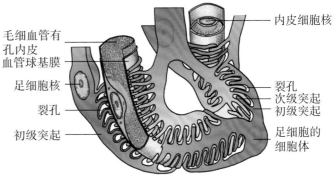

图 16-7 肾血管球毛细血管内皮细胞、足细胞和基膜电镜结构模式图

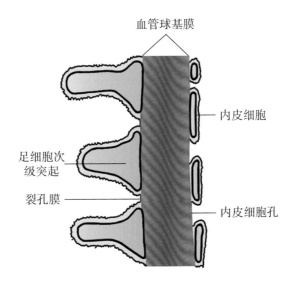

图 16-8 肾小体滤过膜电镜结构模式图

处与近端小管上皮相连续，在血管极处反折为肾小囊内层（或称为肾小囊脏层），两层上皮之间的狭窄腔隙称为肾小囊腔，与近曲小管腔相通（图 16-5）。肾小囊内层由足细胞（podocyte）构成。足细胞紧包在血管球毛细血管外面。内皮细胞与足细胞之间有基膜。电镜下，足细胞的细胞体较大，细胞体凸向肾小囊腔，细胞核染色较浅，细胞质内有丰富的细胞器。扫描电镜下，可见足细胞伸出几个大的初级突起，每个初级突起再发出许多指状的次级突起，相邻次级突起形成指状交叉，呈栅栏状，紧贴在基膜外面，突起之间有直径约 25 nm 的裂隙，称为裂孔。裂孔上有一层裂孔膜（slit membrane）（图 16-6～图 16-8）。足细胞突起内含较多微丝，其收缩可使突起活动而改变裂孔的宽度。

3）基膜：较厚，由内皮细胞和足细胞共同形成。光镜下，基膜呈均质状，PAS 反应阳性。电镜下，基膜分为 3 层，中层较厚而致密，内、外层较薄而稀疏。

滤过膜：肾小体以滤过方式形成滤液，当血液从血管球毛细血管滤过到肾小囊腔，需要经过 3 层结构，即有孔毛细血管内皮、共同基膜和足细胞突起之间的裂孔膜，这 3 层结构称为滤过膜（filtration membrane）或滤过屏障（filtration barrier）（图 16-7，图 16-8）。滤入肾小囊腔的滤液，称为原尿。成人一昼夜约形成 180 L 原尿。原尿中除不含大分子蛋白质外，其余成分与血浆相似。滤过膜对血浆成分有选择性通透作用，若滤过膜受损，则大分子蛋白质，甚至血细胞均可漏出，出现蛋白尿或血尿。

知识链接

多中心发生的尿路上皮肿瘤

泌尿系统管腔除男性前尿道外，自肾盏、肾盂、输尿管至膀胱、部分尿道，皆被覆移行上皮，这些部位的肿瘤具有相似的病因及病理变化，可以同时或者先后发生肿瘤，称为多中心肿瘤或多原发肿瘤。在肾盂、输尿管、膀胱和尿道移行细胞癌的诊断中，一定要注意泌尿系统是否存在其他部位的肿瘤。在手术后也要复查，观察有无泌尿系统部位肿瘤的发生。

（2）肾小管（renal tubule）：由单层上皮围成，分为近端小管、细段和远端小管3部分（图16-9），肾小管有重吸收原尿中某些成分和排泌等作用。

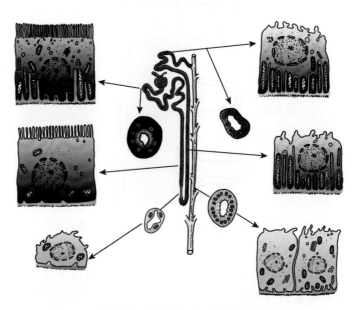

图 16-9　肾泌尿小管各段上皮细胞电镜结构模式图

1）近端小管（proximal tubule）：是肾小管中最粗、最长的一段，直径50~60 μm，长约14 mm，分曲部和直部。

近端小管曲部：又称为近曲小管（proximal convoluted tubule）。位于皮质迷路和肾柱内，起于肾小体尿极，盘曲于肾小体附近（图16-4）。光镜下，近曲小管的管壁由单层立方或锥体形细胞组成，细胞界限不清，细胞质嗜酸性，细胞核呈圆形，位于基底部；管腔面有刷状缘，基底部有纵纹。电镜下，刷状缘为细胞表面细长而密集的微绒毛，它扩大了细胞游离面的表面积。上皮细胞侧面有许多侧突与邻近细胞互相嵌合，故光镜下细胞界限不清（图16-10）。细胞基底部细胞膜内陷形成发达的质膜内褶，褶间有许多纵行的线粒体，形成光镜下的纵纹。侧突与质膜内褶扩大了细胞与间质之间的物质交换面积。

近端小管直部：位于髓放线和肾锥体内。结构与曲部相似，但上皮细胞较矮，微绒毛、侧突和质膜内褶等不如曲部发达。

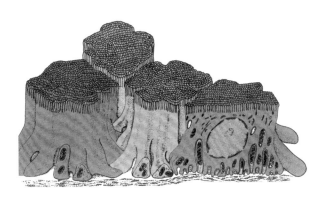

图 16-10　肾近端小管曲部上皮细胞电镜结构立体模式图

近端小管是对原尿重吸收的主要部位。原尿中几乎全部葡萄糖、氨基酸和蛋白质以及大部分水、无机盐类等均在此被重吸收回血。上皮细胞还向管腔内分泌和排出某些代谢产物，如氢离子、氨、肌酐和马尿酸等。

2）细段（thin segment）：位于髓放线和肾锥体内。管径最细，直径约15 μm，管壁为单层扁平上皮。上皮细胞的细胞核呈卵圆形，突向管腔，细胞质着色较淡（图 16-11）。细段壁薄，利于水和离子透过。

3）远端小管（distal tubule）：分直部和曲部两部分。

远端小管直部：位于髓质内，并经髓放线返回皮质，移行于远端小管曲部。管壁为单层立方上皮。光镜下，细胞分界清楚；细胞质弱嗜酸性，着色较淡；细胞核呈圆形，位于中央；细胞游离面无刷状缘，基底纵纹明显。电镜下，细胞表面微绒毛少而短；细胞侧面亦有少量侧突，细胞基底部质膜内褶发达，褶间有许多线粒体。质膜内褶上有钠泵，能主动向肾间质运出钠离子，使间质渗透压逐渐增高，有利于重吸收水分，浓缩尿液。

远端小管曲部：又称为远曲小管（distal convoluted tubule），位于皮质迷路内，基本结构与直部相同，但上皮细胞比直部略高。上皮细胞着色浅，基底纵纹不如直部发达。远曲小管是离子交换的重要部位。在肾上腺皮质醛固酮作用下，有吸收钠、排出钾和向小管腔内分泌氢离子和氨的作用。垂体后叶抗利尿激素能促进此段对水的重吸收，使尿液浓缩。

2. 集合小管系　集合小管系（collecting tubule system）起始段与远曲小管相接，称为弓形集合小管。进入髓放线后为直集合小管，入髓质后下行至肾乳头，称为乳头管。随着管腔逐渐变粗，其内表面被覆的单层立方上皮也渐变为单层柱状上皮。上皮细胞特点：细胞质清亮，分界清楚，细胞核呈圆形，位于中央，着色较深（图 16-11）。集合小管也在抗利尿激素和醛固酮作用下，有重吸收水和钠的作用。

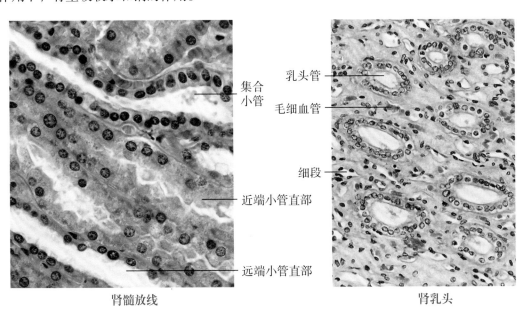

集合小管

近端小管直部

远端小管直部

肾髓放线

乳头管

毛细血管

细段

肾乳头

图 16-11　人肾深层皮质与髓质光镜像

×400

3. 球旁复合体 球旁复合体（juxtaglomerular complex）也称为肾小球旁器，由球旁细胞、致密斑和球外系膜细胞组成。它们在肾小体血管极处组成三角形，入球微动脉和出球微动脉为三角形的两侧边，致密斑为三角形的底，球外系膜细胞则位于三角形中心（图 16-12）。

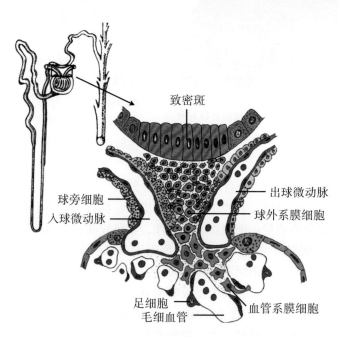

图 16-12 肾小体和球旁复合体光镜结构模式图

（1）球旁细胞（juxtaglomerular cell）：是入球微动脉位于血管极处的管壁中膜平滑肌特化而成的上皮样细胞。细胞呈立方形，细胞质内含分泌颗粒，颗粒内含肾素。肾素可使血管收缩，血压升高。

（2）致密斑（macula densa）：是远端小管靠近血管极一侧的上皮细胞特化形成的椭圆形斑状结构。光镜下，细胞呈高柱状，排列紧密，细胞核呈椭圆形，位于细胞顶部，排列整齐。致密斑是一种离子感受器，能感受远端小管内滤液中的钠离子浓度，并调节远端小管对钠离子的重吸收，最终调节血钠浓度。

（3）球外系膜细胞（extraglomerular mesangial cell）：又称为极垫细胞（polar cushion cell），是位于血管极三角区的一群细胞，与球内系膜细胞相连，形态也相似。此细胞在球旁复合体的功能活动中可能起"信息"传递作用。

（三）肾间质

肾间质是指肾内泌尿小管之间的结缔组织。肾间质在皮质较少，至髓质逐渐增多。肾间质内有一种特殊的星形有突起的间质细胞，可产生前列腺素和形成间质内纤维与基质。

（四）肾的血液循环

肾担负着过滤血液形成尿液的特殊功能，因此有相应的血液循环途径和特点（图 16-13，图 16-14）。肾的血液循环途径如表 16-2。

肾血循环的特点：

1. 肾动脉直接由腹主动脉分出，血流量大，压力高。

2. 入球微动脉管径比出球微动脉粗，使血管球内压力增高，有利于滤过作用。

3. 两次形成毛细血管网。入球微动脉形成血管球毛细血管网，出球微动脉形成球后毛细血管网，前者有利于滤过作用，后者有利于重吸收功能。

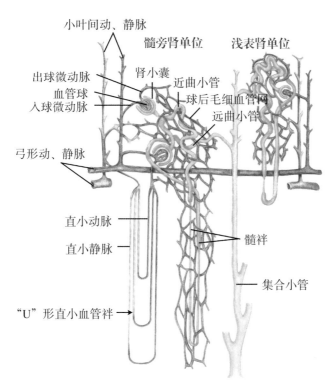

图 16-13　肾血液循环模式图

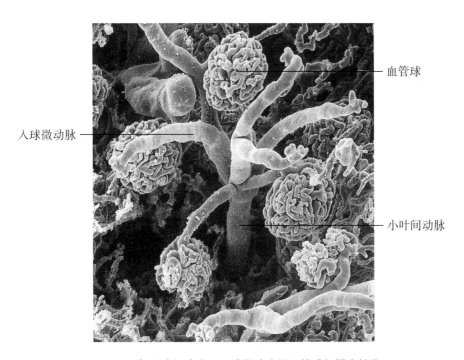

图 16-14　肾小叶间动脉、入球微动脉及血管球扫描电镜像

4.髓质内直的血管袢与髓袢伴行，有利于肾小管和集合小管的重吸收和尿液浓缩。

二、排尿管道

排尿管道包括肾盏、肾盂、输尿管、膀胱和尿道，功能是将肾形成的终尿排出体外。它们的结构基本相似，均分为黏膜、肌层和外膜 3 层（图 16-15）。

表 16-2　肾的血循环途径

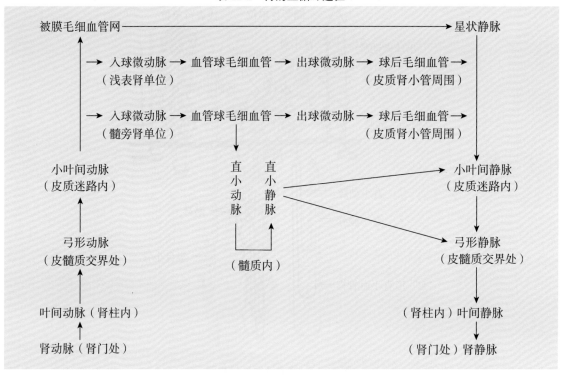

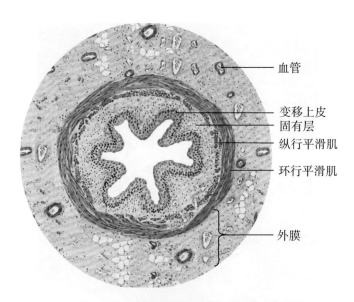

图 16-15　输尿管横切面光镜结构模式图

（一）黏膜

黏膜由黏膜上皮和固有层组成。上皮为变移上皮，开始较薄，仅 2~3 层细胞，至输尿管有 4~5 层细胞，至膀胱时为 8~10 层细胞，膀胱充盈时上皮变薄，细胞变扁。固有层为结缔组织。

（二）肌层

肌层由平滑肌组成。一般为内纵行、外环行两层，输尿管下段至膀胱的肌层为内纵行、中环行和外纵行 3 层。

（三）外膜

除膀胱顶部为浆膜外，其余为纤维膜。

● 思考题 ●

1. 试述肾单位的结构与功能。

2. 试述球旁复合体的结构组成与功能。

3. 试述肾小体的定义、分类及功能特点。

4. 试述肾滤过屏障的结构和功能。

（齐云飞）

第十七章

男性生殖系统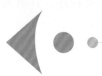

 学习目标

掌握：

（1）睾丸的组织结构、睾丸生精小管（各级生精细胞、支持细胞）的结构及功能。

（2）精子发生及精子形成的基本概念。

（3）血 – 生精小管屏障的概念及组成。

（4）间质细胞的形态结构及功能。

熟悉：

附睾和前列腺的结构与功能。

了解：

输精管、精囊、尿道球腺和阴茎的结构及功能。

运用：

运用所学知识，树立奋勇争先的拼搏精神。

 案例导入

患者，男，69岁，进行性排尿困难4年余，由于饮酒之后出现无法排尿、尿潴留，就诊于泌尿外科门诊。体格检查：下腹部膨隆，脐下三横指叩诊浊音，双肾未扪及，肾区无叩击痛；直肠指检，前列腺Ⅲ度肿大，质硬，压痛（＋）。超声检查：结果显示膀胱充盈；前列腺体积增大，内腺增大明显，呈中等或中强回声，内部回声不均。初步诊断为前列腺增生症。医护人员迅速予以导尿处理。患者住院观察并准备择日行手术治疗。

问题与思考：

1. 前列腺增生时前列腺组织结构发生了什么变化？

2. 前列腺增生为什么出现排尿困难，甚至尿潴留？

男性生殖系统由睾丸、生殖管道、附属腺及外生殖器组成。睾丸能产生精子，分泌雄激素。附睾、输精管、射精管和尿道是运输精子的生殖管道，附睾还具有暂时贮存精子、营养精子和促进精子成熟的作用。附属腺包括前列腺、精囊和尿道球腺。附属腺和各段生殖管道的分泌物共同构成精浆。精浆与精子构成精液。

一、睾丸

睾丸（testis）位于阴囊内，表面被覆以被膜，包括鞘膜脏层、白膜（tunica albuginea）和血管膜3层。白膜为致密结缔组织，在睾丸后缘增厚形成睾丸纵隔（mediastinum testis）。纵隔的结缔组织呈放射状伸入睾丸实质，将其分成约250个锥体形小叶。每个小叶内有1~4条弯曲细长的生精小管，为产生精子的场所。生精小管在近睾丸纵隔处变为短而直的直精小管。直精小管进入睾丸纵隔相互吻合形成睾丸网。生精小管之间的疏松结缔组织称为睾丸间质（图17-1）。

（一）生精小管

生精小管（seminiferous tubule）为高度弯曲的上皮性管道。成人的生精小管长30~70 cm，直径150~250 μm，中央为管腔，管壁厚60~80 μm，主要由特殊的复层生精上皮（spermatogenic epithelium）构成，基膜明显。基膜外有胶原纤维和一些梭形的肌样细胞（myoid cell）（图17-2）。肌样细胞收缩时有助于精子的排出。生精上皮由支持细胞和生精细胞（spermatogenic cell）组成（图17-3）。

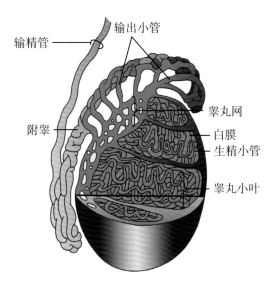

图 17-1　人睾丸与附睾立体结构模式图

1. 生精细胞　生精细胞包括精原细胞、初级精母细胞、次级精母细胞、精子细胞和精子。在生精上皮中，各级生精细胞从基底到腔面多层排列，镶嵌在支持细胞之间，代表着男性生殖细胞分化过程的不同发育阶段。

从精原细胞发育成为精子的过程，称为精子发生（spermatogenesis）。精子发生包括3个阶段：①精原细胞分裂增殖，形成精母细胞的阶段；②精母细胞减数分裂，形成单倍体精子细胞的阶段；③圆形的精子细胞经过复杂的变态形成蝌蚪形精子的阶段。

在青春期前，生精小管的管腔很小或缺如，管壁中主要为精原细胞和支持细胞。自青春期始，在垂体促性腺激素的作用下，生精细胞不断增殖分化，形成精子。

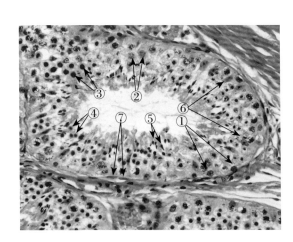

图 17-2　人睾丸生精小管光镜像，示各级生精细胞
①精原细胞；②初级精母细胞；③次级精母细胞；
④精子细胞；⑤精子；⑥支持细胞；⑦肌样细胞
×200

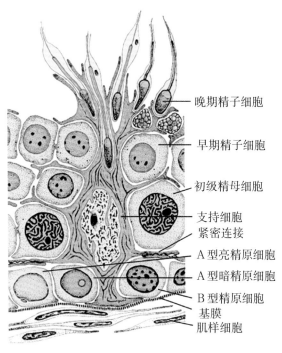

图 17-3　人睾丸生精小管管壁电镜结构模式图

（1）精原细胞（spermatogonium）：紧贴生精上皮基膜，呈圆形或椭圆形，直径约为 12 μm（图 17-2）。精原细胞分为 A、B 两型。A 型精原细胞是生精细胞中的干细胞，其细胞核呈椭圆形，染色质深染，中央常见淡染小泡；或染色质细密，有 1~2 个核仁附在核膜上。A 型精原细胞经过不断的分裂增殖，一部分 A 型精原细胞继续作为干细胞，另一部分则分化为 B 型精原细胞。B 型精原细胞的细胞核呈圆形，核膜上附着有较粗的染色质颗粒，核仁位于中央。经过数次分裂后，B 型精原细胞分化为初级精母细胞。

（2）初级精母细胞（primary spermatocyte）：位于精原细胞近腔侧，体积较大，直径约 18 μm；细胞核大，呈丝球状（图 17-2）。初级精母细胞经过 DNA 复制后，染色体核型为 46, XY（4n DNA）。经过第一次成熟分裂，同源染色体分离，形成 2 个次级精母细胞。

（3）次级精母细胞（secondary spermatocyte）：位置在初级精母细胞近腔侧，细胞呈圆形，直径约为 12 μm；细胞核圆形，染色较深（图 17-2）。次级精母细胞染色体核型为 23, X 或 23, Y（2n DNA），每条染色体由 2 条染色单体组成。次级精母细胞不进行 DNA 复制，一旦形成便很快进行第二次成熟分裂，染色单体分离，形成 2 个精子细胞。由于次级精母细胞存在的时间较短，故在生精小管的切片标本中不易见到。

（4）精子细胞（spermatid）：位置在次级精母细胞近管腔侧，细胞呈圆形，直径约 8 μm；细胞核大而圆，染色质致密（图 17-2）。

精子细胞不再分裂，它经过复杂的形态变化，由圆形逐渐分化转变为蝌蚪形的精子，这个过程称为精子形成（spermiogenesis）。精子形成的主要变化是（图 17-4）：①细胞核中的染色质高度浓缩，细胞核变长并移向细胞的一侧，构成精子头部的主要结构；②高尔基复合体形成许多顶体泡（溶酶体），相互融合逐渐增大，并凹陷为双层帽状结构，覆盖在细胞核的头端，形成顶体（acrosome），内含顶体酶；③中心粒迁移到顶体的对侧，发出轴丝，形成尾部，或称为鞭毛。随着轴丝逐渐增长，精子细胞变长；④线粒体从细胞周边汇聚于尾部近端周围，形成螺旋形的线粒体鞘；⑤多余的细胞质脱落，形成残余体（residual body）；⑥细胞膜包在精子表面，称为精子质膜，它在精子运动、获能和受精等过程中发挥重要作用。

一个初级精母细胞，经过两次成熟分裂，染色体数目减少了一半，形成了 4 个单倍体的精子细胞，其染色体核型为 23, X 或 23, Y（1n, DNA）。

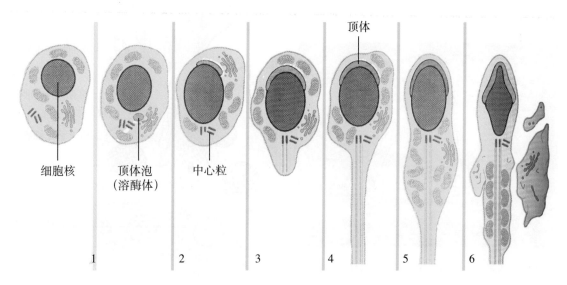

图 17-4　人精子形成示意图

成熟分裂的意义在于确保在两性生殖细胞结合时，重新获得与亲代相同数目的染色体。在分裂过程中，同源染色体之间可进行遗传基因的交换，使精子细胞具有不同的基因组合。

（5）精子（spermatozoon）：形似蝌蚪，长约 60 μm。分头部、尾部两部分。头部正面观呈卵圆形，侧面观呈梨形。头部内主要有一个染色质高度浓缩的细胞核。细胞核的前 2/3 有顶体覆盖。顶体内含顶体酶（即多种水解酶，如顶体蛋白酶、透明质酸酶、酸性磷酸酶等）。尾部又称为鞭毛，是精子的运动装置，分为颈段、中段、主段和末段 4 部分。颈段短，其内主要是中心粒。由中心粒发出 9 对周围微管和 2 根中央微管行向尾端，构成尾部中心的轴丝；在中段，轴丝外侧有纵行的外周致密纤维，其外侧再包裹一圈线粒体鞘，为精子尾部的摆动提供能量；主段最长，轴丝外无线粒体鞘，代之以致密纤维形成的纤维鞘；末段短，仅有轴丝（图 17-5）。在人类，从精原细胞到精子形成需要 64±4.5 天。

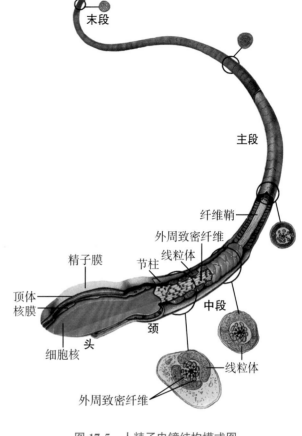

图 17-5　人精子电镜结构模式图

2. 支持细胞　支持细胞（sustentacular cell），又称为 Sertoli 细胞。光镜下，支持细胞轮廓不清楚，细胞质染色浅，细胞核呈三角形或椭圆形，核仁明显。电镜下，支持细胞呈不规则锥体形。支持细胞的基部紧贴基膜；顶部深达管腔；侧面和腔面有许多不规则凹陷，其内镶嵌着各级生精细胞。相邻支持细胞侧面近基底部的细胞膜形成紧密连接，将生精上皮分成基底室（basal compartment）和近腔室（abluminal compartment）两部分。基底室位于生精上皮基膜和支持细胞紧密连接之间，内有精原细胞；近腔室位于紧密连接上方，内有精母细胞、精子细胞和精子（图 17-3）。基底室和近腔室内的微环境不同，有利于不同阶段生精细胞发育。

支持细胞具有多种功能：①支持细胞的紧密连接参与形成血 - 生精小管屏障（blood-seminiferous tubule barrier）。生精小管与血液之间，存在着血 - 生精小管屏障，其组成包括毛细血管内皮及其基膜、结缔组织、生精上皮基膜和支持细胞紧密连接。支持细胞的紧密连接是构成血 - 生精小管屏障的主要结构。血 - 生精小管屏障可阻止某些物质进出生精上皮，形成并维持有利于精子发生的微环境，还能防止精子抗原物质逸出到生精小管外而发生自体免疫反应。②对生精细胞起支持、营养和保护作用，其微丝和微管的收缩可促使精子释放入生精小管腔。③吞噬和消化精子形成过程中脱落下来的残余细胞质。④支持细胞在促卵泡素（FSH）和雄激素的作用下，能合成雄激素结合蛋白（androgen-binding protein, ABP）。ABP 与雄激素结合，以保持生精小管内雄激素的水平，促进精子发生。⑤支持细胞还可以分泌激动素 (activin) 和抑制素（inhibin），调节 FSH 的合成和分泌。

知识链接

男性不育症

男性不育症指男女结婚后有正常、规律的性生活，无任何避孕措施1年后男性仍未使得配偶受孕。根据病因可以分为精子生成障碍和精子输送障碍两个方面。精子发生受到下丘脑-垂体-睾丸轴的调控，如果下丘脑分泌 GnRH、垂体分泌 ICSH 和 FSH 的功能受损，精子发生就难以启动。精子发生在睾丸进行，各种引起睾丸结构、功能异常的原因均可导致生精功能障碍。输精管道梗阻、性功能障碍、射精功能障碍也可引起男性不育。另外，临床上还有找不到明确病因的特发性不育，可能会影响生殖的某个或多个环节，目前多认为与遗传或环境等因素有关。当今社会工作压力大、环境污染严重、生活习惯不良等诸多因素均会影响男性生育力，需要引起社会及个人的重视。

（二）睾丸间质

生精小管之间的睾丸间质为疏松结缔组织，富含血管和淋巴管。间质内除有结缔组织细胞外，还有一种间质细胞（interstitial cell）。间质细胞又称为 Leydig 细胞，成群分布，体积较大，呈圆形或多边形；细胞核圆形，常偏位，染色浅，核仁明显；细胞质嗜酸性较强（图 17-6），具有分泌类固醇激素细胞的超微结构特点，即细胞质内含丰富的滑面内质网、管状嵴线粒体和较多的脂滴。间质细胞的主要功能是合成分泌雄激素（androgen）。雄激素具有促进精子发生、促进男性生殖器官的发育与分化以及维持男性第二性征和性功能等作用。

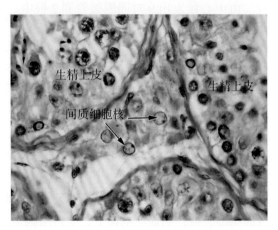

图 17-6　人睾丸间质光镜像，显示睾丸间质细胞 ×400

（三）直精小管和睾丸网

生精小管近睾丸纵隔处变成短而直的管道，管径较细，为直精小管（tubulus rectus）。直精小管的管壁被覆单层矮柱状上皮，无生精细胞，只有支持细胞。直精小管进入睾丸纵隔内分支吻合形成网状的管道，为睾丸网（rete testis）。睾丸网由单层立方上皮组成，管腔大而不规则。生精小管产生的精子经直精小管和睾丸网出睾丸。

二、生殖管道

（一）附睾

附睾（epididymis）分头、体和尾3部分，头部主要由输出小管组成，体部和尾部由附睾管组成。精子在附睾中进一步成熟，获得运动的能力。

1. 输出小管　输出小管（efferent duct）是与睾丸网连接的8~12根弯曲小管，构成附睾头的大部，其远端与附睾管相连。输出小管上皮由高柱状纤毛细胞和低柱状无纤毛细胞相间排列而成，故管腔面呈波浪状起伏不平（图 17-7）。

2. 附睾管　附睾管（epididymal duct）是一条长4~6 m极度盘曲的管道，管腔规则，腔内充满精子和分泌物。附睾管内表面被覆假复层柱状上皮，由高柱状细胞和基细胞组成。高柱状细胞可分泌促进精子成熟的物质，其细胞表面有成簇排列的粗而长的微绒毛，又称为静纤毛

（ stereocilium ），能帮助分泌物排入腔内。

　　附睾管的上皮基膜外有薄层平滑肌纤维围绕，并从管道的头端至尾端逐渐增厚，平滑肌层的收缩有助于管腔内的精子向输精管方向缓慢移动。管壁外为富含血管的疏松结缔组织（图17-8 ）。

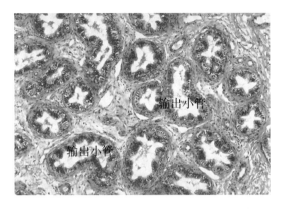

图 17-7　人睾丸输出小管光镜像
×100

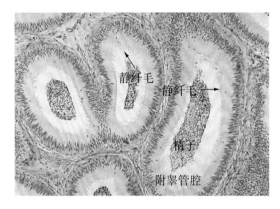

图 17-8　人附睾管光镜像
×100

（二）输精管

　　输精管是壁厚腔小的肌性管道，管壁由黏膜、肌层和外膜 3 层组成。黏膜表面被覆假复层柱状上皮，与附睾管相似。固有层结缔组织中弹性纤维丰富。肌层厚，由内纵、中环、外纵行排列的平滑肌纤维组成（图 17-9）。在射精时，肌层强力收缩，将精子快速射出。

三、附属腺

　　附属腺和生殖管道的分泌物以及精子共同组成精液（semen ）。

（一）前列腺

　　前列腺（prostate ）呈栗形，环绕于尿道起始段。按腺体的分布位置，分为 3 组，即黏膜腺、黏膜下腺和主腺。黏膜腺最小，位于尿道的黏膜内；黏膜下腺位于黏膜下层；主腺包在尿道的外围，占前列腺的大部分。前列腺的被膜与支架组织均由富含弹性纤维的结缔组织和平滑肌纤维组成。腺实质主要由 30~50 个复管泡状腺组成，有 15~30 条导管开口于尿道精阜的两侧。前列腺的腺泡形态不规则，有较多的皱襞。腺泡上皮形态多样，可以是单层立方、单层柱状或假复层柱状上皮。腔内可见分泌物浓缩形成的圆形、嗜酸性板层小体，称为前列腺凝固体（ prostatic concretion ），它随年龄的增长而增多，甚至钙化，形成前列腺结石（图 17-10 ）。

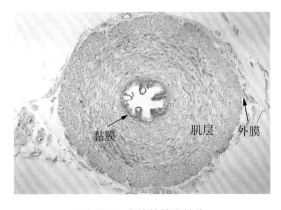

图 17-9　人输精管光镜像
×40

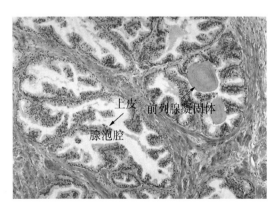

图 17-10　人前列腺光镜像
×200

知识链接

前列腺癌

前列腺癌是泌尿生殖系统常见的恶性肿瘤，其发病率在不同种族之间有很大差异，在北欧和美国位居肿瘤发病率的前列；而在中国，随着人口老龄化及饮食结构的改变等因素，发病率近年也呈现上升趋势。前列腺癌的发病年龄平均约70岁，随男性年龄的增长而发病率增加，50岁之后，发病率和死亡率的增加比例明显高于其他主要癌种。其危险因素包括年龄、遗传、种族及饮食等。前列腺癌多数源于外周带，远离尿道，因此，早期较少出现临床症状。随着肿瘤的发展，前列腺癌主要有3个方面的症状：①梗阻症状：如癌扩展至尿道和膀胱时，引起排尿梗阻、下尿路刺激和血尿等症状；②局部浸润症状：直肠膀胱陷凹常常是局部浸润性前列腺癌最先侵犯的区域；③转移性症状：50岁以上的男性每年常规体检时做肛门指诊及血清前列腺特异抗原（PSA）检查，有利于早期发现前列腺癌。

（二）精囊

精囊（seminal vesicles）是一对盘曲的囊状器官。精囊的黏膜向腔内突起形成高大的皱襞。皱襞又彼此融合，将囊腔分隔为许多彼此通连的小腔，大大增加了黏膜的分泌表面积。黏膜表面被覆假复层柱状上皮，其外有薄层平滑肌纤维构成的肌层和由结缔组织组成的外膜。

（三）尿道球腺

尿道球腺（bulbourethral gland）是一对豌豆状的复管泡状腺。腺体的内表面被覆单层立方或单层柱状上皮，上皮细胞内富含黏原颗粒。腺的间质内含有平滑肌和骨骼肌纤维。腺体分泌的黏液于射精前排出，有润滑尿道的作用。

四、阴茎

阴茎（penis）主要由2个阴茎海绵体和1个尿道海绵体构成。尿道行于尿道海绵体内。海绵体即勃起组织，含有大量不规则的血窦，彼此通连。血窦之间是富含平滑肌纤维的结缔组织小梁。阴茎深动脉的分支螺旋动脉穿行于小梁中，并与血窦相通。海绵体外包以致密结缔组织构成的坚韧白膜，具有限制海绵体及其内的血窦过分扩张的作用。静脉则多位于海绵体周边部白膜下方。一般情况下，流入血窦的血液很少，血窦呈裂隙状，海绵体柔软。当大量血液流入血窦，血窦充血而胀大，白膜下的静脉受压，血液回流一时受阻，海绵体变硬，阴茎勃起。阴茎外表被覆以活动度较大的皮肤。

● 思考题 ●

1.试述睾丸支持细胞的光镜和电镜结构及功能。
2.什么是精子发生和精子形成？
3.试述精子的光镜和电镜结构。
4.什么是血-生精小管屏障（概念、组成及功能）？

（陈　炜）

女性生殖系统

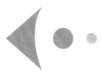

第十八章数字资源

思政之光

学习目标

掌握:
(1)卵泡的发育与成熟。(2)黄体的结构和功能。(3)子宫内膜的结构及周期性变化。

熟悉:
(1)卵巢皮质的结构。
(2)排卵过程及结果。
(3)卵巢的内分泌功能。
(4)子宫壁的结构及子宫的血液供应。

了解:
(1)卵泡的闭锁。
(2)输卵管和阴道的结构。
(3)乳腺的一般结构及活动期与静止期乳腺的结构特点。

运用:
运用所学知识,感受母爱的伟大。

女性生殖系统包括卵巢、输卵管、子宫、阴道和外生殖器。卵巢产生卵子和性激素;卵子在输卵管内受精,并经输卵管运送到子宫;子宫是孕育胎儿的器官,也是产生月经的部位。乳腺不属于生殖系统,但其变化与生殖系统的功能状态密切相关,因此也列入本章叙述。

一、卵巢

卵巢(ovary)是一对略扁的椭圆形器官,表面被覆有单层扁平或立方形表面上皮,上皮下为薄层致密结缔组织构成的白膜。

卵巢实质分为外周的皮质和中央的髓质。皮质较厚,含有不同发育阶段的卵泡、黄体和闭锁卵泡等结构;卵泡间的结缔组织基质富含网状纤维和梭形的基质细胞。髓质较薄,为富含血管、淋巴管和神经的疏松结缔组织(图 18-1,图 18-2)。近卵巢门处有门细胞。

卵巢有明显的年龄变化。新生儿两侧卵巢有 70 万 ~200 万个原始卵泡,幼年时有 30 万 ~40 万个原始卵泡,青春期约有 4 万个原始卵泡,至 40~50 岁时仅剩几百个。自青春期(13~14 岁)起,卵巢在垂体分泌的促性腺激素的作用下,每隔 28 天左右有一个卵泡发育成熟并排卵。在女性一生 30~40 年的生育期内,两侧卵巢共排卵 400~500 个,其余卵泡均于不同年龄先后退化为闭锁卵泡。到更年期(45~55 岁),卵巢功能逐渐减退,进入绝经期。绝经期后的卵巢不再排卵。

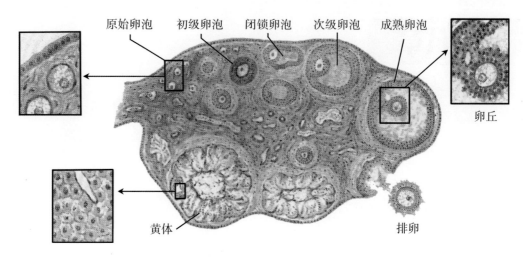

原始卵泡　初级卵泡　闭锁卵泡　次级卵泡　成熟卵泡

卵丘

黄体

排卵

图 18-1　卵巢光镜结构模式图

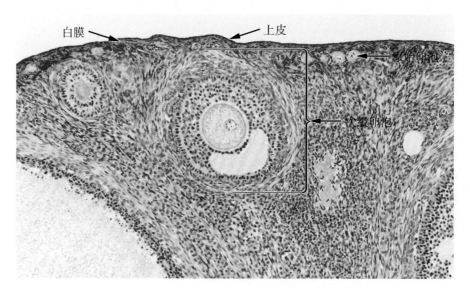

白膜　　　　　　　　　上皮

原始卵泡

次级卵泡

图 18-2　猫卵巢局部结构低倍光镜像
×100

（一）卵泡的发育与成熟

卵泡由一个卵母细胞和包绕在其周围的单层或多层的卵泡细胞组成。卵泡的发育过程按其形态结构的变化分为 4 个时期。

1. 原始卵泡　原始卵泡（primordial follicle）位于皮质浅部，数量多，体积小，由中央一个初级卵母细胞（primary oocyte）和周围单层扁平的卵泡细胞（follicular cell）组成（图 18-1，图 18-2）。初级卵母细胞呈圆形，体积较大，细胞核大而圆，染色质细疏，着色浅，核仁大而明显。初级卵母细胞是在胚胎时期由卵原细胞分裂分化而成，随后开始第一次成熟分裂，并长期（12~50 年不等）停留于分裂前期，直至排卵前才完成第一次成熟分裂。卵泡细胞体积小，呈扁平形，细胞与其周围结缔组织之间有薄层基膜。卵泡细胞具有支持和营养卵母细胞的作用。

2. 初级卵泡　初级卵泡（primary follicle）由原始卵泡发育而成，此时的卵母细胞体积增大，卵泡细胞已由扁平形变为立方形或柱状，细胞层数随之增殖为多层（图 18-1）。在卵母细胞和卵泡细胞之间开始出现一层较厚的富含糖蛋白的嗜酸性膜，称为透明带（zona pellucida），它由卵母细胞和卵泡细胞共同分泌形成。电镜下，卵母细胞的微绒毛和卵泡细胞的突起伸入透明带内（图 18-3）。卵泡细胞之间以及卵母细胞和卵泡细胞之间均有许多缝隙连接，这些结构有利于卵泡细胞将营养物质输送给卵母细胞，并且有利于细胞之间交换物质，沟通信息，协调功能。随着初级卵泡的增大，卵泡周围的结缔组织梭形细胞逐渐密集形成卵泡膜，它与卵泡细胞之间隔以基膜。

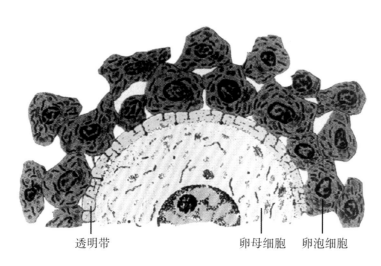

透明带　　　　　　　　卵母细胞　卵泡细胞

图 18-3　初级卵泡电镜结构模式图，示卵母细胞和卵泡细胞

3. 次级卵泡　次级卵泡（secondary follicle）由初级卵泡继续发育而成，并与初级卵泡合称为生长卵泡。当卵泡细胞增至 6~12 层时，细胞之间出现一些大小不等的液腔，随着卵泡的发育增大，逐渐合并为一个较大的卵泡腔（follicular antrum）（图 18-1），腔内充满由卵泡细胞分泌物和卵泡膜血管渗出物组成的卵泡液，内含营养物质、透明质酸、性激素以及多种生物活性物质，对卵泡的发育成熟有重要作用。随着卵泡液的增多和卵泡腔的扩大，初级卵母细胞及其周围的卵泡细胞被挤到卵泡的一侧，形成一个凸向卵泡腔的丘状隆起，称为卵丘（cumulus oophorus）。此时初级卵母细胞的体积达到 125~150 μm，以后不再长大。紧靠透明带的一层柱状卵泡细胞呈放射状排列，称为放射冠（corona radiata）。分布在卵泡腔周边的卵泡细胞构成卵泡壁，由于此处卵泡细胞体积较小，排列紧密，呈颗粒状，故称为颗粒层（stratum granulosum）。颗粒层的卵泡细胞称为颗粒细胞。此时卵泡膜也逐渐分化为内外两层。内膜层含有较多的多边形或梭形的膜细胞（theca cell）和丰富的毛细血管，膜细胞具有分泌类固醇激素细胞的结构特征。外膜层细胞较少，血管也较少，胶原纤维较多，还有少量平滑肌（图 18-4）。

4. 成熟卵泡　成熟卵泡（mature follicle）是卵泡发育的最后阶段。此时卵泡体积很大，直径可达 2 cm，并向卵巢表面突出。卵泡腔也很大（图 18-1）。颗粒细胞停止增殖，颗粒层相对变薄。放射冠与周围卵泡细胞之间出现裂隙，处于排卵前期。此时初级卵母细胞又恢复成熟分裂，并在排卵前 36~48 小时完成第一次成熟分裂，形成一个次级卵母细胞（secondary oocyte）和一个很小的第一极体。次级卵母细胞随即进入第二次成熟分裂，并停留于分裂中期。

卵泡在发育过程中还具有内分泌功能，主要分泌雌激素。雌激素是颗粒细胞和膜细胞在 FSH 和 LH 的作用下协同完成的。

知识链接

多囊卵巢综合征

多囊卵巢综合征（polycystic ovarian syndrome，PCOS）是一种以高雄激素血症、排卵障碍以及多囊卵巢为特征的病变，常伴有胰岛素抵抗和肥胖。1935年，Stein 和 Leventhal 首次报道，故又称为 Stein-Leventhal 综合征。其原因至今尚不十分清楚，目前研究认为，其可能是由于某些遗传因素与环境因素相互作用所致。青春期及育龄妇女发生率为 5%~10%，无排卵性不孕妇女为 75%，多毛妇女高达 85%。PCOS 的发病机制非常复杂，目前已认识到 PCOS 涉及内分泌紊乱、代谢紊乱和遗传疾病等，如下丘脑－垂体－卵巢轴调节功能紊乱、胰岛素抵抗以及肾上腺内分泌异常等。PCOS 多起病于青春期，主要临床表现包括月经失调、不孕、多毛、痤疮和肥胖等；中老年期患者则出现因长期的代谢紊乱导致的高血压、糖尿病和心血管疾病等。因此，在临床应做到早发现、早治疗。

（二）排卵

成熟卵泡破裂，次级卵母细胞自卵巢排出的过程，称为排卵（ovulation）。排卵时间约在月经周期的第 14 天。在垂体释放的黄体生成素（LH）的作用下，成熟卵泡内的卵泡液剧增，卵泡向卵巢表面突出，卵泡壁、白膜和表面上皮变薄，局部缺血，形成一圆形透明的卵泡小斑（follicular stigma）（图 18-5）。随后，小斑处的结缔组织被胶原酶和透明质酸酶解聚，卵泡膜外层的平滑肌收缩，最终导致成熟卵泡破裂，次级卵母细胞及其周围的透明带和放射冠随卵泡液一同从卵巢排出，经腹腔进入输卵管。次级卵母细胞若在排出后 24 小时之内未受精则退化，若受精则完成第二次成熟分裂，形成一个成熟的卵细胞（ootid）和一个小的第二极体。成熟的卵细胞又称为卵子（ovum），其染色体数目减半，从二倍体细胞（46,XX）变为单倍体细胞（23,X）。

（三）黄体的形成和退化

成熟卵泡排卵后，残留的卵泡壁塌陷，卵泡膜的结缔组织和血管伸入颗粒层，在垂体分泌的 LH 的作用下，逐渐发育分化为一个体积较大并富含血管的内分泌细胞团，新鲜时呈黄色，

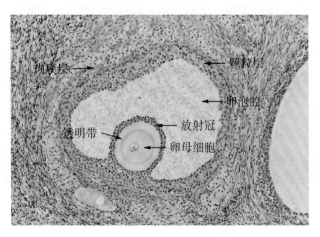

图 18-4　猫卵巢次级卵泡光镜像
×100

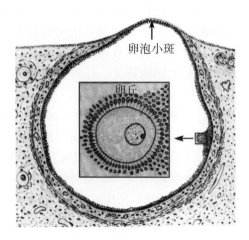

图 18-5　成熟卵泡光镜结构模式图，示卵丘及卵泡小斑

称为黄体（corpus luteum）（图18-6）。颗粒细胞分化为颗粒黄体细胞（granulosa lutein cell），膜细胞分化为膜黄体细胞（theca lutein cell）。两种细胞均具有分泌类固醇激素细胞的特征。其中颗粒黄体细胞体积较大，呈多角形，染色较浅，数量较多，分布于黄体的中央；膜黄体细胞体积较小，圆形或多角形，染色较深，数量较少，分布于黄体的周边。黄体的主要功能为分泌孕激素和一些雌激素，前者由颗粒黄体细胞分泌，后者主要由两种细胞协同分泌。

　　若卵子未受精，黄体维持2周即退化，这种黄体称为月经黄体（corpus luteum of menstruation）；若卵子受精，黄体在胎盘分泌的人绒毛膜促性腺激素（HCG）的作用下继续发育长大，称为妊娠黄体（corpus luteum of pregnancy）。妊娠黄体可维持6个月。妊娠黄体的颗粒黄体细胞还分泌松弛素（relaxin），它可抑制妊娠子宫平滑肌收缩，以维持妊娠。两种黄体最后都退化，被增生的结缔组织所取代，变为白色瘢痕，即白体（corpus albicans）（图18-6）。白体经数月或数年后被吸收。

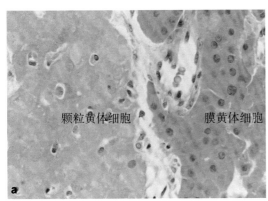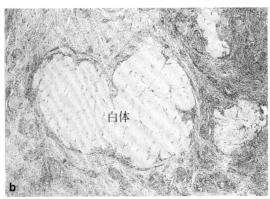

颗粒黄体细胞　　　　膜黄体细胞　　　　　　　白体

图18-6　人妊娠黄体（a）和白体（b）光镜像
a.×400；b.×100

（四）卵泡闭锁与间质腺

　　退化的卵泡称为闭锁卵泡（atretic follicle）（图18-7）。卵泡闭锁可发生在卵泡发育的各个时期。晚期次级卵泡闭锁时，膜细胞一度肥大，形似黄体细胞，并被结缔组织和血管分隔成分散的细胞团或索，称为间质腺（interstitial gland）。间质腺具有分泌雌激素的作用。

（五）门细胞

　　门细胞（hilus cell）位于卵巢门近系膜处，细胞结构与睾丸间质细胞类似，为多边形或卵

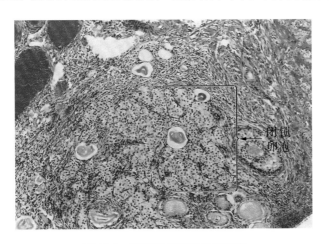

闭锁卵泡

图18-7　猫卵巢闭锁卵泡光镜像
×100

圆形，核圆形，核仁清楚，细胞质嗜酸性。在妊娠和绝经期时，门细胞较明显。门细胞具有分泌雄激素的功能。当门细胞增生或发生肿瘤时，患者可出现男性化症状。

二、输卵管

输卵管由外向内分为漏斗部、壶腹部、峡部和子宫部，管壁由黏膜、肌层和浆膜3层组成。

黏膜有许多纵行而分支的皱襞，以壶腹部最发达（图18-8）；黏膜表面为单层柱状上皮，由纤毛细胞和分泌细胞组成（图18-8，图18-9）。纤毛细胞核呈圆或卵圆形，染色浅，细胞游离面有纤毛。纤毛向子宫方向摆动，有助于卵子和受精卵向子宫移动。分泌细胞位于纤毛细胞之间，染色较深，细胞核呈长椭圆形，染色也较深。顶部细胞质内有分泌颗粒，其分泌物构成输卵管液。固有层为薄层细密的结缔组织。肌层为平滑肌，峡部最厚，分内纵、外环两层；漏斗部最薄，无纵行肌。浆膜由间皮和疏松结缔组织构成。

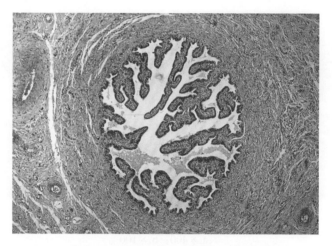

图 18-8　人输卵管壶腹部（横切）光镜结构像

×40

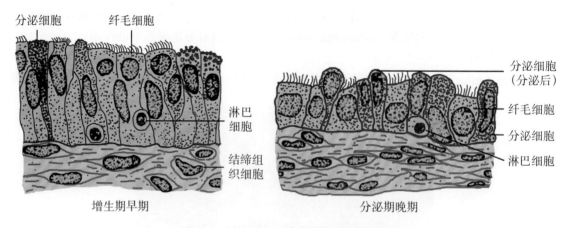

图 18-9　输卵管上皮高倍光镜结构模式图

三、子宫

子宫为肌性器官，呈前后略扁的倒置梨形，分底部、体部和颈部3部分，子宫壁由外向内分为外膜、肌层和内膜（又称为黏膜）3层（图18-10）。

（一）子宫壁的一般结构

1. 外膜　子宫外膜（perimetrium）在子宫底部和体部为浆膜，宫颈处为纤维膜。

2. 肌层　子宫肌层（myometrium）很厚，由大量平滑肌束和结缔组织组成。肌层自内向外大致分为黏膜下层、中间层和浆膜下层。黏膜下层和浆膜下层主要为纵行平滑肌束；中间层较厚，为内环行和外斜行平滑肌束，其中含大量血管。成年妇女子宫平滑肌纤维长 30~50 μm，妊娠时肌纤维体积增大，可长达 500~600 μm。

3. 内膜　子宫内膜（endometrium）由单层柱状上皮和固有层组成。上皮也由分泌细胞和纤毛细胞组成，以分泌细胞为主。上皮向固有层内凹陷形成许多子宫腺（uterine gland）。子宫腺为单管状腺，开口于子宫腔，腺上皮与子宫表面上皮相似。固有层内富含血管和大量梭形或星形的基质细胞。基质细胞可合成和分泌胶原蛋白。

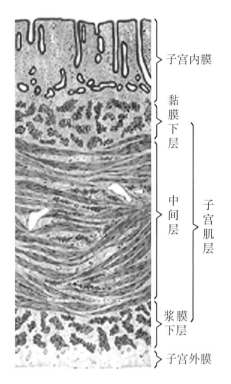

图 18-10　子宫壁光镜结构模式图

子宫内膜分为深、浅两层。浅层较厚，称为功能层（functional layer）。自青春期起，在卵巢激素的作用下，功能层每月发生一次周期性剥脱和出血，为月经。妊娠时，此层则继续增厚以适应受精卵的植入和发育。深层较薄，称为基底层（basal layer），其紧靠肌层，经期时不脱落，有增生和修复功能层的作用。

（二）子宫的血液供应

子宫动脉的分支穿入子宫壁直达子宫肌层，在中间层形成弓形动脉，从弓形动脉再发出分支，在内膜与肌层交界处，每支小动脉分为两支：一支为短而直的基底动脉，分布于内膜基底层并对其进行营养；另一支为主干，呈螺旋状走形，称为螺旋动脉，在内膜中弯曲走行，至内膜浅层形成毛细血管网（图 18-11）。毛细血管汇入小静脉，穿过肌层，汇合成子宫静脉。螺旋动脉对卵巢激素的周期性变化很敏感。

（三）子宫内膜的周期性变化

自青春期起，在卵巢产生的雌激素和孕激素的作用下，子宫底部和体部内膜功能层开始出现周期性变化，表现为每 28 天左右发生一次内膜功能层剥脱、出血、修复和增生，称为月经周期（menstrual cycle）。每个月经周期从月经第一天起至下次月经来潮前一天止。内膜的周期性变化一般分为 3 期，即月经期、分泌期和增生期（图 18-12）。

1. 月经期　月经期（menstrual phase）为月经周期的第 1~4 天。此时卵巢内黄体退化，雌激素和孕激素分泌量减少，血液中这两种激素的含量骤然下降，致使子宫内膜功能层的螺旋动脉持续性收缩，内膜缺血并萎缩坏死。螺旋动脉在收缩之后，又突然短暂地扩张，致使毛细血管骤然充血、破裂，血液外流并突破上皮流入子宫腔。萎缩坏死的子宫内膜也小块地脱落，随血液从阴道排出，出现月经。月经期一般持续 1~5 天，但具有个体差异，并受环境及情绪变化的影响。在月经期终止之前，基底层残留的腺体底部细胞迅速分裂增生，向内膜表面推进，上皮逐渐修复而转入增生期。

2. 增生期　增生期（proliferative phase）为月经周期的第 5~14 天。此时期，卵巢内有若干卵泡发育生长，故又称为卵泡期（follicular phase）。在卵泡分泌的雌激素的作用下，子宫内膜由残存的基底层增生修复，表现为上皮细胞和基质细胞不断分裂增殖；基质细胞合成胶原的

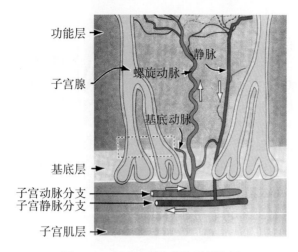

图 18-11　子宫内膜血管与腺示意图

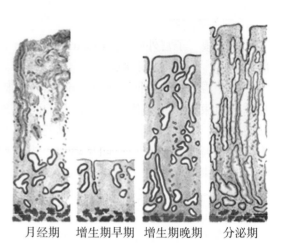

月经期　　增生期早期　增生期晚期　　分泌期

图 18-12　子宫内膜周期性变化光镜结构模式图

功能旺盛；子宫腺数量增多，并不断增长和弯曲；螺旋动脉也增长和弯曲。至增生晚期子宫内膜增厚达 2~4 mm；在月经周期第 14 天，卵巢内卵泡发育成熟并排卵，子宫内膜随之转入分泌期。

3. 分泌期　分泌期（secretory phase）为月经周期的第 15~28 天。此时卵巢已排卵，黄体逐渐形成，故又称为黄体期（luteal phase）。子宫内膜在黄体分泌的孕激素和雌激素的作用下继续增厚，至分泌晚期可厚达 5~7 mm。子宫腺更加弯曲，腺腔扩大，腺腔内充满含有糖原等营养物质的嗜酸性分泌物；螺旋动脉更长、更弯曲并伸达内膜表层；固有层内组织液增多，呈生理性水肿；内膜基质细胞继续增生，并于分泌晚期分化为前蜕膜细胞和内膜颗粒细胞。若妊娠，分泌期子宫内膜继续增厚，称为蜕膜，前蜕膜细胞变为蜕膜细胞，内膜颗粒细胞释放松弛素；若未妊娠，卵巢内黄体退化，孕激素和雌激素水平下降，内膜于月经周期的第 28 天脱落，转入月经期。

子宫内膜的周期性变化，受下丘脑、垂体和卵巢分泌的激素的调节。这种变化一直持续到绝经期。

　知识链接

子宫内膜异位症

子宫内膜组织出现在子宫体以外的部位时，称为子宫内膜异位症（endometriosis，EMT），简称内异症。内膜组织可异位于患者的全身任何部位，但绝大多数位于盆腔脏器和壁腹膜，以卵巢、子宫骶韧带最常见，也常见于子宫肌层及其他脏腹膜、阴道直肠隔等部位。EMT 多见于生育年龄妇女，以 25 ~ 45 岁年龄妇女多见，发病率为 10% ~ 15%。生育少、生育晚的妇女发病明显多于生育多、生育早者；绝经后或切除双侧卵巢后异位内膜组织可逐渐萎缩吸收；妊娠或使用性激素抑制卵巢功能，可暂时阻止疾病发展。故 EMT 是激素依赖性疾病，即随月经周期而变化，能产生少量"月经"而引起各种临床症状（痛经、慢性盆腔痛、月经异常、不孕和性交疼痛等），严重影响女性的健康和生活质量。EMT 的发病机制至今尚未阐明，其组织形态学上虽然是良性，但却有增生、浸润、转移及复发等恶性行为。近年来发病率有明显上升趋势，与社会经济状况呈正相关，与剖宫产率增高、人工流产、宫腔镜操作增多有关。

（四）子宫颈

子宫颈壁自外向内分为外膜、肌层和黏膜 3 层。黏膜由上皮和固有层组成，并突向管腔形成皱襞；上皮为单层柱状，由较多分泌细胞、少量纤毛细胞以及储备细胞构成；纤毛细胞的纤毛向阴道方向摆动，分泌细胞分泌的黏液常充塞在子宫颈管内；储备细胞较小，散在于柱状细胞与基膜之间，分化程度较低，在上皮受损时有增殖修复功能，在有慢性炎症时易发生癌变。在宫颈外口处，是单层柱状上皮与复层扁平上皮的移行区，此处是宫颈癌的好发部位。肌层平滑肌少，主要为含弹性纤维的结缔组织。外膜为纤维膜。

四、阴道

阴道壁由黏膜、肌层和外膜组成。阴道黏膜形成许多横行皱襞，黏膜表面为复层扁平上皮（图 18-13）。阴道上皮细胞的形态、结构及脱落和更新也受卵巢激素的影响而呈现出周期性变化，因此可通过对阴道脱落细胞的涂片观察来推测卵巢的功能状态。固有层的结缔组织浅层较致密，深部较疏松。肌层为平滑肌，肌纤维相互交织排列成分界不明显的内环、外纵两层。外膜为富含弹性纤维的致密结缔组织。

五、乳腺

（一）乳腺的一般结构

乳腺由结缔组织分隔为 15~25 叶，每叶又分为若干小叶。每个小叶是一个复管泡状腺。腺泡上皮为单层立方或柱状，腺上皮和基膜之间有肌上皮细胞。导管包括小叶内导管、小叶间导管和总导管。小叶内导管管壁多为单层立方或柱状上皮，小叶间导管则为复层柱状上皮。总导管又称为输乳管，开口于乳头，管壁为复层扁平上皮。

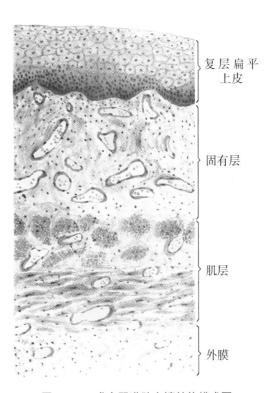

图 18-13　成人阴道壁光镜结构模式图

（二）静止期乳腺和活动期乳腺

无泌乳活动的乳腺称静止期乳腺（指绝经前没有泌乳活动的乳腺）。妊娠和授乳期的乳腺有泌乳活动，称活动期乳腺。静止期乳腺的特点是导管不发达，腺泡稀少，脂肪组织和结缔组织丰富（图 18-14）。

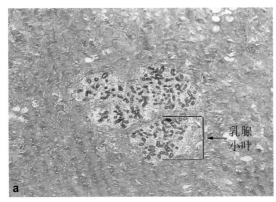
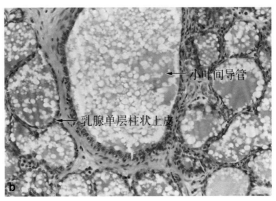

图 18-14　人静止期（a）和兔授乳期（b）乳腺光镜像

a.×40；b.×400

　　活动期乳腺的特点为导管和腺泡增生，腺泡增大，结缔组织和脂肪组织相对减少。妊娠后期，在催乳激素的影响下，腺泡开始分泌，腺腔内出现初乳（colostrum）。授乳期乳腺的腺体更为发达，腺腔内充满乳汁。乳腺为顶浆分泌腺（图 18-14，图 18-15）。

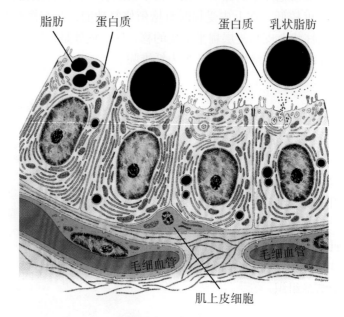

图 18-15　授乳期乳腺腺细胞电镜结构模式图

● 思考题 ●

---

1. 试述子宫内膜的结构及周期性变化的特点。
2. 简述黄体的形成、结构、功能和演变。
3. 试述初级卵泡和次级卵泡的形态结构。
4. 名词解释：排卵、月经周期。

（马太芳）

眼和内耳

第十九章数字资源

思政之光

案例导入

　　患者，男，49岁，建筑工人。近期出现进行性视力减退和视物模糊，总觉得有一层毛玻璃挡在眼前，畏光，以至于不能在室外工作。查体：视力右0.6、左0.5；晶体皮质和核混浊，玻璃体正常；眼底正常。患者经手术治疗后右眼视力1.0，左眼视力提高至1.1，即已达正常视力。

　　问题与思考：

　　1. 该疾病的组织学基础是什么？

　　2. 在日常生活中，如何保护眼睛？

　　3. 长时间看手机对眼睛有哪些伤害？

　　眼为视觉器官，包括眼球和眼的附属器官（如眼睑、泪腺等），能感受光和颜色的刺激，经视神经传至大脑的视觉中枢，产生视觉。内耳由骨迷路和膜迷路组成。膜迷路中有位觉、听觉感受器，经前庭神经和蜗神经传至中枢，感受位置觉和听觉。

一、眼球

眼球分为眼球壁和眼内容物两部分。眼内容物和角膜共同构成眼的屈光装置（图19-1）。

（一）眼球壁

眼球壁由外向内依次分为纤维膜、血管膜和视网膜3层。

1. 纤维膜　纤维膜（tunica fibrosa）构成眼球壁的最外层，前1/6为角膜，后5/6为巩膜，两者交界移行处为角膜缘（图 19-1）。

（1）角膜：角膜（cornea）为无色透明的圆盘，略向前方突出，是眼的第一道屈光介质。角膜的组织结构由前向后分为 5 层（图 19-2）。

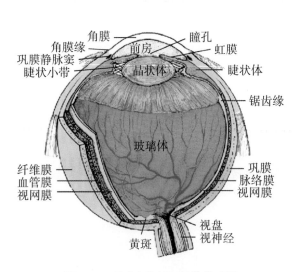

图 19-1　眼球立体剖面结构模式图

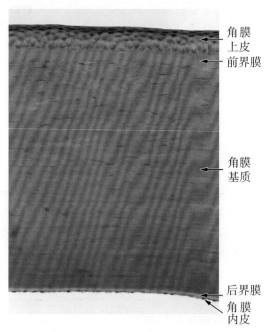

图 19-2　人角膜光镜像
×40

1）前上皮：又称为角膜上皮，为未角化的复层扁平上皮，有 5~6 层细胞。表层细胞游离面有微绒毛浸入泪液膜中；基底层细胞内无色素，有旺盛的分裂能力，损伤后修复较快；上皮细胞基底面平整无乳头。

2）前界膜：为厚 10~16 μm 的均质膜。电镜下，前界膜主要由纤细的胶原原纤维和基质构成，损伤后不能再生。

3）固有层：又称为角膜基质，厚度约占角膜全层的 90%，为结缔组织。结缔组织内的胶原原纤维粗细均匀，排列成层，纤维走向规律，同一层内平行排列，相邻层之间垂直排列。胶原原纤维层间有少量成纤维细胞分布。基质中富含硫酸软骨素、硫酸角质素和水等。

4）后界膜：较前界膜薄，由基板和网板构成，均质透明。

5）后上皮：又称为角膜内皮，为单层扁平上皮，能合成分泌蛋白质，参与后界膜的更新代谢。

虽然角膜由多层结构组成，但其内无血管分布，且细胞、纤维、基质等具有独特的组织结构特性，使角膜仍然保持透明。角膜的营养靠房水和角膜外侧部的血管渗透供给。角膜内含有丰富的神经末梢，感觉灵敏。

 知识链接

人工角膜

全球因为角膜病致盲的患者达数千万，角膜病是导致眼盲的主要原因之一。大部分通过角膜移植手术可以脱盲。角膜移植手术因为角膜供体的来源困难，以及术后并发症等问题，影响了角膜盲患者脱盲进程。人工角膜的出现及应用为角膜盲患者带来了希望。

　　人工角膜是使用医用高分子材料制成的类似人体角膜的产品，人工角膜一般包括光学镜柱和周边支架两部分。光学镜柱是用光学特性优良、物理化学性质稳定的透明材料制成，用以替代病变后阻碍眼球光学通路的浑浊角膜，周边支架相当于连接光学镜柱和周边组织的桥梁，故而要求具有良好的组织相容性。

　　由中国科学家自主研发的人工生物角膜目前已完成临床试验，该产品是组织工程的前沿产品，可以替代捐献的人角膜。人工角膜的广泛使用，会加快角膜盲患者脱盲进程。

　　（2）巩膜（sclera）：由致密结缔组织构成，坚韧不透明，对眼球有支持保护作用（图19-3，图19-6）。在巩膜与角膜交界处，巩膜形成环行嵴突，称为巩膜距，是小梁网和睫状肌附着处。眼球后端的巩膜，有视神经纤维穿过，形成筛板。

　　角膜缘（corneal limbus）：为角膜和巩膜交界的移行处，外表面有球结膜的起始部附着，内侧部有小梁网和巩膜静脉窦分布。小梁网由小梁和小梁间隙组成，小梁的表面覆以内皮。房水从前房角注入小梁间隙，进而汇入外侧的巩膜静脉窦（图19-1，图19-4）。

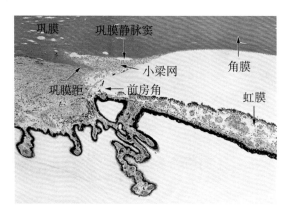

图 19-3　人眼球前部切面低倍光镜像
×40

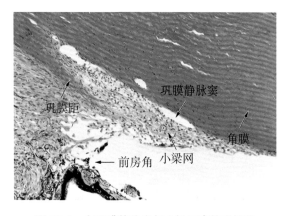

图 19-4　人巩膜静脉窦与小梁网高倍光镜像
×40

　　2. 血管膜　血管膜（tunica vascularis）又称为色素膜，由富含血管和色素细胞的结缔组织构成。自前向后分为虹膜、睫状体和脉络膜3部分。

　　（1）虹膜（iris）：为环行薄膜，中央是瞳孔，外缘与睫状体相连。虹膜把角膜和晶状体之间的腔分成眼前房和眼后房，两者借瞳孔相通。虹膜与角膜缘之间的夹角为虹膜角或前房角（图19-3）。

　　虹膜的组织结构自前（外）向后（内）分为3层：①前缘层，由一层不连续的成纤维细胞和色素细胞构成，与角膜后上皮相延续；②虹膜基质，为疏松结缔组织，含有丰富的血管和色素细胞；③上皮层（视网膜虹膜部），由两层细胞组成，前层细胞分化为瞳孔括约肌和瞳孔开大肌，后层细胞为色素上皮层。

　　（2）睫状体（ciliary body）：是血管膜最厚的一段。在眼球矢状切面上呈三角形，后部较平坦，前部有许多突起，称为睫状突。由睫状突发出许多辐射状的微原纤维，即睫状小带，止于晶状体囊（图19-1，图19-3，图19-5）。

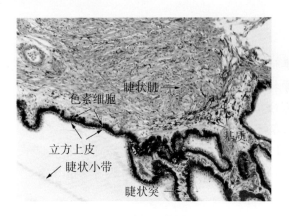

图 19-5　人睫状体高倍光镜像
×100

睫状体的组织结构自外向内分为 3 层：① 睫状肌层，为平滑肌，排列成纵行、放射状和环行，起自巩膜距，止于脉络膜或睫状体内。睫状肌的收缩可使睫状体前移，同时睫状小带松弛，晶状体凸度增大，利于观察近物。当睫状肌松弛时，睫状体后移，睫状小带拉紧，晶状体凸度减小，有利于观察远物。②基质，是富含血管和色素细胞的疏松结缔组织。③睫状上皮层（视网膜睫状体部）由两层细胞组成，外层为立方形色素细胞；内层为立方形非色素细胞，能分泌房水。

（3）脉络膜（choroid）：是血管膜的后 2/3，衬于巩膜与视网膜之间，是富含血管和色素细胞的疏松结缔组织（图 19-6）。

3. 视网膜　视网膜（retina）为眼球壁的最内层，分两部分，即视网膜视部和视网膜盲部。后部贴附在脉络膜内面，有感光能力，构成视网膜视部，即为一般所称的视网膜。前部衬贴在虹膜和睫状体的内面，构成视网膜虹膜部和视网膜睫状体部，无感光能力，通常称为视网膜盲部。视部与盲部交界处呈锯齿状，称为锯齿缘（图 19-1）。

视网膜视部自外向内依次是色素上皮细胞层、感光细胞层、双极细胞层和节细胞层（图 19-1，图 19-7，图 19-8）。

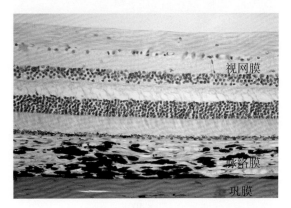

图 19-6　人巩膜、脉络膜和视网膜低倍光镜像
×40

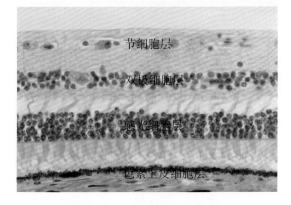

图 19-7　人视网膜高倍光镜像
×40

（1）色素上皮（pigment epithelium）：位于视网膜的最外层，为单层矮柱状上皮，基底部紧贴在脉络膜上。顶部有许多细长突起，伸入感光细胞之间。色素上皮细胞之间有紧密连接、中间连接和缝隙连接，构成血 - 视网膜屏障，可阻止脉络膜内层毛细血管中大分子及有害物质进入视网膜。色素上皮细胞与感光细胞之间缺乏连接结构，是胚胎形成时视杯双层的邻接处，因此成为视网膜剥脱的好发部位。

色素上皮细胞质及突起内含有许多黑（色）素颗粒，可以调节感光细胞所感受的光强度。当光线较强时，黑（色）素颗粒移入细胞突起内，吸收部分光线，使感光细胞免受过强光线的损伤；当光线较弱时，黑（色）素颗粒移回细胞体内，使感光细胞更充分接受弱光的刺激，以适应暗视。色素上皮细胞除了构成屏障、调节光线强度外，还能吞噬、消化视杆细胞脱落的膜盘。色素上皮细胞内尚贮存有维生素 A，参与视紫红质的再生。

（2）感光细胞：有视杆细胞和视锥细胞两种（图 19-8）。

1）视杆细胞（rod cell）：细胞呈细长杆状，由细胞体和内侧突起、外侧突起构成。外侧突起呈细长杆状，称为视杆，又分为内节和外节。内节富含线粒体、粗面内质网、高尔基复合体，是合成蛋白质的部位；外节细长，有许多平行排列的膜盘。膜盘是由外节基部一侧的细胞膜内陷并反复折叠形成，最终与细胞膜分离形成游离的膜盘，并逐渐向细胞外端推移、脱落。脱落的膜盘碎片由色素上皮细胞吞噬，同时基部又不断形成新的膜盘。膜盘上含有感光物质视紫红质，能感受暗光或弱光。视紫红质的合成需要维生素 A 的参与。因此，维生素 A 缺乏时，对弱光的敏感度降低，产生夜盲症。视杆细胞的内侧突起末端膨大成小球状，与双极细胞、水平细胞形成突触。视杆细胞感受弱光和暗光。

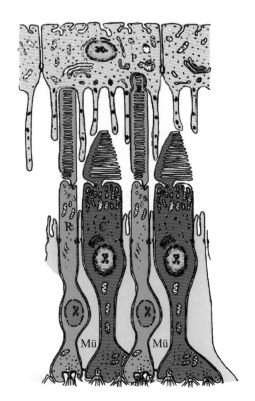

图 19-8　视网膜色素上皮细胞与感光细胞电镜结构模式图

R. 视杆细胞；C. 视锥细胞；Mü. 米勒细胞；P. 色素上皮细胞

2）视锥细胞（cone cell）：视锥细胞的结构与视杆细胞大同小异。外侧突起呈圆锥状，称为视锥。外节的膜盘与细胞膜不分离，也不脱落。视锥细胞的膜盘上嵌有视色素。人类有 3 种视锥细胞，分别含有感受红、绿、蓝色的视色素。如果缺少一种或多种类型的视锥细胞，则形成相应颜色的色盲。内侧突起末端膨大呈足状，可与一个或多个双极细胞的树突以及水平细胞形成突触。视锥细胞感受强光和颜色。

视杆细胞和视锥细胞的数量：人的一只眼球内约有 12 000 万个视杆细胞，约有 700 万个视锥细胞。

（3）双极细胞（bipolar cell）：是连接感光细胞和节细胞的中间神经元。

（4）节细胞（ganglion cell）：位于视网膜的最内层，为多极神经元。其树突与双极细胞的轴突形成突触，其轴突向视盘集中，形成视神经。

在视网膜内尚有水平细胞、无长突细胞等横向的联络神经元，起到视觉调节作用。有放射状胶质细胞，又称为米勒细胞（Müller cell），是一种长柱形神经胶质细胞，对神经元起到支持、营养、保护、绝缘等作用。

视盘（optic disc）：又称为视神经乳头或盲点，是视网膜全部节细胞发出的轴突在眼球后端集中的区域，呈圆盘状，轴突穿出巩膜筛板，形成视神经。视网膜中央动脉、静脉也由此进出（图 19-1）。

在视盘颞侧有一浅黄色区域，称为黄斑（macula lutea）。黄斑中央有一直径为 1.5 mm 的浅凹，是中央凹。中央凹处的视网膜最薄，只有视锥细胞和色素上皮细胞，无视杆细胞。从中央凹边缘开始出现视杆细胞，再向外，视杆细胞逐渐增多，视锥细胞逐渐减少。双极细胞及节细胞均斜向周围，视锥细胞至节细胞间为一对一的联系，故中央凹的视力最敏锐、最精确。

（二）眼内容物

1. 房水　房水（aqueous humor）为无色透明的液体，由睫状体血管渗透和非色素上皮细胞分泌。房水首先进入后房，经瞳孔入前房，再经前房角注入小梁网，进而引流入巩膜静脉窦，最终由睫状前静脉导出。房水的作用是营养角膜、晶状体和玻璃体，维持眼内压。正常情况下，房水的生成和排出保持着动态平衡。如果房水分泌过多，或排出通路受阻，则眼球内压增高，导致青光眼。

2. 晶状体 晶状体（lens）为扁圆形、有弹性的双凸透明体，位于角膜后方，借睫状小带悬挂于睫状体上（图19-1）。晶状体由晶状体囊、晶状体上皮和晶状体纤维组成。晶状体内无血管和神经，靠房水营养。通过睫状肌的舒缩改变晶状体曲度，以调节视力。老年人晶状体弹性减弱，屈光能力降低，形成老视（俗称老花眼）。如果晶状体发生混浊，可引起白内障。

3. 玻璃体 玻璃体（vitreous body）为无色透明的胶状物，充填于晶状体、睫状体与视网膜之间的大腔内，为屈光介质之一。

眼球的视觉传导通路：光线→角膜→前房房水→瞳孔→后房房水→晶状体→玻璃体→视网膜的感光细胞→双极细胞→节细胞→视神经→视觉中枢。

二、眼睑

眼睑（eyelid）的组织结构自外向内分为5层（图19-9）。

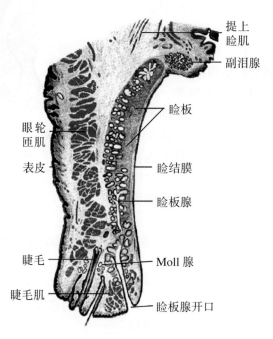

图 19-9 人眼睑光镜结构模式图

（一）皮肤

眼睑表面的皮肤薄而柔软，睑缘处有睫毛。睫毛附近有小的皮脂腺，称为睑缘腺或Zeis腺。腺体发炎时形成睑腺炎（麦粒肿）。睫毛附近还有大汗腺，称为睫毛腺或Moll腺。

（二）皮下组织

皮下组织为疏松结缔组织，组织比较疏松，脂肪少，内含较丰富的血管，易水肿或淤血。

（三）肌层

肌层均由骨骼肌纤维组成，分为眼轮匝肌和提上睑肌。眼轮匝肌受面神经支配，使眼睑闭合；提上睑肌受动眼神经支配。

（四）纤维层

纤维层主要由致密结缔组织构成的睑板组成，内有睑板腺。睑板腺是一种特殊的皮脂腺，导管开口于睑缘，分泌的皮脂可润滑眼睑和角膜。分泌物阻塞发炎时形成睑板腺囊肿（霰粒肿）。

（五）睑结膜

睑结膜位于眼睑的最内面，表面被覆复层柱状上皮，上皮细胞间夹有杯状细胞，固有层为薄层结缔组织。

三、内耳

内耳位于颞骨岩部，由骨迷路和膜迷路组成。骨迷路是颞骨岩部内的骨性隧道，腔面衬有骨膜，由骨半规管、前庭和耳蜗3部分组成；膜迷路嵌套于骨迷路内，其管壁由单层扁平上皮和薄层结缔组织构成，相应地分为膜半规管、椭圆囊、球囊及膜蜗管。膜迷路内充满内淋巴。膜迷路与骨迷路之间为外淋巴间隙，充满外淋巴。膜迷路中某些部位的内表面黏膜增厚特化为位觉或听觉感受器（图19-10）。

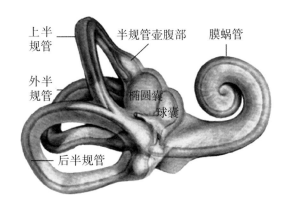

图 19-10　内耳膜迷路立体结构模式图

（一）壶腹嵴

壶腹嵴（crista ampullaris）是3个半规管壶腹部局部黏膜增厚形成的，上皮由支持细胞和毛细胞组成（图19-11）。支持细胞呈高柱状，细胞分泌物形成胶质状的壶腹帽。支持细胞对毛细胞有支持、营养作用。毛细胞游离端有数十根静纤毛和一根较长的动纤毛，都伸入壶腹帽内。毛细胞基部与前庭神经末梢形成突触。

壶腹嵴的功能：感受头部旋转运动的开始和终止时的刺激。

由于壶腹帽和内淋巴的比重近似，因此壶腹帽漂浮在壶腹嵴表面。当头部向任何方向旋转，其开始、终止以及旋转加速和减速时，由于惯性作用，均能使内淋巴在某一个或两个半规管中流动，导致壶腹帽倾斜，纤毛弯曲，刺激毛细胞，产生神经冲动，经前庭神经传入脑。

（二）位觉斑

在椭圆囊外侧壁和球囊前壁内表面分别有椭圆囊斑（macula utriculi）和球囊斑（macula sacculi）。两个斑的位置互成直角，司位觉，统称为位觉斑（图19-12）。位觉斑的结构与壶腹嵴基本相似，也由支持细胞和毛细胞组成，所不同的是位觉斑的黏膜较平坦，毛细胞的纤毛较短，顶部覆有位砂膜，即耳石膜。位砂膜由胶质膜和其表面的位砂组成。位砂是碳酸钙结晶，又称为耳石，其比重大于内淋巴。毛细胞的纤毛伸入耳石膜内，毛细胞基部与前庭神经形成突触。

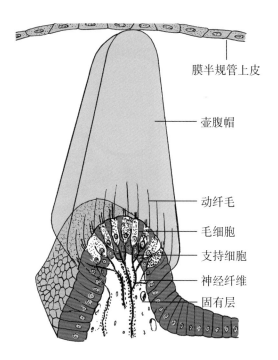

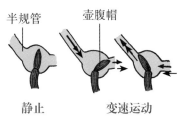

图 19-11　壶腹嵴立体结构模式图

位觉斑的功能：感受直线运动的开始和终止，以及直线加速和减速时的刺激，也感受头部静止时的位置觉。

由于两个位觉斑的位置互成直角，故无论头处于任何位置，位砂膜都可受地心的引力作用而刺激毛细胞。毛细胞感受的刺激也经前庭神经传入脑。

（三）骨蜗管、膜蜗管和螺旋器

人的耳蜗形如蜗牛壳，其中轴是圆锥形的疏松骨质，称为蜗轴。蜗轴内有血管、神经和螺旋神经节分布。

1. 骨蜗管　人的骨蜗管以蜗轴为中心盘绕两圈半。骨蜗管分3部分，上为前庭阶，下为鼓室阶，中为膜蜗管（图19-13，图19-14）。

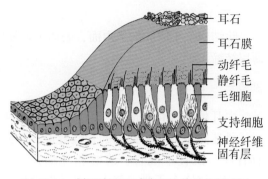

图 19-12　椭圆囊斑和球囊斑立体结构模式图

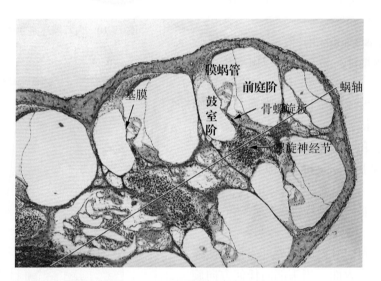

图 19-13　豚鼠内耳低倍光镜像

×100

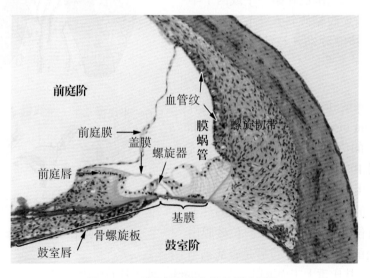

图 19-14　豚鼠膜蜗管与螺旋器光镜像

×100

前庭阶和鼓室阶内含有外淋巴，在蜗顶经蜗孔相通。膜蜗管内含有内淋巴，与球囊相通。

2. 膜蜗管 膜蜗管有 3 个壁，上壁为前庭膜，其表面为单层扁平上皮，中间夹有少量结缔组织；外侧壁为骨膜增厚形成的螺旋韧带和被覆其表面的血管纹。血管纹由含血管的复层柱状上皮组成，能分泌内淋巴；下壁为骨性螺旋板的外侧部和基膜，下壁的局部上皮增厚特化形成螺旋器。

膜蜗管下壁的基膜中含有自蜗轴向外呈放射状排列的胶原样细丝束，称为基底纤维或听弦。人约有 2400 根听弦。听弦的长度自蜗底至蜗顶随着基膜逐渐增宽而增长。所以，蜗底的听弦较短，容易与高频率声波产生共振，蜗顶听弦较长，容易与低频率的声波产生共振。

3. 螺旋器 螺旋器（spiral organ）又称为 Corti 器，是听觉感受器，位于膜蜗管的基膜上，由支持细胞和毛细胞构成（图 19-14，图 19-15）。

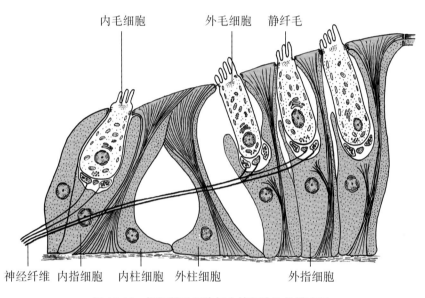

图 19-15 螺旋器毛细胞与支持细胞结构模式图

（1）支持细胞：主要由柱细胞和指细胞组成。

柱细胞：排成两行，并列于基膜上。由于柱细胞的基部宽，体部窄，顶部嵌合在一起，故在两行细胞间形成一个三角形的内隧道。内隧道中有神经纤维穿行。靠近蜗轴侧的为内柱细胞，远侧的为外柱细胞。柱细胞的细胞核位于基部，细胞质内含大量张力原纤维，起支持作用。

指细胞：呈柱状，顶部有一指状突起，底部位于基膜上。在内柱细胞的内侧有一排内指细胞，在外柱细胞外侧有 3~4 排外指细胞，其细胞体的上部分别支托着内毛细胞和外毛细胞。

（2）毛细胞（hair cell）：分为内、外两组，分别称为内毛细胞和外毛细胞（图 19-14，图 19-15）。内毛细胞呈烧瓶状，共约 3500 个，排成一列，由内指细胞所撑托。外毛细胞呈柱状，共约 20 000 个，排成 3~4 列，由外指细胞所撑托。毛细胞的游离面有许多规则排列的静纤毛，称为听毛。毛细胞的基底面与螺旋神经节内的双极神经元周围突形成突触。

在螺旋器的上方有胶质性盖膜覆盖，当声波使基膜内的听弦发生共振时，听毛与盖膜接触，听毛弯曲，使毛细胞兴奋，由蜗神经传至中枢，产生听觉。

知识链接

壶腹嵴顶结石病

壶腹嵴顶结石病表现为当头位改变时突然发病，病初出现持续性眩晕，持续数日缓解，而后会出现不同程度的短暂性眩晕和眼球震颤，俯卧位时可使眩晕减轻或消失。眩晕发作时可伴有面色苍白、恶心和呕吐等自主神经系统症状。其病因至今尚不太完全清楚，大部分与头部外伤、急慢性中耳炎、耳部手术损伤、中毒、心血管疾病以及病毒性迷路炎等因素有关。外伤、感染、中毒和内耳供血不足等诱因可致耳石膜变性，膜中的耳石脱落而沉积在后半规管壶腹嵴顶上，刺激壶腹嵴上的前庭感觉神经，促使其敏感性增高而引发眩晕和眼震。其病程多呈良性过程，因而，又将这类患者的眩晕称为良性阵发性位置性眩晕。

● **思考题** ●

1. 使角膜保持透明的结构基础是什么？
2. 视网膜的组织结构分哪几层？视网膜脱落易发生在哪一层？
3. 比较视锥细胞和视杆细胞形态结构和功能的不同点。
4. 比较壶腹嵴、位觉斑和听觉感受器的组织结构共同点和不同点。

（马红梅）

第二十章

人体胚胎学总论

学习目标

掌握：

（1）受精的概念、部位。

（2）卵裂。

（3）胚泡的结构。

（4）植入的概念、部位。

（5）二胚层胚盘形成。

（6）三胚层胚盘形成。

（7）胎盘屏障。

熟悉：

（1）受精过程。

（2）胚泡形成。

（3）植入后子宫内膜的变化。

（4）三胚层的分化。

了解：

（1）植入过程。

（2）胎膜、胎盘的形成。

（3）人圆柱形胚体的形成。

（4）人胚体外形的变化、长度测量与胚胎龄测定。

（5）双胎、联体双胎与多胎。

运用：

运用所学知识树立"赤条条来无一丝遮挂，干净净回留千秋清名"的廉洁意识。

案例导入

患者，女，28岁。主因停经45天，下腹痛3小时入院。患者既往月经规则，周期$\frac{4\sim5}{30}$天。末次月经：2019-12-16，量、色同前，停经后无明显早孕反应，3小时前无明显诱因出现下腹痛，伴肛门坠胀感，伴恶心，阴道有少量出血，色鲜红，无烂肉样组织排出。大、小便无改变。体格检查：心率85次/分，血压80/55 mmHg，心肺查体（—）。腹平坦，腹壁无静脉曲张，腹部可触及压痛、反跳痛，肌紧张，肠鸣音减弱。妇科检查：已婚型外阴；阴道畅，可见少量暗红色血迹；宫颈光滑，举痛（＋）、摇摆痛（＋）；子宫前位，正常大小，质中，活动度可，压痛（＋）；左侧附件区增厚，压痛（＋），右侧附件区未查及明显异常。超声检查：子宫正常大小，内膜增厚，宫内未见妊娠囊，双侧卵巢大小正常，左侧附件区可见一混合回声包块，大小约 2.3 cm×1.5 cm，盆腔积液。尿妊娠试验（＋）。初步诊断为异位妊娠。患者住院观察并及时手术治疗。

问题与思考：

1. 什么是异位妊娠？

2. 该患者诊断为异位妊娠的依据是什么？

一、人体胚胎学简介

人体胚胎学（human embryology）是研究人体出生前的发生、发育过程及其发育机制的科学。从受精开始到胎儿分娩经历 38 周（约 266 天）。

通常将人体胚胎发育过程分为两个时期：胚期和胎期。

1. 胚期　胚期（embryonic period）从受精到人胚发育第 8 周末，是人体发育的早期阶段，即为人体胚胎学总论或称为人体早期发生。经过胚期发育，人胚初具雏形。

2. 胎期　胎期（fetal period）从人胚胎发育第 9 周至出生为胎期发育阶段。此期胎儿逐渐长大，各器官系统逐渐发育完善，有些器官已具有一定的功能活动。

临床上将妊娠第 28 周胎儿至出生后 7 天的新生儿发育阶段称为围生期（perinatal stage），或称为围产期。研究围生期孕妇、产妇、胎儿及新生儿卫生保健的科学称为围生医学（perinatology），或称为围产医学。

二、生殖细胞与受精

（一）生殖细胞

生殖细胞（germ cell）包括男性生殖细胞（精子）和女性生殖细胞（卵子），两者均只有 23 条染色体，包括一条性染色体，为单倍体细胞。

1. 精子　精子产生于睾丸的生精小管，继而在附睾中发育成熟。精子的染色体核型为 23，X 或 23，Y（图 20-1）。射出的精子可以运动，但无受精能力，需要获能。精子在女性生殖管道运

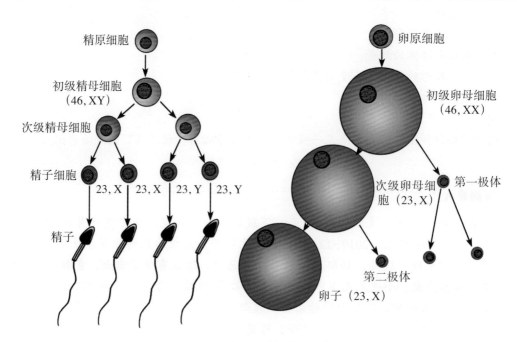

图 20-1　生殖细胞的发生示意图

行过程中，精子头部抑制顶体酶释放的糖蛋白被子宫和输卵管分泌的酶降解，从而获得受精能力，此过程称为精子获能（sperm capacitation）。

人类的射精量为每次 2~5 ml，含精子 3 亿 ~5 亿个。射入到女性生殖管道内的精子受精能力大约维持 24 小时。

2. 卵子　卵子产生于卵巢，体积约为精子的 85 000 倍。染色体核型均为 23, X（图 20-1）。从卵巢排出后，处于第二次成熟分裂中期的次级卵母细胞在输卵管内可存活 24 小时，但其受精能力仅大约维持 12 小时。

（二）受精

获能精子进入卵子形成受精卵的过程称为受精（fertilization）。正常的受精部位是在输卵管壶腹部。

1. 受精过程

（1）卵子排出后，经输卵管伞端进入输卵管，在壶腹部等候精子。

（2）顶体反应：获能精子进入女性生殖管道后借其尾部的摆动，向子宫、输卵管方向移动，在输卵管壶腹部与卵子相遇，顶体外侧膜与精子细胞膜局部融合形成小孔，顶体酶释放。精子释放顶体酶，溶解并穿越放射冠、透明带的过程，称为顶体反应（acrosome reaction）。

（3）精卵融合：精子头部细胞膜与卵子细胞膜直接接触并融合，精子钻入卵细胞中（图 20-2），形成受精卵。

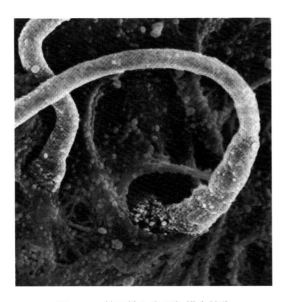

图 20-2　精子钻入卵子扫描电镜像

（4）原核融合：精子进入卵子后，卵子完成第二次成熟分裂，形成一个成熟卵细胞并放出第二极体，卵细胞核形成雌原核（female pronucleus）；精子细胞核形成雄原核（male pronucleus），随即雌、雄原核融合在一起，受精卵恢复为二倍体，染色体数目恢复为 46 条，完成受精过程（图 20-3），开始了一个新个体的发育。

2. 受精的意义

（1）激发卵裂：受精激活了卵细胞，促使细胞快速分裂，形成一个新个体。

（2）恢复二倍体：精子与卵子结合，受精卵恢复为二倍体，维持了物种的稳定性和延续性；同时，受精卵接受了父母双方的遗传物质，具有父母双方的遗传特性。而遗传物质经过重新组合，使新个体具有与亲代不完全相同的性状。

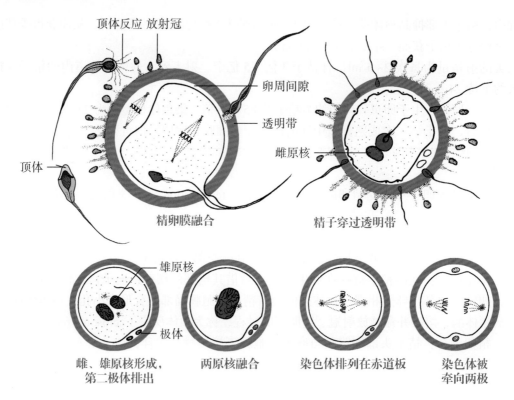

图 20-3　受精过程示意图

（3）决定胎儿性别：带有 X 染色体的精子与卵子结合，胚胎发育为女性；带有 Y 染色体的精子与卵子结合，胚胎发育为男性。

三、卵裂、胚泡形成与植入

（一）卵裂

受精卵早期进行的细胞分裂，称为卵裂（cleavage）。卵裂产生的子细胞称为卵裂球（blastomere）。卵裂球数目不断增多，此时因有透明带包裹，细胞体积逐渐变小，在受精后大约 72 小时形成一个 12~16 个卵裂球组成的实心细胞团，称为桑椹胚（morula）（图 20-4）。

（二）胚泡

1. 胚泡形成　桑椹胚边向子宫腔方向移动，卵裂球边迅速分裂增生，细胞数量不断增多，同时细胞之间出现许多小腔隙，以后又逐渐融合成一个大腔，形成囊状胚，称为胚泡

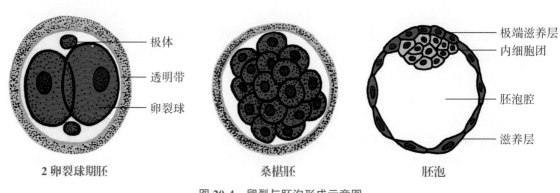

图 20-4　卵裂与胚泡形成示意图

（blastocyst）（图 20-4），此时已是受精后第 4 天，胚泡已进入子宫腔（图 20-5）。

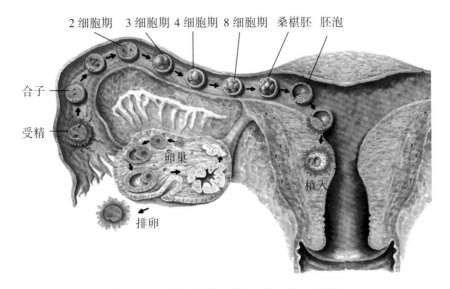

2 细胞期　3 细胞期　4 细胞期　8 细胞期　桑椹胚　胚泡

合子

受精

卵巢

植入

排卵

图 20-5　排卵、受精、卵裂和胚泡植入示意图

2. 胚泡结构　进入子宫腔时，胚泡的细胞逐渐分化为两个部分，外表为一层扁平细胞，称为滋养层（trophoblast）；中央的腔隙称为胚泡腔（blastocoele）；聚集在胚泡一侧的成团细胞称为内细胞团或内细胞群（inner cell mass），这是将来形成胚体的始基。紧靠内细胞团侧的滋养层称为极端滋养层（polar trophoblast）（图 20-4）。此时，透明带逐渐变薄而消失，胚泡贴近子宫内膜，准备植入。

知识链接

胚胎干细胞

胚胎干细胞（embryonic stem cell, ESC）是人胚发育早期（受精后 5~7 天）位于胚泡腔一侧的内细胞群（inner cell mass, ICM）中未分化的细胞。这些未分化的细胞可进一步分裂、分化，发育成个体。由于内细胞群的每个细胞都可以发育成完整的个体，因而这些细胞具有全能性，换言之，它们能制造机体需要的全部细胞。已有实验证实：分离的小鼠胚胎干细胞在体外可以分化成各种细胞，包括神经细胞、造血干细胞（血细胞的前体）等。从理论上讲，ESC 具有发育分化为所有类型组织细胞的能力，所以可用来修复甚至替换已丧失功能的组织和器官。任何导致正常细胞功能异常或结构丧失的疾病，都可以通过移植由 ESC 分化的特异组织细胞来治疗。但目前还没有用干细胞体外培养成器官的报道。

（三）植入

胚泡逐渐埋入子宫内膜的过程称为植入（implantation），又称为着床（imbed）。植入过程中，胚与子宫都处于动态阶段，双方达到"同步"，植入才能成功。由此，近年提出植入窗（window for implantation）学说，即受精后，在一段特定的关键时间内，胚泡滋养层细胞发育到具有"侵入性"（invasiveness）状态，母体子宫内膜被调节到"接受性"（receptiveness）

状态，只有双方同时达到各自的状态，植入才能发生，此关键时期称为植入窗。植入在受精后第5~6天开始，第11~12天完成。

1. 植入部位　胚泡的植入部位通常是在子宫体或底部的内膜中，多见于后壁（图20-6）。若植入部位接近子宫颈处，在此形成的胎盘，称为前置胎盘（placenta praevia），分娩时会堵塞产道，导致胎儿娩出困难。胚泡植入在子宫以外的部位称为异位妊娠（ectopic pregnancy）或宫外孕。异位妊娠多发生在输卵管，会引起胚胎早期死亡。

2. 植入过程

（1）植入时胚泡的极端滋养层侧逐渐与子宫内膜接触并黏附。

（2）胚泡的极端滋养层细胞分泌蛋白水解酶，溶解破坏子宫内膜，形成一个缺口。

（3）胚泡沿缺口埋入子宫内膜功能层，此时子宫内膜正处于分泌期，明显增厚，血管增多，富于营养。

（4）胚泡边侵入子宫内膜，滋养层细胞边从内膜中吸取营养，迅速增殖，致使滋养层不断增厚，并分化为内、外两层细胞。外层细胞界线不清楚，称为合体滋养层（syncytiotrophoblast）；内层细胞界线清楚，呈立方状，排列整齐，称为细胞滋养层（cytotrophoblast）。细胞滋养层可进行细胞分裂，补充合体滋养层。

（5）胚泡全部埋入子宫内膜后，缺口由子宫内膜上皮增生修复愈合，植入完成（图20-7）。

3. 植入条件

（1）胚泡必须发育良好。

（2）胚泡必须适时到达子宫腔。

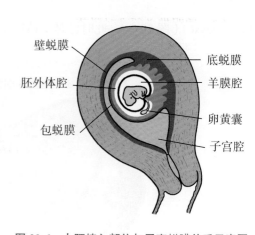

图20-6　人胚植入部位与子宫蜕膜关系示意图

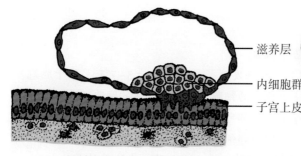

a. 胚泡开始植入（第7天）

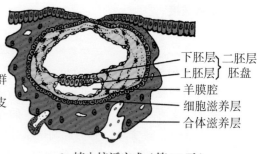

b. 植入接近完成（第10天）

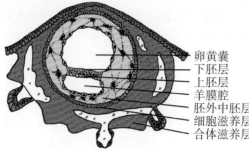

c. 植入完成（第11~12天）

图20-7　人胚泡植入过程示意图

（3）透明带必须准时脱落。

（4）子宫内膜必须处于分泌期。

4. 植入后子宫内膜变化

（1）蜕膜反应：胚泡植入后母体子宫内膜血液供应更丰富；腺体分泌更旺盛；内膜基质水肿；基质细胞肥大，呈多角形，富含糖原和脂滴；内膜增厚。子宫内膜的这种变化称为蜕膜反应。此时的子宫内膜称为蜕膜（decidua）。

（2）蜕膜分部：植入后，根据胚泡与蜕膜的位置，将蜕膜分为3部分：胚泡与子宫肌层之间的蜕膜，称为底蜕膜（decidua basalis）；覆盖在胚泡子宫腔侧的蜕膜，称为包蜕膜（decidua capsularis）；子宫壁其余部分的蜕膜，称为壁蜕膜（decidua parietalis）（图20-6）。

 知识链接

植入前遗传学诊断

胚胎植入前遗传学诊断（pre-implantation genetic diagnosis, PGD）是辅助生殖技术与分子生物学技术相结合而产生的产前诊断技术，俗称为"第三代试管婴儿"。PGD 对体外受精的胚胎取部分细胞进行遗传学分析，选择不含某种遗传缺陷的胚胎移植入子宫继续发育。它不仅可以防止遗传缺陷患儿的出生，对贯彻我国计划生育、优生优育政策，提高人口素质等都具有深远的意义。PGD 主要适用于患单基因相关遗传病、染色体病、性连锁遗传病及可能生育异常患儿的高风险人群等。

检测的细胞主要有：①极体：极体是卵母细胞成熟分裂的产物，含有和卵母细胞互补的遗传物质，可用第一极体或第二极体（分别含有二倍体和单倍体遗传物质），不影响卵母细胞受精和正常发育；②卵裂球细胞：多选择6~8细胞期的胚进行。从中取出1~2个卵裂球进行遗传学诊断；③胚泡滋养层细胞：滋养层细胞活检用于诊断，不影响胚胎的发育。目前根据遗传物质发生变化的方式不同，可将 PGD 技术归为 4 类：染色体分析、DNA 分析、RNA 分析和蛋白质分析。

四、胚层形成与分化

（一）二胚层胚盘及相关结构的形成

1. 二胚层胚盘形成　人胚发育第 2 周，内细胞团细胞不断分裂增殖，靠近胚泡腔一侧的细胞逐渐形成一层整齐的立方形细胞，称为下胚层（hypoblast）。下胚层上方的细胞形成一层柱状细胞，称为上胚层（epiblast）。下、上胚层紧密相贴，外形呈椭圆形的盘状，故称为二胚层胚盘（bilaminar germ disc）（图20-8）。胚盘是将来分化发育成人体各部器官组织的原基。

2. 羊膜腔　在二胚层胚盘形成同时，上胚层邻近极端滋养层一侧出现一个腔，称为羊膜腔（amniotic cavity），内含羊水，羊膜腔的壁称为羊膜（amniotic membrane）。

3. 卵黄囊　下胚层周边的细胞向腹侧增生，并向下迁移愈合形成一个囊，称为卵黄囊（yolk sac）。卵黄囊顶层的细胞即为下胚层，羊膜腔底层的细胞即为上胚层，即羊膜腔的底与卵黄囊的顶共同构成二胚层胚盘（图20-8）。

4. 胚外中胚层与胚外体腔的形成　胚泡的细胞滋养层增生，在胚泡腔内弥散分布，形成一些星状多突的间充质细胞，又称为胚外中胚层（extraembryonic mesoderm）。随着胚的发育，胚外中胚层细胞之间逐渐出现一个大腔，称为胚外体腔（extraembryonic coelom）。由于胚外体

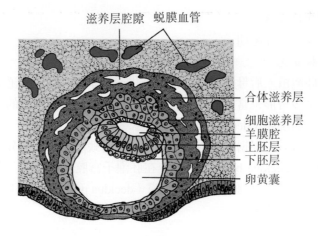

图 20-8 人胚二胚层胚盘的形成示意图

腔的出现，使得胚外中胚层附着在细胞滋养层的内面、羊膜腔的外表面和卵黄囊的外表面。至人胚发育第 2 周末，随着胚外体腔和羊膜腔的不断扩大，在羊膜腔顶壁尾侧与滋养层之间仍有一束密集的胚外中胚层，称为体蒂（body stalk），起连接胚体和滋养层的作用（图 20-9，图 20-10）。

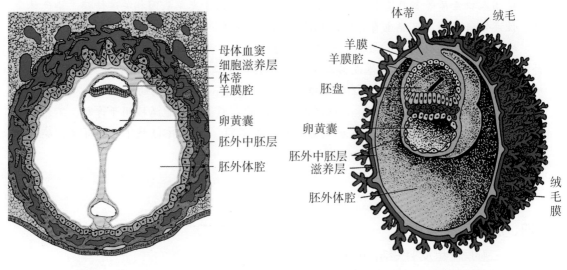

图 20-9 第 13 天人胚示意图　　　　图 20-10 第 3 周初人胚剖面模式图

（二）三胚层胚盘及相关结构的形成

三胚层胚盘发生在人胚发育第 3 周。原条、原结和脊索的形成与三胚层胚盘的形成密切相关。

1. 原条的形成　人胚发育第 3 周初，胚盘尾端正中线处的上胚层细胞增殖，形成一条纵行的细胞索，称为原条（primitive streak）。因此，原条所在的一端即为胚体的尾端，此时的胚盘即可区分头、尾和左、右两侧。以后原条的背侧中央出现一条浅沟，称为原沟（primitive groove）（图 20-11）。

2. 原结的形成　原条头端的细胞迅速增生，略膨大形成一个结节状结构，称为原结（primitive node）。原结的背侧中央出现一凹陷，称为原凹（primitive pit）（图 20-11）。

3. 脊索的形成　原结细胞增殖，从原凹向下、向头端迁移，在上、下胚层之间形成一条单独的细胞索，称为脊索（notochord）（图 20-11，图 20-12）。脊索以后大部分退化消失，残存部分演化为椎间盘髓核。

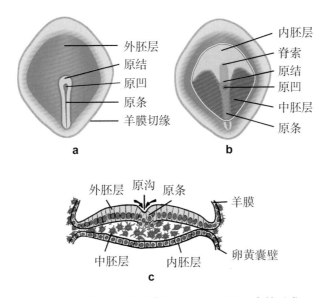

图 20-11 第 16 天人胚模式图，示三胚层胚盘的形成

a.胚盘背面观；b.切除外胚层，示中胚层和脊索；c.通过原条的胚盘横切，示中胚层的形成

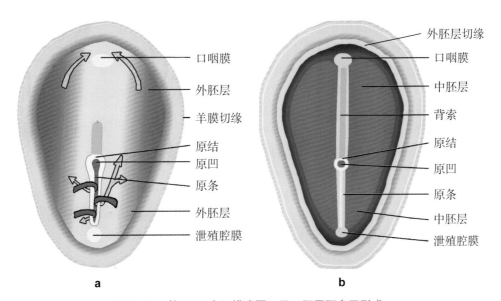

图 20-12 第 18 天人胚模式图，示三胚层胚盘已形成

a.胚盘背面观，示中胚层形成过程中细胞迁移方向；

b.切除外胚层，示已形成的中胚层及脊索、原条、口咽膜和泄殖腔膜

4. 中胚层与三胚层胚盘的形成　在脊索形成同时，二胚层胚盘进一步发育，原条细胞迅速增殖，从原沟处开始，在上、下胚层之间向胚体头端和左、右两侧迁移，同时铺展，形成一新细胞层，即是胚内中胚层（intra-embryonic mesoderm），简称为中胚层（mesoderm）（图 20-11，图 20-12）。另外一部分细胞继续向下增殖迁移，进入下胚层，在下胚层中继续增殖、扩展，并分化形成新的细胞层，称为内胚层（endoderm）。内胚层完全置换了下胚层细胞。在中胚层和内胚层形成后，原来的上胚层改称为外胚层（ectoderm）。在胚盘的周缘，胚内中胚层与胚

外中胚层相延续。随着中胚层的出现，二胚层胚盘变成了椭圆形、头端大、尾端小的三胚层胚盘。但在脊索前端和原条尾端各有一圆形致密区没有中胚层细胞。在此处，内、外胚层直接相贴，呈薄膜状，分别称为口咽膜（oropharyngeal membrane）和泄殖腔膜（cloacal membrane）（图 20-12）。随着胚体的发育，原条逐渐向尾端退缩，最后退化消失。

知识链接

葡萄胎与绒毛膜上皮癌

妊娠后，孕妇的胎盘绒毛滋养层细胞过度增生，绒毛内结缔组织变性水肿，血管消失，胚胎发育受阻，绒毛呈水泡状或葡萄状，称为葡萄胎（hydatidiform mole）。如滋养层细胞过度增生，发生癌变，则称为绒毛膜上皮癌（chorion carcinoma）。

（三）三胚层的分化

1. 外胚层的分化

（1）神经管的形成与分化：脊索诱导其背侧外胚层细胞增殖形成的细胞板，称为神经板（neural plate）；神经板中央沿胚体纵轴凹陷形成神经沟（neural groove），沟两侧隆起称为神经褶（neural fold）；神经褶由中部逐渐愈合并向头尾延伸形成管状，称为神经管（neural tube）；神经管头端的孔称为前神经孔（anterior neuropore），闭合后发育成脑；尾端的孔称为后神经孔（posterior neuropore），闭合后发育成脊髓（图 20-13）。如前神经孔未闭合，则发育成无脑儿；如后神经孔未闭合，则发育成脊柱裂或脊髓裂。

（2）神经嵴分化：神经管形成时，神经褶与外胚层相连处的细胞与神经管分离，在神经管的背外侧形成两条纵行的细胞索，称为神经嵴（neural crest）（图 20-14）。神经嵴将分化成周围神经系统和肾上腺髓质。

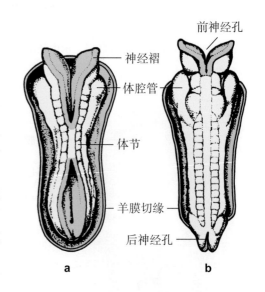

图 20-13　第 22 天（a）和第 23 天（b）人胚模式图，示神经管形成

（3）外胚层除了分化为神经系统和肾上腺髓质外，还分化为：皮肤的表皮、体表凹陷处的上皮及皮肤附属器；眼结膜、角膜、晶状体和视网膜；外耳、鼓膜外层上皮和内耳膜迷路；垂体和腮腺上皮等。

2. 中胚层的分化

中胚层首先分化为 3 部分，从脊索两旁由内向外依次为：轴旁中胚层、间介中胚层和侧中胚层（图 20-15）；填充在内、中、外各胚层之间散在的中胚层细胞，称为间充质。

（1）轴旁中胚层（paraxial mesoderm）：为脊索两侧的细胞索，以后断裂成团块状，称为体节（somite）。体节将来分化成皮肤的真皮和皮下组织、中轴骨和纤维性结缔组织、骨骼肌。

（2）间介中胚层（intermediate mesoderm）：位于轴旁中胚层与侧中胚层之间，将来分化为泌尿系统和生殖系统的主要器官。

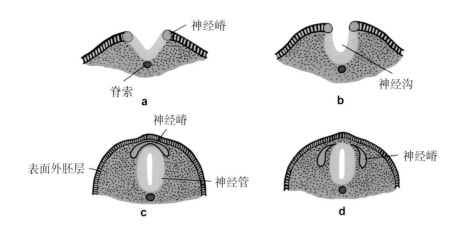

图 20-14　神经嵴发生示意图

a、b、c、d 示不同胚龄时神经嵴的发育

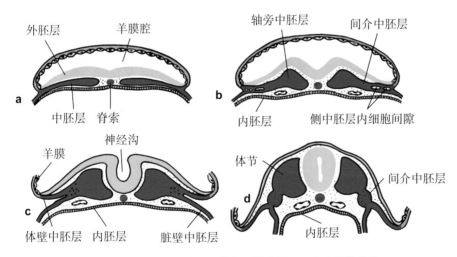

图 20-15　不同胚龄的人胚横切面模式图，示中胚层的分化

（3）侧中胚层（lateral mesoderm）：位于中胚层的最外侧，分隔为两层：①体壁中胚层（somatic mesoderm），与外胚层相贴，将来分化成体壁的骨骼、肌组织、结缔组织和血管；②脏壁中胚层（splanchnic mesoderm），与内胚层相贴，将来分化成消化系统和呼吸系统的肌组织、结缔组织和血管等。③体壁中胚层与脏壁中胚层之间的腔隙，称为胚内体腔（intraembryonic coelom），将来分化成胸膜腔、腹膜腔和心包腔。

（4）中胚层间充质：将来分化成肌组织、结缔组织和血管等。

（5）中胚层还分化为肾上腺皮质。心、血管和淋巴管也来自中胚层。

3. 内胚层的分化　在人圆柱形胚体形成时，内胚层卷入体内，形成原肠（primitive gut），将分化为：消化道上皮、消化腺上皮；呼吸道上皮、肺上皮；甲状腺上皮、甲状旁腺上皮；中耳鼓室上皮；胸腺上皮；膀胱、阴道上皮等（图 20-16）。

五、人圆柱形胚体形成

人胚发育至第 4 周，随着三胚层的形成与分化，胚体逐渐由扁盘状演变成圆柱体（图 20-16）。

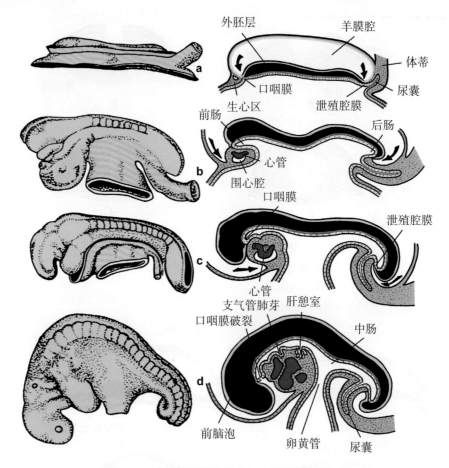

图 20-16　人圆柱形胚体形成与三胚层分化示意图

（一）人胚中轴器官的建立

原条、脊索、神经管和体节均位于胚体的中轴线上，故称为人胚中轴器官。人胚中轴器官的建立是促使胚体变成圆柱体的因素之一，并诱导其他器官的发生。原条诱导胚内中胚层和内胚层的发生；脊索诱导其背部的外胚层演变成神经管；神经管发育成中枢神经系统；神经管两侧的体节演化形成中轴骨骼、躯干肌肉和皮肤真皮。

（二）人圆柱形胚体形成过程

1. 人胚中轴器官的建立使胚盘背侧向羊膜腔内隆起，羊膜腔的迅速增大，卵黄囊的增大缓慢，致使胚盘的边缘向腹侧卷折。

2. 由于胚盘各部分生长速度差异，致使人胚体头部生长快，形成头褶；尾部生长快，形成尾褶；两侧形成左、右侧褶。

3. 头褶、尾褶及侧褶向人胚体脐部集中，最终外胚层包于胚体体表，内胚层卷入胚体内，羊膜反包在体蒂和卵黄囊外面，胚盘逐渐演变成圆柱形胚体，并凸入羊膜腔内（图 20-16）。

（三）人圆柱形胚体形成结果

1. 胚体凸入羊膜腔，浸在羊水中。

2. 原始脐带形成　外包羊膜，内含卵黄囊和体蒂。

3. 口咽膜和生心区由头侧转向腹侧。

4. 泄殖腔膜由尾侧转向腹侧。

5. 外胚层包于体表。

6. 内胚层卷入体内，形成原肠（图 20-16）。

人胚发育第 8 周末，胚体的颜面已初步形成，外表可见眼、耳和鼻的原基，上、下肢已经形成，胚已初具人形（图 20-17）。

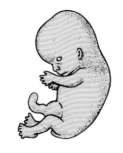

图 20-17　第 8 周人胚模式图，已初具人形

六、胎膜和胎盘

胎膜和胎盘是对人胚体起保护、营养、呼吸和排泄作用的胎儿附属结构。

（一）胎膜

人胎膜（fetal membrane）包括卵黄囊、尿囊、羊膜、绒毛膜和脐带。

1. 卵黄囊　卵黄囊是连于原肠管腹侧的一个囊状结构，由胚外内胚层与胚外中胚层组成（图 20-18）。人卵黄囊不发达，没有卵黄。卵黄囊被包入脐带后，与原肠相连部称为卵黄蒂（yolk stalk）。卵黄蒂于人胚发育第 6 周闭锁，卵黄囊逐渐退化。其存在意义是：①人体造血干细胞来源于卵黄囊壁上的胚外中胚层。②人类原始生殖细胞来源于卵黄囊尾侧的胚外内胚层。

2. 尿囊　人胚发育第 3 周，从卵黄囊尾侧向体蒂内伸出的一个指状盲囊，称为尿囊（allantois）（图 20-18）。人胚尿囊很不发达，以后被卷入脐带，仅存数周即退化，尿囊闭锁后形成脐正中韧带。尿囊存在的意义是：尿囊壁上的胚外中胚层形成的尿囊动脉与尿囊静脉分别演变成 2 条脐动脉和 1 条脐静脉，这 3 条血管是胎儿与母体进行物质交换的重要通道。

3. 羊膜　羊膜（amniotic membrane）为一层半透明的薄膜，坚韧，无血管。由羊膜上皮和胚外中胚层组成（图 20-18）。羊膜的作用：①参与形成原始脐带。由于胚体长大、羊膜腔扩大和胚体凸入羊膜腔内，羊膜在胚体的腹侧包裹卵黄囊、体蒂及尿囊形成原始脐带。②羊膜上皮产生羊水。羊水微黄色，呈弱碱性，含有脱落的上皮细胞和胎儿的代谢产物，并不断更新。羊膜腔内充满羊水，胚胎在羊水中自由自在地生长发育。正常足月胎儿羊水量为 1000～1500 ml。羊水少于 500 ml 为羊水过少；羊水多于 2000 ml 为羊水过多；羊水过少或过多均影响胎儿的正常发育。

羊水的作用：①使胚胎各部分均等发育，防止粘连；②胚胎可在羊水中自由运动，有利于骨骼和肌肉发育；③保护胚胎，免受外力的压迫与震荡；④分娩时羊水可扩张子宫颈，冲洗产道，利于胎儿的娩出。

4. 绒毛膜　绒毛膜（chorion）由滋养层和衬于其内面的胚外中胚层组成。人胚发育第 2 周，胚泡滋养层分化成合体滋养层和细胞滋养层，两者一起向胚泡表面突起，形成的绒毛干称为初级绒毛（primary villus）。人胚发育第 2 周末，绒毛膜上布满密集的初级绒毛；人胚发育第 3 周，胚外中胚层长入初级绒毛中轴内，此时的绒毛干称为次级绒毛（secondary villus）；此后次级绒毛中轴的胚外中胚层分化形成结缔组织与毛细血管，此时的绒毛干称为三级绒毛

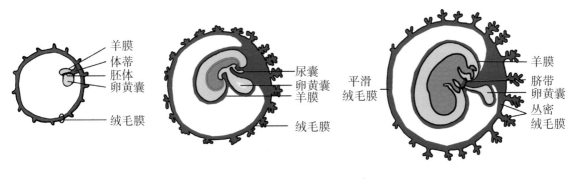

图 20-18　人胎膜与胚胎关系示意图

（tertiary villus）。绒毛干之间的腔隙，称为绒毛间隙（图20-19）。母体子宫螺旋动脉开口于绒毛间隙。

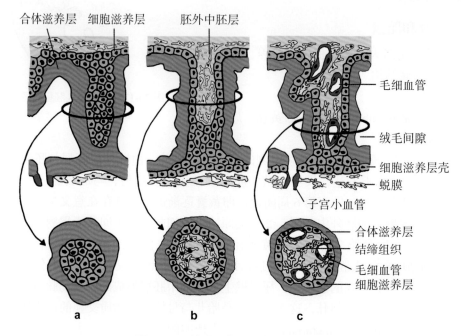

图 20-19　绒毛干的分化发育示意图
上图为绒毛干纵断面。下图为绒毛干横断面：a.初级绒毛；b.次级绒毛；c.三级绒毛

绒毛膜的演变：人胚发育前6周，绒毛均匀分布在整个绒毛膜表面。人胚胎发育第3个月时，绒毛膜渐分成两部分：底蜕膜侧血供充足，绒毛分支，生长茂密，称为丛密绒毛膜（chorion frondosum）。包蜕膜侧血供不足，绒毛萎缩、退化、消失，形成平滑绒毛膜（chorion laeve）；随着胚胎的发育，羊膜腔不断地扩大，羊膜、平滑绒毛膜、包蜕膜和壁蜕膜融合，子宫腔也逐渐消失（图20-20）。

绒毛膜的作用：为早期胚胎发育提供营养和氧气，丛密绒毛膜参与形成胎盘。

5. 脐带　脐带（umbilical cord）是连于胚胎脐部与胎盘间的索带（图20-18，图20-20）。其外被覆羊膜，内含体蒂分化的黏液性结缔组织和2条脐动脉与1条脐静脉，是胎儿血与母血进行物质交换的通道。足月胎儿脐带长40~60 cm，粗1.5~2 cm，过长或过短均会影响胎儿发育或分娩。

（二）人胎盘

人胎盘（placenta）是由胎儿的丛密绒毛膜与母体的底蜕膜共同构成的圆盘状结构。

1. 人胎盘的结构

（1）一般结构：人足月胎盘呈圆盘状，重约500 g，直径15~20 cm，中央厚，边缘薄，分

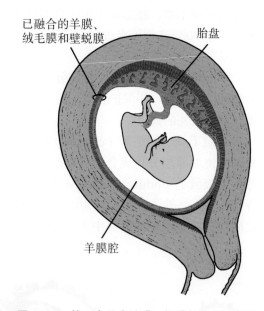

图 20-20　第3个月末胎膜、蜕膜与胎盘示意图

两个面：胎儿面光滑，表面覆盖有羊膜，脐带一般附于中央；母体面粗糙，可见 15~30 个胎盘小叶（cotyledon）（图 20-21）。

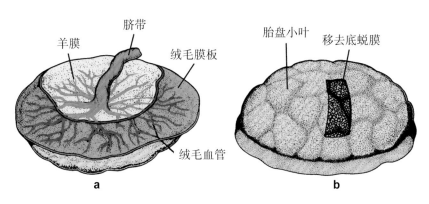

图 20-21　人胎盘外形模式图

a.胎儿面；b.母体面

（2）组织结构：胎儿面由丛密绒毛膜与表面的羊膜组成。丛密绒毛膜形成绒毛膜板，板上发出 40~60 个绒毛干。绒毛干发出的侧支称为游离绒毛（free villus），浸浴在绒毛间隙的母血中。绒毛内的毛细血管是脐血管的分支。母体面为子宫底蜕膜，绒毛间隙之间的底蜕膜组织称为胎盘隔（placental septum）（图 20-22）。

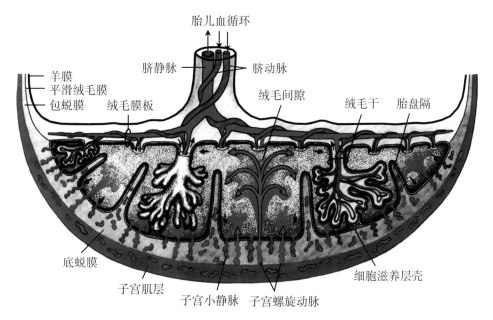

图 20-22　人足月胎盘剖面结构模式图

箭头示血流方向；红色示富含营养与 O_2 的血液；蓝色示含代谢废物与 CO_2 的血液

2. 人胎盘血循环

（1）人胎盘血循环特点：人胎盘内有两套血液循环，即胎儿血循环和母体血循环。两者的血液在各自的封闭管道内循环，互不相混，但可进行物质交换。

（2）人胎盘血循环途径：①胎儿的静脉血经脐动脉流入绒毛毛细血管，绒毛直接浸浴在绒毛间隙的母血中；②母体动脉血由子宫动脉经子宫螺旋动脉流入绒毛间隙。在此部位母体血与胎儿血进行物质交换：胎儿体内的二氧化碳和代谢产物进入绒毛间隙，绒毛间隙母血中的氧和营养物质进入绒毛毛细血管。绒毛毛细血管汇集成脐静脉。脐静脉将氧气和营养物质运送入胎儿体内；物质交换后母体绒毛间隙内的动脉血变成静脉血，由子宫静脉流回母体内。

3. 人胚胎的胎盘膜　胎儿血与母体血在胎盘内进行物质交换所通过的结构，称为胎盘膜（placental membrane）或称为胎盘屏障（placental barrier）。早期人胚胎的胎盘膜较厚，从绒毛间隙至绒毛毛细血管内依次由合体滋养层、细胞滋养层及基膜、绒毛结缔组织、毛细血管内皮基膜及内皮组成；人胚胎发育后期，胎盘膜变薄，母血与胎儿血之间仅隔合体滋养层、共同基膜和绒毛毛细血管内皮 3 层。此时的胎盘膜通透性增强，有利于物质交换（图 20-23）。

4. 人胎盘的功能

（1）物质交换：胎儿通过胎盘从母血中获得氧、营养、抗体和激素等物质，排出二氧化碳和代谢产物等（图 20-24）。

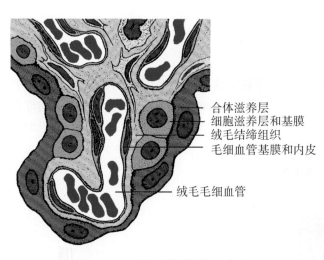

图 20-23　人胎盘屏障结构示意图

合体滋养层
细胞滋养层和基膜
绒毛结缔组织
毛细血管基膜和内皮

绒毛毛细血管

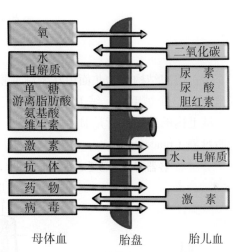

图 20-24　胎儿血与母体血间物质交换示意图

（2）内分泌功能：胎盘的内分泌功能对维持妊娠至关重要。胎盘合体滋养层细胞主要分泌的激素有：①人绒毛膜促性腺激素（HCG）：促进妊娠黄体发育，维持妊娠；②人胎盘催乳素（human placental lactogen，HPL）：促进母体乳腺发育；③人胎盘雌激素和人胎盘孕激素：母体妊娠黄体退化后，替代卵巢功能，抑制子宫平滑肌收缩，继续维持妊娠。

七、人胚体外形的变化、长度的测量与胚胎龄测定

（一）人胚胎各期外形主要特征

受精卵的发育经历了复杂的演变过程，长成一个新的个体。发育不同时期的胚胎，内部生长分化和外表形态均有其特征。依据胚胎颜面、皮肤、毛发、四肢、外生殖器及胚胎长度和体重等，将人胚胎发育各期主要特征概括如表 20-1。

（二）人胚胎长度的测量

测量人胚胎长度的指标有 3 种（图 20-25）：

1. 最大长度（greatest length，GL）　用于测量第 1~3 周的人胚。

2. 顶臀长（crown-rump length，CRL）　又称为冠臀长、坐高，用于测量人胚发育第 3~8 周的人胚胎。

3. 顶踵长（crown-heel length，CHL）　又称为冠踵长、立高，用于测量第 9~38 周的胎儿。

目前常用的方法是用 B 超测量人胚胎的顶臀长（图 20-25，表 20-1）。

表 20-1　人胚胎各期外形特征与长度、体重

受精龄	人胚胎各期外形特征	长度（mm）	体重（g）
1 周	受精，卵裂，胚泡形成，植入开始		
2 周	植入完成，二胚层胚盘形成，绒毛膜出现	0.1~0.4（GL）	
3 周	原条、脊索、神经管、体节出现，三胚层胚盘形成，血管、血细胞出现	0.5~1.5（GL）	
4 周	胚体渐成，呈"C"形，神经孔闭合，眼、耳、鼻原基初现，胎盘、脐带形成	1.5~5（CRL）	
5 周	肢芽出现，手板明显，心膨隆	4~8（CRL）	
6 周	肢芽分两节，足板明显，视网膜出现色素层，耳郭突出现	7~12（CRL）	
7 周	肢体渐直，手指明显，足趾出现，颜面形成	10~21（CRL）	
8 周	足趾明显，眼睑开放，耳郭形成，胚初具人形，外生殖器原基出现，但未分化	19~35（CRL）	
3 个月	上下眼睑闭合，胎儿头较大，外生殖器已分化	50~80（CRL）	10~45
4 个月	胎儿生长快，皮肤薄，透明，呈深红色	90~140（CRL）	60~200
5 个月	头与体表出现胎毛，胎动明显，胎心音可听到	150~190（CRL）	250~450
6 个月	胎儿体重增加很快，体瘦，皮肤细皱，指（趾）甲出现	200~230（CRL）	500~800
7 个月	眼睑张开，头发、眉毛明显，皮下脂肪稍多，各器官系统已近成熟，此时娩出，可存活	240~270（CRL）	900~1300
8 个月	皮下脂肪增多，指（趾）甲平指尖，睾丸已下降至阴囊	280~300（CRL）	1400~2100
9 个月	胎体已较丰满，圆润，胎毛消失，指（趾）甲已平趾尖	310~340（CRL）	2200~2900
足月	体态匀称而丰满，皮肤浅红，胸廓膨隆	350~360（CRL）	3000~3500

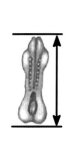 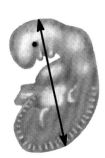 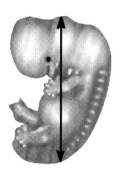 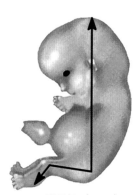

最大长度（GL）　　顶臀长（CRL）　　顶臀长（CRL）　　顶踵长（CHL）

图 20-25　人胚胎长度的测量示意图

（三）人胚胎龄的测定

人胚胎龄的计算方法有两种：

1. 月经龄　即从孕妇末次月经的第 1 天算起，至胎儿娩出共约 40 周。这是临床医生常用的方法。

2. 受精龄　即从受精之日算起，从受精到胎儿娩出约经 38 周。胚胎学家常用受精龄来计算人胚胎龄。

八、双胎、联体双胎与多胎

（一）双胎

双胎（twins）又称为孪生，其发生率约占新生儿的 1%。

1. 双卵双胎　一次排出两个卵子，均受精后发育成两个胚胎。特点是：两胎儿性别相同或不相同；遗传基因型不完全一样；相貌和生理特点的差别如同一般兄弟姐妹；每个胚胎有各自的胎膜和胎盘。

2. 单卵双胎　一个受精卵发育成两个胚胎。特点是：两胎儿性别完全相同；遗传基因完全一样；相貌和生理特点很相似；他们之间进行器官移植不发生排斥反应。单卵双胎产生原因如下：①卵裂球分离为两团，各自发育成一个独立的胚胎，他们有各自的胎膜和胎盘。②一个胚泡内分化出两个内细胞团，各自形成一个胚胎，他们共用一个绒毛膜和一个胎盘，但有各自的羊膜；③在同一胚盘上形成两个原条和脊索，诱导形成两个胚胎，他们共用一个绒毛膜和一个胎盘，生活在同一个羊膜腔内，易发生联体双胎畸形（图 20-26）。

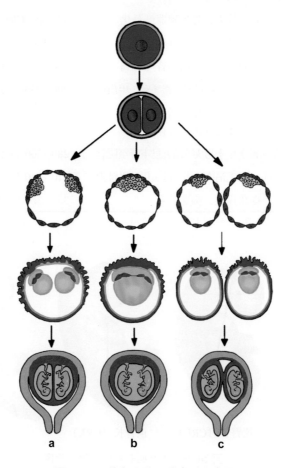

图 20-26　单卵双胎 3 种类型示意图
a. 一个胚泡内出现两个内细胞群；b. 一个胚盘形成两个原条；c. 一个受精卵形成两个胚泡

（二）联体双胎

两个孪生胎体发生局部连接，简称为联体双胎。根据胎儿连接部位不同，分为头联双胎、臀联双胎、胸腹联双胎等（图 20-27）。如联胎为一大一小，则形成寄生胎或胎中胎（图 20-28）。

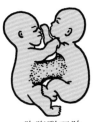
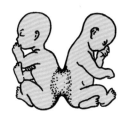
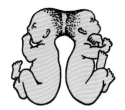

胸腹联双胎　　　　　臀联双胎　　　　　头联双胎

图 20-27　人联体双胎畸形示意图

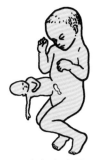
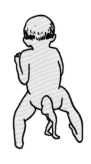

腹部寄生胎　　　　　臀部寄生胎

图 20-28　人寄生胎示意图

（三）多胎

一次分娩出两个以上新生儿为多胎。发生率低，三胎约万分之一，四胎约百万分之一。

● 思考题 ●

1.试述受精的概念、部位、过程、条件和意义。

2.试述植入的概念、时间、部位、过程和条件。

3.简述二胚层胚盘及相关结构的形成。

4.试述三胚层胚盘的形成。

5.简述内、中、外 3 个胚层分化形成的主要组织和器官。

6.试述胎盘的组成、结构和功能。

（陈　炜）

第二十一章

颜面、消化系统与呼吸系统的发生

 学习目标

掌握：

（1）颜面发生的原基及其常见的先天畸形。

（2）咽囊的演变。

（3）先天性脐疝和脐瘘的形成。

（4）消化管狭窄或闭锁以及回肠憩室的形成。

（5）泄殖腔的分隔。

（6）新生儿肺透明膜病。

熟悉：

（1）原始消化管的发生和分化。

（2）腭的发生与口鼻的分隔。

了解：

（1）鳃弓的发生。（2）肝、胆和胰腺的发生。（3）呼吸系统的发生。

运用：

运用所学知识树立正确的容貌观。

人胚发育第 4 周时，胚盘已卷折成圆柱形胚体。胚体头部较大并弯向腹侧（图 21-1）。

一、颜面的发生

（一）鳃弓的发生

人胚发育第 4 周，胚体头部两侧的间充质增生，形成左右对称、背腹走向的 6 对柱状隆起，称为鳃弓（bronchial arch）。相邻鳃弓之间的凹陷为鳃沟（bronchial groove），共 5 对。前

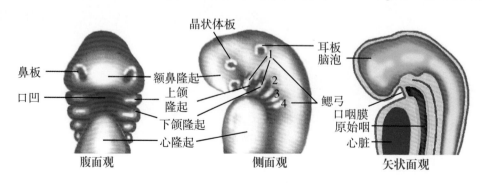

图 21-1　第 4 周人胚头部模式图

4 对鳃弓外观明显，第 5 对出现不久即消失，第 6 对很小，不明显。在鳃弓发生的同时，原始消化管头段（原始咽）侧壁内胚层向外膨出，形成左右 5 对囊状结构，称为咽囊（pharyngeal pouch），它们分别与 5 对鳃沟相对应，两者之间的隔膜称为鳃膜（图 21-2）。

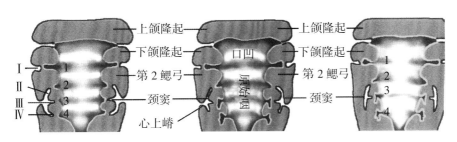

图 21-2　第 5~6 周人胚头部冠状切面模式图
示鳃器及颈部形成：1~4 示咽囊；Ⅰ ~ Ⅳ示鳃沟

（二）颜面的形成

颜面是由胚体头端的 5 个隆起融合而成。胚体头端较大的圆形隆起称为额鼻隆起。第 1 对鳃弓的腹侧部分为上、下两支，分别称为左、右上颌隆起和左、右下颌隆起。这 5 个隆起中央的凹陷称为口凹（stomodeum）。口凹即原始口腔（图 21-3）。口凹的底是口咽膜，此膜将口凹与原始咽分隔开。口咽膜于人胚发育第 4 周破裂，口凹便与原始咽相通。在额鼻隆起的下缘两侧，局部外胚层组织增生变厚，形成左、右一对鼻板。继而鼻板中央凹陷为鼻窝。鼻窝周缘部的间充质增生而隆起。鼻窝内侧的隆起称为内侧鼻隆起，外侧的称为外侧鼻隆起（图 21-3），此时颜面共可见 9 个隆起。

颜面的形成是从两侧向中央方向发展的。首先，左、右下颌隆起在胚腹侧中线融合，发育形成下颌和下唇。继而左、右上颌隆起也向中线生长，分别与同侧的外侧鼻隆起和内侧鼻隆起融合，形成上颌和上唇的外侧部分。两侧鼻窝彼此靠近，左、右内侧鼻隆起在中线融合并向下延伸，形成人中和上唇的正中部分。内侧鼻隆起的下部正中组织呈嵴状增生，形成鼻梁和鼻尖，其上部则发育为前额。外侧鼻隆起参与形成鼻外侧壁和鼻翼。同侧上、下颌隆起融合形成

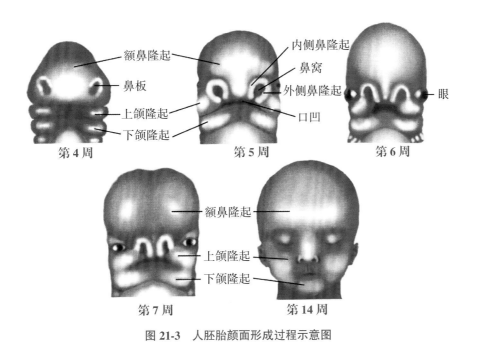

图 21-3　人胚胎颜面形成过程示意图

颊部（图21-3）。至人胚发育第8周末，颜面初具人形。

（三）腭的发生与口鼻分隔

腭起源于正中腭突与外侧腭突两部分（图21-4）。

1. 正中腭突　左、右内侧鼻隆起融合后，向原始口腔内长出一个短小突起，称为正中腭突，演化为腭前部的一小部分。

2. 外侧腭突　外侧腭突为左、右上颌隆起向原始口腔内长出的一对扁平突起。左、右外侧腭突呈水平方向生长，并在中线融合，形成腭的大部分，其前缘与正中腭突融合（图21-4）。

腭的形成将原始口腔与原始鼻腔分隔为永久的口腔与鼻腔。伴随腭的形成，额鼻隆起下部在原始鼻腔内垂直向下延伸，形成板状的鼻中隔，并与腭在中线愈合，鼻腔即被一分为二（图21-4）。

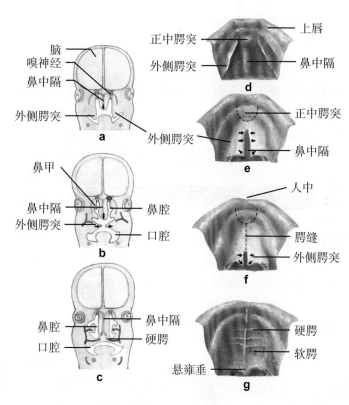

图 21-4　人胚胎腭的发生及口腔与鼻腔的分隔示意图
a-c.冠状切面；d-g.口腔顶部观

（四）颜面常见先天畸形

1. 唇裂　唇裂（cleft lip）是由于上颌隆起与同侧的内侧鼻隆起未融合所致，唇裂多为单侧，也可见双侧者（图21-5，图21-6）。

2. 腭裂　腭裂（cleft palate）是由于左、右外侧腭突未融合或正中腭突与外侧腭突未融合所致。腭裂有时伴有唇裂（图21-5，图21-6）。

3. 面斜裂　面斜裂（oblique facial cleft）位于眼内眦与口角之间，是因上颌隆起与同侧外侧鼻隆起未融合所致（图21-6）。

二、消化系统的发生

消化系统和呼吸系统的大多数器官是由原始消化管分化而成。

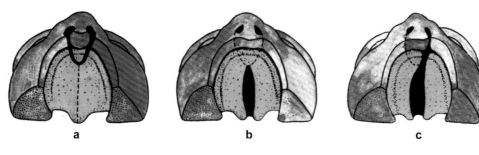

图 21-5　人腭裂示意图

a. 双侧前腭裂合并唇裂；b. 正中腭裂；c. 腭裂合并单侧唇裂

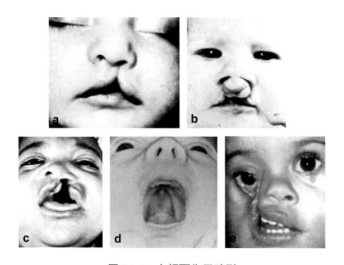

图 21-6　人颜面先天畸形

a. 单侧唇裂；b. 双侧唇裂；c. 唇裂并颌裂和腭裂；d. 单纯腭裂；e. 面斜裂

（引自：Langman's Medical Embryology. 9th ed. Baltimore：Lippincott Williams & Wilkins）

（一）原始消化管的发生和分化

人胚发育至第 3 周末，胚体由扁盘状变为圆柱形。内胚层被卷入胚体内形成一条纵行的管道，称为原肠，即原始消化管。原肠分为前肠、中肠和后肠。前肠的头端与后肠的尾端分别由口咽膜和泄殖腔膜封闭。中肠与卵黄囊通连。随着胚体的增长，卵黄囊相对较小，中肠与卵黄囊的连接部逐渐变细，形成卵黄蒂，卵黄蒂最后退化消失（图 21-7）。

人胚继续发育，随之前肠分化为咽、食管、胃、十二指肠的上段、肝、胆、胰及喉以下的

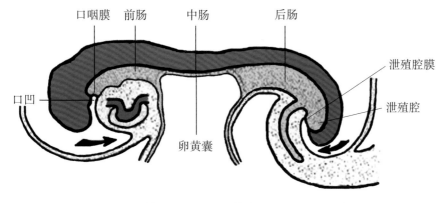

图 21-7　第 21 天人胚纵切模式图，示原始消化管

呼吸系统的原基；从十二指肠中段至横结肠的右 2/3 部，由中肠分化而成；从横结肠的左 1/3 至肛管上段，由后肠分化而来（图 21-8）。消化管和消化腺上皮大部分来自内胚层，其结缔组织和肌组织均由脏壁中胚层分化形成。

（二）咽囊的演变

前肠头端的膨大部为原始咽，呈左右宽、背腹扁、头端粗、尾端细的漏斗状。原始咽侧壁上的 5 对咽囊，分别与其外侧的 5 对鳃沟相对，中间隔有鳃膜。

第 1 对咽囊向外侧伸长，演化为咽鼓管；末端膨大，形成中耳鼓室；其鳃膜分化为鼓膜。鼓膜外侧为第 1 鳃沟形成的外耳道（图 21-9）。

第 2 对咽囊的外侧份退化，内侧份演化为腭扁桃体隐窝，其内胚层分化为隐窝上皮和腭扁桃体表面上皮。

第 3 对咽囊的腹侧份上皮增生，形成左、右两条细胞索，并向胚体尾端伸长，形成胸腺原基。原基的上端退化，下端抵达胸腔，左右愈合形成胸腺。第 3 对咽囊背侧份的上皮增生分化为下一对甲状旁腺（图 21-9）。

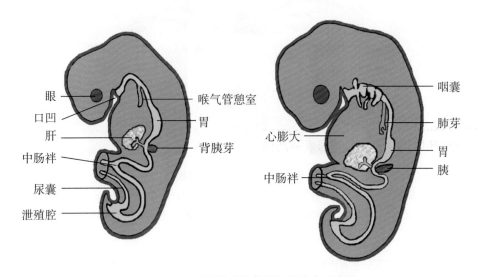

图 21-8　人胚胎原始消化管的早期演变示意图

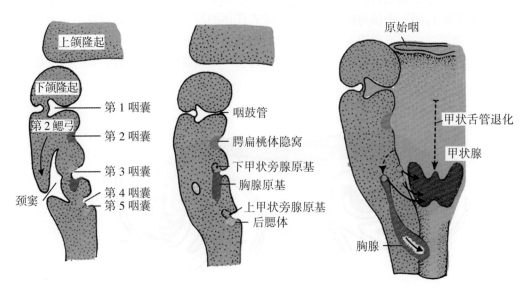

图 21-9　人胚胎咽囊的演变示意图

第 4 对咽囊的腹侧份退化，背侧份增生分化为上一对甲状旁腺。

第 5 对咽囊很小，形成一细胞团，称为后鳃体。后鳃体的部分细胞迁入甲状腺，分化为甲状腺内的滤泡旁细胞。

（三）消化管的发生

1.食管和胃的发生　食管由原始咽尾侧的一段原始消化管分化而来。起初很短，以后迅速增长。

人胚发育至第 4 周，在食管尾侧的前肠形成一个梭形膨大，为胃的原基（图 21-10）。胃原基以背系膜和腹系膜与体壁相连，其背侧缘生长迅速，形成胃大弯。胃大弯的头端膨出形成胃底；腹侧缘生长缓慢，形成胃小弯。由于胃背系膜发育增长，并向左侧膨出形成网膜囊，致使胃大弯由背侧转向左侧，胃小弯由腹侧转向右侧。又由于肝的增大，使胃由原来的垂直方位变成了由左上斜向右下的方位（图 21-10）。

2.肠的发生　肠发生于前肠的尾段、中肠和后肠。

（1）中肠的演变：肠的大部是由中肠发育演变的。人胚发育第 4 周时，由于中肠的增长速度远比胚体快，致使肠管形成一凸向腹侧的"U"形弯曲，称为中肠袢（midgut loop）（图 21-11）。中肠袢顶部与卵黄蒂通

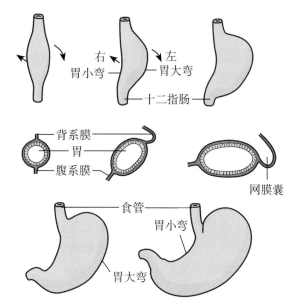

图 21-10　胃的发生示意图

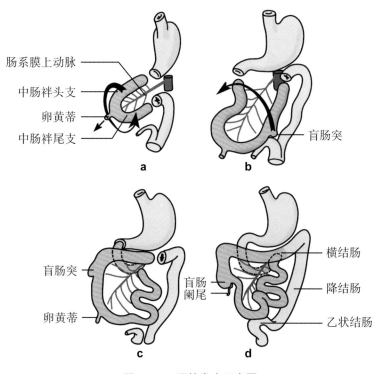

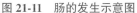

图 21-11　肠的发生示意图

连，肠系膜上动脉走行于肠袢系膜的中轴部位。卵黄蒂头侧部分为中肠袢头支，卵黄蒂尾侧部分为中肠袢尾支（图21-11）。

人胚发育第6周，中肠袢生长迅速，腹腔容积相对变小，迫使中肠袢突入脐带内的胚外体腔，即脐腔，形成胚胎期生理性脐疝。肠袢在脐腔内继续增长，并以肠系膜上动脉为轴，逆时针方向（从胚腹面观）旋转90°，使中肠袢由矢状方向转向水平方向，即头支从胚体头侧转向右侧；尾支从尾侧转向左侧，并在尾支上出现一囊状盲肠突，为盲肠和阑尾的原基，也是大肠与小肠的分界。人胚胎发育第10周，腹腔增大，中肠袢得以从脐腔退回腹腔，脐腔随之闭锁。在中肠袢退回腹腔时，头支在前，尾支在后，并且以肠系膜上动脉为轴逆时针方向再旋转180°。这样，肠袢共旋转270°，头支转至左侧，尾支转至右侧。

在中肠复位与旋转同时，中肠袢继续发育，头支生长快，演变成空肠和回肠的大部分，盘曲于腹腔中部；盲肠突以前的尾支形成回肠小部分；盲肠突以后的尾支横过十二指肠腹侧形成横结肠的右2/3；盲肠突近端膨大形成盲肠，始居腹腔右上方，紧邻肝右叶，以后下降至右髂窝，升结肠随之形成（图21-11）。盲肠突远端狭窄部分形成阑尾。

（2）后肠的演变：中肠袢退回腹腔时，后肠被推向左侧，形成横结肠的左1/3部分、降结肠和乙状结肠（图21-11a、b）。后肠末端的膨大部分称为泄殖腔（cloaca），腹侧与尿囊相连，末端由泄殖腔膜封闭。

（3）泄殖腔的分隔与直肠的发生：人胚发育第6~7周，尿囊起始部与后肠之间的间充质增生，形成尿直肠隔。它向泄殖腔内突入，并与泄殖腔膜相连，将泄殖腔分隔为背、腹两份。腹侧份称为尿生殖窦（urogenital sinus），将发育成膀胱和尿道；背侧份称为原始直肠，将分化为直肠和肛管上段（图21-12）。泄殖腔膜也被分为背、腹两份。腹侧份称为尿生殖窦膜，背侧份称为肛膜。肛膜外周为一浅凹，称为肛凹或原肛。肛凹为肛膜外面的外胚层向内凹陷而成，它演变为肛管下段。故肛管上段的上皮来自内胚层，下段的上皮来自外胚层。

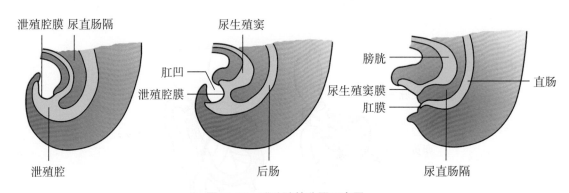

图21-12　泄殖腔的分隔示意图

（四）消化腺的发生

1. 肝和胆的发生　人胚发育第4周初，前肠末端腹侧壁的上皮增生，向外长出一囊状突起，称为肝憩室（hepatic diverticulum），是肝与胆的原基。肝憩室末端膨大，并分为头、尾两支（图21-13）。头支生长迅速，形成肝索。头支周围的间充质分化为肝内结缔组织和肝被膜。造血干细胞在人胚发育第6周时从卵黄囊壁的胚外中胚层迁入肝，并开始造血。

肝憩室的尾支发育成胆囊和胆囊管，肝憩室的根部发育成胆总管（图21-13）。

2. 胰腺的发生　胰腺来源于两个原基，即背胰芽和腹胰芽。背胰芽是十二指肠背侧壁内胚

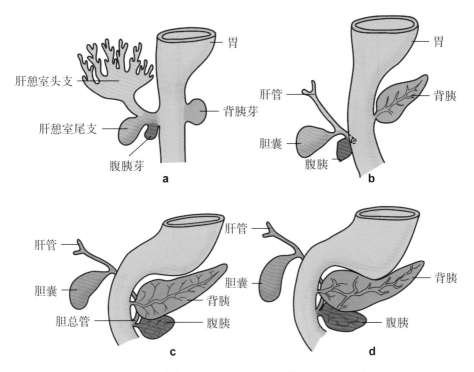

图 21-13　肝胰发生早期（a、b）和晚期（c、d）示意图

层细胞向外突出形成；腹胰芽则从肝憩室基部的下方分出。背胰芽位置稍高，并大于腹胰芽，分别形成背胰和腹胰，它们各自有一条贯穿腺体全长的总导管，即背胰管和腹胰管。随着胃肠的扭转，腹胰芽与背胰芽融合，形成一个单一的胰腺（图 21-13）。腹胰芽构成胰头的下份，背胰芽构成胰头上份、胰体和胰尾。在发育过程中，胰芽反复分支形成各级导管及其末端的腺泡。腹胰管与背胰管远段段通连，形成胰腺的主导管。部分内胚层细胞游离进入间充质，分化形成散在分布的细胞团，由此分化为胰岛。

（五）消化系统的常见先天畸形

1. 消化管狭窄或闭锁　在消化管的发生过程中，管壁上皮细胞过度增生，致使消化管某段管腔狭窄或闭锁。常见于食管和十二指肠（图 21-14）。

2. 先天性脐疝　由于脐腔未能闭锁，导致脐带根部残留一孔与腹腔相通（图 21-15）。当腹内压增高时，肠管可从脐部膨出，甚至造成嵌顿疝。

3. 脐瘘　由于卵黄蒂未退化，以致在肠与脐之间残存一瘘管（图 21-15），粪便可通过瘘管溢出，故又称为脐粪瘘。

4. 回肠憩室　又称为梅克尔憩室（Meckel diverticulum），是距回盲部 40～50cm 处回肠壁上的一个小的囊状突起（图 21-15），由于卵黄蒂近端退化不全所致，一般多无症状。

5. 不通肛　由于肛膜未破，或肛凹未能与直肠末端相通引起肛门闭锁不通。常伴有直肠阴道瘘或直肠尿道瘘（图 21-16）。

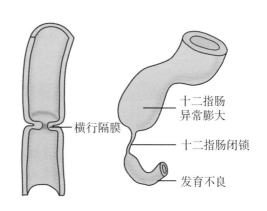

图 21-14　消化管狭窄或闭锁示意图

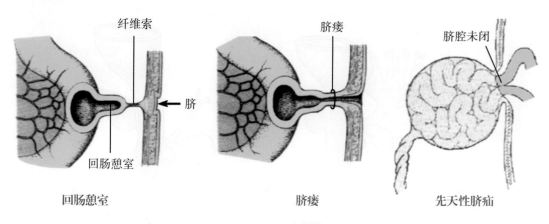

图 21-15　人肠管先天畸形模式图

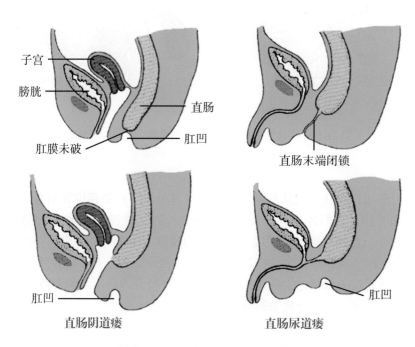

图 21-16　人不通肛先天畸形示意图

 知识链接

先天性肠扭转不良

　　先天性肠扭转不良是由于在胚胎发育中,肠管旋转发生障碍,从而并发患儿肠梗阻或肠扭转。肠管以肠系膜上动脉为轴心正常旋转的结果是:结肠系膜将升结肠和降结肠附着于腹后壁,盲肠降至右髂窝;小肠系膜则由左上方斜向右下方,附着于腹后壁。如果肠旋转异常或中止于任何阶段,均可造成肠扭转不良。

　　肠扭转不良可引发患儿肠梗阻或肠扭转。当肠管旋转不全,盲肠位于上腹或左腹,附着于腹后壁右侧至盲肠的腹膜索带可压迫十二指肠,引起肠梗阻。梗阻还可因位于十二指肠前的盲肠直接压迫所致。另外,由于小肠系膜没有正常附着于腹后壁,而是凭借狭窄的肠系膜上动脉根部悬挂于后腹壁,小肠活动度大,易以肠系膜上动脉为轴心发生扭转,剧烈扭转可造成肠系膜血液循环障碍,引起患儿小肠的广泛坏死。

三、呼吸系统的发生

呼吸系统除鼻腔、鼻窦和鼻咽部上皮源于外胚层外，其他部分，包括喉、气管、支气管直至肺泡上皮均源于原始咽底壁的内胚层。其平滑肌组织、软骨、结缔组织、血管和淋巴管等源于中胚层。

（一）喉、气管和肺的发生

人胚发育第4周，原始咽的尾端底壁正中出现一个纵行的浅沟，称为喉气管沟（laryngotracheal groove）。喉气管沟逐渐加深，并从其尾端开始愈合，愈合过程向头端推移，最后形成一个长形盲囊，称为喉气管憩室，它是喉、气管、支气管和肺的原基。喉气管憩室位于食管的腹侧，两者之间的间充质隔称为气管食管隔（图21-17）。喉气管憩室的上端开口于咽的部分发育为喉，中段发育为气管，末端膨大并分成左右两支，称为肺芽（lung bud），肺芽反复分支形成支气管树和肺泡（图21-18）。

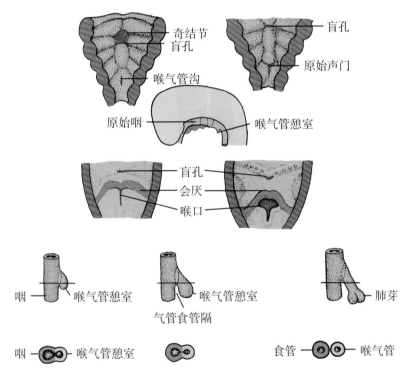

图 21-17　人胚胎喉气管憩室的发生和演化示意图

（二）呼吸系统的常见先天畸形

1. 气管食管瘘　如果气管食管隔发育不良，气管与食管的分隔不完全，两者间有瘘管相通，即称为气管食管瘘。在瘘管开口的上方或下方，常伴有不同形式的食管闭锁（图21-19）。

2. 新生儿肺透明膜病　新生儿肺透明膜病（hyaline membrane disease of newborn）是由于肺Ⅱ型肺泡细胞分化不良，表面活性物质缺乏，致使肺泡表面张力增大所造成。胎儿出生后，肺泡不能随呼吸运动而扩张，出现进行性呼吸困难和呼吸衰竭，故又称为新生儿呼吸窘迫综合征。

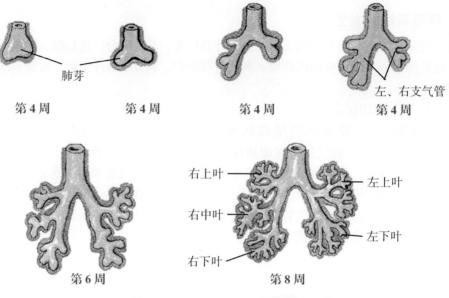

图 21-18　人胚胎肺的发生示意图

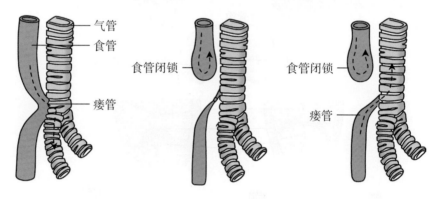

图 21-19　气管食管瘘示意图

● 思考题 ●

1.简述颜面的形成过程及出现的先天畸形。

2.人体的哪些结构是由咽囊演变而来的？

3.前肠、中肠和后肠分别发育为哪些重要器官？

4.消化系统发生过程中会出现哪些先天畸形？

5.新生儿肺透明膜病的病因和发病机制是什么？

（牟英君）

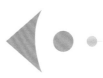

泌尿系统和生殖系统的发生

泌尿系统和生殖系统主要器官均起源于间介中胚层。人胚发育第4周，间介中胚层形成左右两条纵行的索状结构，称为生肾索（nephrogenic cord）。生肾索增大，从胚体后壁突向体腔，形成左右对称的一对纵行隆起，称为尿生殖嵴（urogenital ridge），是形成肾、生殖腺及生殖管道的原基（图22-1）。不久，尿生殖嵴中部出现一条纵沟，将其分为外侧粗而长的中肾嵴（mesonephric ridge）和内侧细而短的生殖腺嵴（gonadal ridge）（图22-1）。

一、泌尿系统的发生

（一）肾和输尿管的发生

人胚肾的发生分为3个阶段，即前肾、中肾和后肾，最终后肾保留并形成永久肾。

1. 前肾　前肾（pronephros）发生最早。人胚发育第4周初，位于颈部的生肾节形成数条横行的上皮细胞索（前肾小管），其内侧端开口于胚内体腔，外侧端均向尾部延伸，并互相连接成一条纵行的前肾管（pronephric duct）。以后前肾退化，但前肾管的大部分保留，并向尾部继续延伸，成为中肾管（图22-2）。

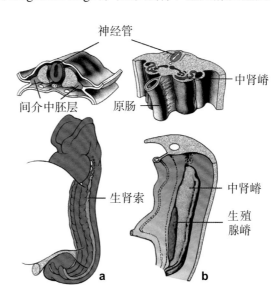

神经管

间介中胚层　原肠

中肾嵴

生肾索

中肾嵴

生殖腺嵴

a　b

图22-1　人胚生殖泌尿系统发生的原基模式图
a. 人胚发生第23天；b. 人胚发生第26天

215

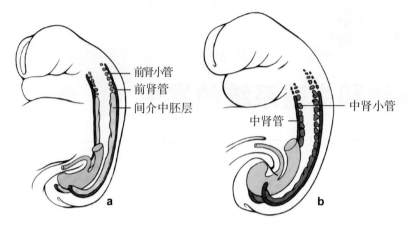

图 22-2　人胚前肾与中肾的发生示意图

a. 人胚发生第 24 天；b. 人胚发生第 25 天

2. 中肾　中肾（mesonephros）发生于人胚发育第 4 周末。继前肾之后，在中肾嵴内，从头至尾相继发生约 80 对横行小管，称为中肾小管。中肾小管呈 "S" 形弯曲，其内侧端膨大并凹陷成肾小囊，内有从背主动脉分支而来的毛细血管球，两者共同组成肾小体；中肾小管外侧端与向尾侧延伸的前肾管相吻合，于是前肾管改称为中肾管（mesonephric duct，又称为 Wolff 管）。中肾管尾端通入泄殖腔（图 22-3）。中肾可能有短暂的功能活动。

3. 后肾　后肾（metanephros）于人胚发育第 5 周初开始发生，起源于输尿管芽和生后肾原基两部分。

（1）输尿管芽（ureteric bud）：是中肾管末端近泄殖腔处向背外侧头端长出的一个盲管，并长入胚体尾部生肾索的中胚层组织中。输尿管芽反复分支，逐渐演变为输尿管、肾盂、肾盏

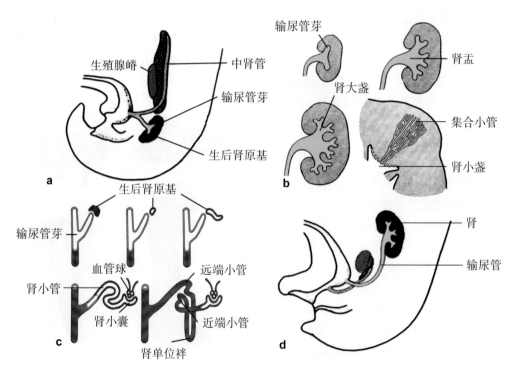

图 22-3　人胚后肾的发生示意图

a. 输尿管芽和生后肾原基；b. 输尿管芽的演变；c. 肾单位的发生；d. 肾的上升

和集合小管。集合小管的末端诱导邻近的生后肾原基分化为肾单位（图 22-3）。

（2）生后肾原基（metanephrogenic blastema）：是胚体尾端的生肾索细胞受输尿管芽的诱导而产生的。生肾索的细胞密集并呈帽状包围在输尿管芽的末端，即称为生后肾原基。生后肾原基的外周部分演变为肾的被膜，内侧部分形成多个细胞团，附着于弓形集合小管末端两侧。这些上皮细胞团逐渐分化成"S"形弯曲的后肾小管，一端与弓形集合小管的盲端相连，另一端膨大凹陷形成肾小囊，并与伸入囊内的毛细血管球组成肾小体。"S"形小管逐渐增长，分化成肾小管各段，与肾小体共同组成肾单位。每个远端小管曲部末端与一个弓形集合小管相连接，继而内腔相通连（图 22-4）。

在人胚胎发生过程中，后肾的原始位置较低。随着人胚胎腹部生长和输尿管芽的伸展，后肾逐渐上升至腰部，肾门也由朝向腹侧转为朝向内侧，并成为人永久肾。

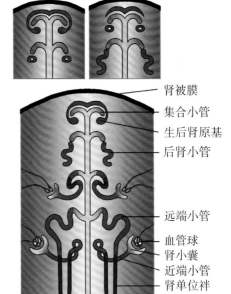

图 22-4　人胚肾单位的形成示意图

（二）膀胱和尿道的发生

人胚发育第 4~7 周时，尿直肠隔将泄殖腔分隔为背侧的直肠和腹侧的尿生殖窦两个部分。尿生殖窦又分为 3 段：①上段：较大，发育为膀胱，其顶端与尿囊相接，胎儿出生前从脐到膀胱顶的尿囊退化成脐正中韧带；②中段：颇为狭窄，保持管状，在女性形成尿道，在男性成为尿道的前列腺部和膜部；③下段：在女性扩大成阴道前庭，在男性则形成尿道海绵体的大部（图 22-5，图 22-6）。

（三）泌尿系统的常见先天畸形

1. 多囊肾　多囊肾（polycystic kidney）是由于肾单位未与集合小管接通，肾单位产生的尿液不能排出，积在肾小管内，使肾内出现许多大小不等的囊泡（常见于皮质）（图 22-7a）。

2. 肾位置异常　较常见的肾位置异常为马蹄肾（horseshoe kidney），由于两肾的下端异常融合而形成一个马蹄形的大肾，其位置较正常为低。其他凡是由于肾在上升过程中受阻，使出

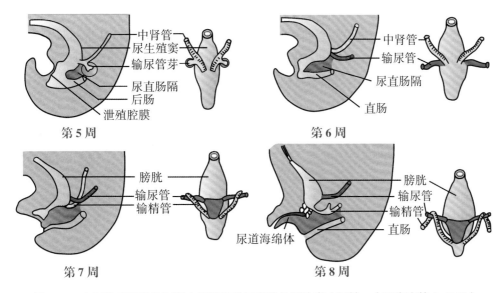

第 5 周
　中肾管
　尿生殖窦
　输尿管芽
　尿直肠隔
　后肠
　泄殖腔膜

第 6 周
　中肾管
　输尿管
　尿直肠隔
　直肠

第 7 周
　膀胱
　输尿管
　输精管

第 8 周
　膀胱
　输尿管
　输精管
　直肠
　尿道海绵体

图 22-5　人胚泄殖腔的分隔及中肾管和输尿管的位置改变（男性，人胚发育第 5~8 周）

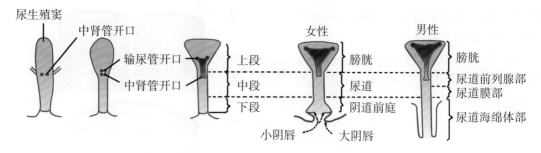

图 22-6　人胚膀胱与尿道的发生

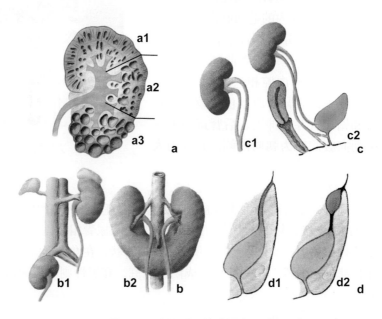

图 22-7　人泌尿系统常见先天畸形

a. 多囊肾（a1.常染色体隐性遗传性多囊肾；a2.常染色体显性遗传性多囊肾；a3.非遗传性多囊肾）；b. 异位肾（b1.骨盆中肾；b2.马蹄肾）；c. 输尿管异常（c1.双输尿管和双肾盂；c2.两个输尿管芽）；d. 脐尿管畸形（d1.脐尿管瘘；d2.脐尿管囊肿）

生后的肾未达到正常位置者，均称为异位肾（ectopic kidney）（图 22-7b）。

　　3. 脐尿管畸形　膀胱顶端与脐之间的脐尿管未闭锁，出生后尿液可从脐部漏出，称为脐尿管瘘（urachal fistula）（图 22-7d1）。若仅部分脐尿管残留并扩张，则形成脐尿管囊肿（图 22-7d2）。

 知识链接

先天性输尿管发育异常

　　先天性输尿管发育异常虽不是最常见的泌尿系统先天畸形，但易导致患者肾继发性病变，引起其肾功能损伤。常见的异常有：①双输尿管：多数由于输尿管芽过早分支所致，形成一侧肾有两条输尿管和两个肾盂，两条输尿管分别开口，或合并后共同开口于膀胱；②输尿管开口异位：胚胎正常发育时的输尿管开口于膀胱三角区左右底角，若发育过程受某些因素影响，可导致输尿管异位开口于膀胱外；③巨输尿管症：指在无远端器质性梗阻情况下输尿管出现明显扩张和迂曲，其原因可能与输尿管远端副交感神经发育异常以及平滑肌发育异常有关。输尿管发育异常可合并重复肾或马蹄肾等肾先天性发育异常。

二、生殖系统的发生

生殖系统（包括生殖腺、生殖管道及外生殖器）在发生中均分为性未分化和性分化两个阶段。

（一）睾丸和卵巢的发生

生殖腺来自体腔上皮、生殖腺嵴的间充质及原始生殖细胞3个不同的部分。

1. 未分化性腺的发生　人胚发育第5周，生殖腺嵴的表面体腔上皮增生呈索条状伸入其下方的间充质内，形成初级性索（primary sex cord）。人胚发育第4周，卵黄囊近尿囊处胚外内胚层的部分细胞分化成原始生殖细胞（primordial germ cell），其于人胚发育第6周经背侧肠系膜向生殖腺嵴内迁移，进入初级性索内（图22-8），形成未分化性腺。

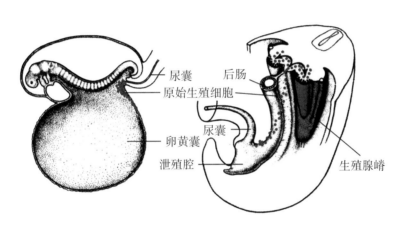

图 22-8 人胚原始生殖细胞及其迁移示意图

2. 睾丸的发生　若胚胎的细胞核型为46, XY，由于Y染色体上含有睾丸决定因子（*SRY*）基因，所以未分化性腺向睾丸发育。人胚发育第7周，初级性索增殖，并与表面上皮分离，向生殖腺嵴深部生长，分化为细长弯曲的袢状生精小管，其末端形成直精小管和睾丸网。表面上皮下方的间充质形成一层白膜，分散在生精小管之间的间充质细胞分化为睾丸间质细胞，并分泌雄激素。人胚胎时期的生精小管为实心细胞索，内含两类细胞，即由初级性索分化来的支持细胞和原始生殖细胞分化的精原细胞。生精小管的这种结构状态持续至青春期前（图22-9）。

3. 卵巢的发生　若胚胎的细胞核型为46, XX，由于缺乏 *SRY* 基因，未分化性腺则自然向卵巢方向分化。卵巢的形成比睾丸晚。人胚胎发育第10周后，初级性索退化，生殖腺表面体腔上皮又形成新的细胞索，称为次级性索（secondary sex cord）或皮质索（cortical cord），散在分布于卵巢皮质内。约在人胚胎发育第16周时，皮质索断裂成许多孤立的细胞团，即为原始卵泡。原始卵泡的中央是一个由原始生殖细胞分化来的卵原细胞，其周围是一层由皮质索细胞分化来的小而扁平的卵泡细胞。卵泡之间的间充质形成卵巢的基质（图22-9）。人胚胎时期的卵原细胞分化为初级卵母细胞。

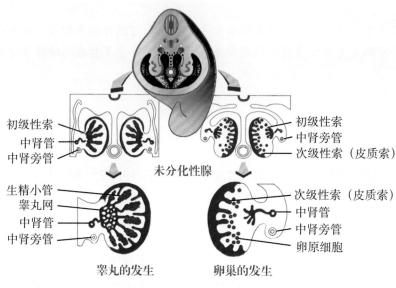

初级性索
中肾管
中肾旁管

初级性索
中肾旁管
次级性索（皮质索）

未分化性腺

生精小管
睾丸网
中肾管
中肾旁管

次级性索（皮质索）
中肾管
中肾旁管
卵原细胞

睾丸的发生　　　　卵巢的发生

图 22-9　人胚性腺发育分化模式图

 知识链接

性别决定基因——*SRY* 基因

人胚 7 周前，生殖腺无性别分化，称为未分化性腺。未分化性腺具有双向分化潜能，其性别分化方向取决于原始生殖细胞是否存在性别决定基因（sex determining region Y，SRY）。1991 年，Koopman 等将 *SRY* 基因转导雌性小鼠胚胎后，诱导 XX 染色体雌性小鼠产生睾丸发育，证实 *SRY* 基因具有决定性腺向睾丸分化的功能。在不同人群中，一些 46,XX 男性患者存在 *SRY* 基因，而一些 46,XY 女性缺乏 *SRY* 基因，这证明 SRY 基因在人类性别决定中具有重要作用。*SRY* 基因表达产物为睾丸决定因子（testis-determining factor，TDF），TDF 驱动未分化性腺向睾丸分化；缺少 TDF，未分化性腺向卵巢分化。*SRY* 基因突变可导致 XY 女性性腺发育不全（Swyer 综合征），含该基因的 Y 染色体部分移位到 X 染色体可导致 XX 男性综合征。

4. 睾丸和卵巢的下降　生殖腺最初位于腹后壁的上方，在其尾侧有一条由中胚层形成的索状结构，称为引带，其末端与阴唇、阴囊隆起相连，随着胚体长大，引带相对缩短，导致生殖腺下降。人胚胎发育第 3 个月时，生殖腺已位于盆腔，卵巢即停留在此。由于睾丸间质细胞分泌雄激素使引带缩短，使得睾丸则继续下降，于人胚胎发育第 7~8 个月时抵达阴囊。当睾丸下降通过腹股沟管时，腹膜形成鞘突包于睾丸的周围，随睾丸一同进入阴囊，鞘突即形成鞘膜腔。以后，鞘膜腔与腹膜腔之间的通道逐渐封闭（图 22-10）。

（二）生殖管道的发生和演变

1. 未分化期　人胚发育第 6 周时，男女两性胚胎都具有两套生殖管道，即中肾管和中肾旁管（paramesonephric duct，又称为 Müller 管）。中肾旁管由中肾嵴的体腔上皮内陷卷褶而成，上段位于中肾管的外侧，与中肾管平行；中段经中肾管腹侧向中线弯曲，到达中肾管的内侧；下段在中线合并。中肾旁管上端开口于腹腔，下端是盲端，突入尿生殖窦的背侧壁，在窦腔形成一隆起，称为窦结节（sinus tubercle，又称为 Müller 结节）。中肾管开口于窦结节的两侧（图 22-11）。

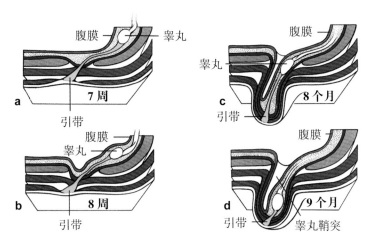

图 22-10　人胚胎睾丸下降示意图

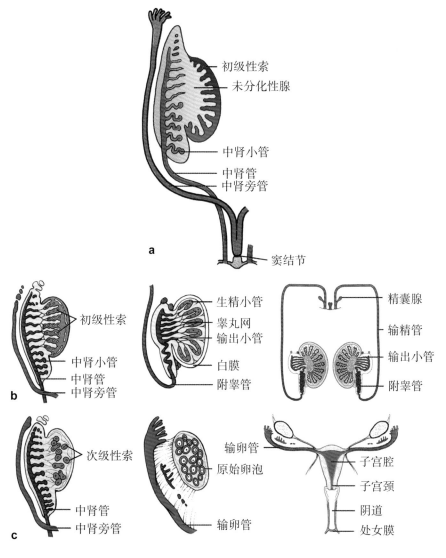

图 22-11　人胚胎生殖管道的发生与演变示意图
a.未分化期的生殖管道；b.男性生殖管道的分化；c.女性生殖管道的分化

2. 女性生殖管道的分化　若生殖腺分化为卵巢，则中肾管退化，而中肾旁管充分发育。中肾旁管上段和中段形成输卵管；下段形成子宫与阴道穹窿部。窦结节增生形成实心的阴道板，以后演变成阴道，其外端与尿生殖窦腔之间有处女膜相隔（图 22-11，图 22-12）。

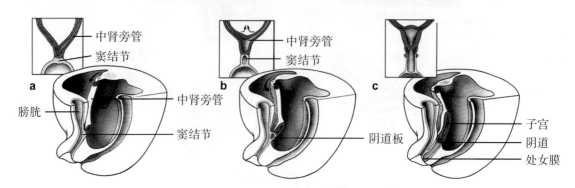

图 22-12　人胚胎子宫与阴道的形成示意图
a. 第 9 周；b. 第 10 周；c. 第 20 周

3. 男性生殖管道的分化　若生殖腺分化为睾丸，则间质细胞分泌的雄激素促使中肾管发育，而睾丸支持细胞分泌的抗中肾旁管激素使中肾旁管退化。与睾丸相邻的十几条中肾小管发育为附睾的输出小管，中肾管头端增长弯曲成附睾管，中段变直形成输精管，尾端成为射精管和精囊腺（图 22-11）。

（三）生殖系统的常见先天畸形

1. 隐睾　睾丸未下降至阴囊而停留在腹腔或腹股沟等处，称为隐睾（cryptorchism），可出现单侧或双侧隐睾。

2. 先天腹股沟疝　若腹腔与鞘突间的通道没有闭合，当腹压增大时，部分肠袢经腹股沟管突入鞘膜腔，形成先天腹股沟疝（congenital inguinal hernia）（图 22-13a）。

3. 子宫畸形　双子宫（double uterus）、双阴道（double vagina）是由于两侧中肾旁管和窦结节完全未融合，导致各自发育成子宫和阴道（图 22-13b）。双角子宫（bicornuate uterus）是指由于部分中肾旁管未融合导致带有两个角的子宫与正常阴道相连的情况（图 22-13b）。双角

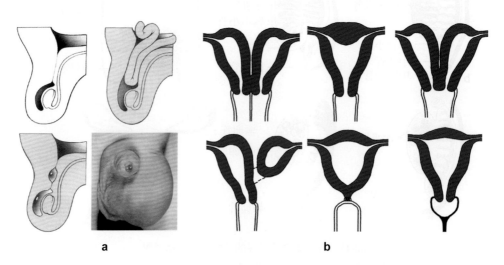

图 22-13　人生殖系统先天畸形模式图
a. 腹股沟疝；b. 子宫畸形

单颈子宫（uterus bicornis unicollis）是由于一侧中肾旁管发育滞后导致只有一侧子宫正常发育的情况。

4. 阴道闭锁　阴道闭锁（vaginal atresia）是因窦结节未形成阴道板，或因阴道板未形成管腔。有的为处女膜未穿通，外观不见阴道。

5. 两性畸形　两性畸形（hermaphrodism）又称为半阴阳，外生殖器呈间性状态。又分为：①真两性畸形：即体内同时具有睾丸和卵巢，染色体核型为 46, XX/46, XY 嵌合型。②假两性畸形：体内只有一种性腺，如有睾丸（核型为 46, XY）而外生殖器呈间性者，称为男性假两性畸形；如有卵巢（核型为 46, XX）而外生殖器呈间性者，称为女性假两性畸形。

● 思考题 ●

1. 成体的肾（后肾）是如何发生和演变的？
2. 未分化性腺是如何向睾丸或卵巢分化的？
3. 男、女性的生殖管道的分化有何不同？

（李金平）

第二十三章

心血管系统的发生

学习目标

掌握：

（1）心脏内部的分隔过程及其常见的先天畸形。

（2）胎儿血液循环及出生后的变化。

熟悉：

心管的发生及心脏外形的建立。

了解：

原始心血管系统的建立。

运用：

运用所学知识树立关爱之"心"

案例导入

患儿，女，2岁，因咳嗽伴发热3天来院就诊。患儿系 G_2P_2，足月顺产，母孕早期曾感冒并服用感冒药。查体：发育营养差，口唇发绀，体温39 ℃，双肺呼吸音粗，可闻及湿啰音，胸骨左缘上方可闻及连续性机器样杂音，常伴有震颤，杂音向左锁骨下、颈部和背部传导；轻压甲床可见毛细血管搏动，并能扪及水冲脉。胸部 X 线检查可见左心室增大，肺动脉段突出，肺门血管影增粗。心脏彩色多普勒超声示动脉导管未闭。诊断：动脉导管未闭，并发支气管炎。

问题与思考：

1. 试述动脉导管未闭的发生机制。

2. 解释为何出现上述症状和体征。

3. 动脉导管未闭发生的可能原因是什么？如何预防？

心血管系统是胚胎发生中最早执行功能活动的系统，约在人胚发育第3周末开始血液循环，使胚胎很早即能获得充足氧气和营养物质，排出二氧化碳和代谢废物，保证了胚胎在子宫内正常的生长发育。心血管系统由中胚层分化而来，首先形成原始心血管系统，再经过复杂的生长、合并、新生和萎缩等改建而逐渐完善，最终形成成体的心血管系统。

一、原始心血管系统的建立

人胚第15~16天，卵黄囊壁胚外中胚层细胞聚集并增殖形成许多细胞团，称为血岛

（blood island）。随后，血岛内出现裂隙，裂隙周边的细胞逐渐变扁，分化为内皮细胞，并围成内皮管，即原始血管。血岛中央的游离细胞变圆，分化为原始血细胞（haemocytoblast），即造血干细胞（图23-1）。内皮管向外以出芽方式不断延伸，与相邻内皮管相互融合通连，逐渐形成一个丛状分布的内皮管网。与此同时，在体蒂和绒毛膜的胚外中胚层内也以同样方式形成内皮管网，内皮管网互相融合通连，逐渐形成胚外原始血管网。

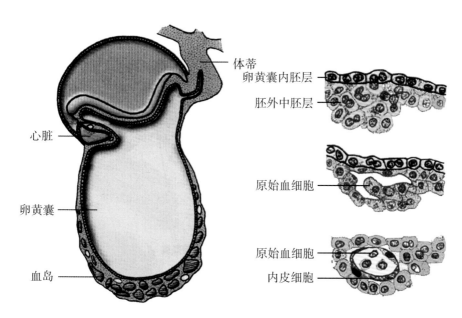

图 23-1　人胚血岛与血管形成模式图

　　人胚第18~20天，胚体内各处间充质也出现裂隙，裂隙周围的间充质细胞变扁，分化为内皮细胞，并围成内皮管。胚内的内皮管也以出芽的方式相互融合通连，逐渐形成胚内原始血管网。

　　人胚第3周末，胚内外的原始血管网在体蒂处彼此相通，形成原始心血管系统（primitive cardiovascular system），并开始血液循环。原始血管在结构上无动脉与静脉之分，根据它们的归属以及与发育中的心脏的关系而命名。随着胚胎的不断发育，原始血管周围的间充质细胞分化形成血管的中膜和外膜，逐渐显示出动脉和静脉的结构。

　　原始心血管系统左右对称，包括：

　　1. 心管　1对心管，位于前肠腹侧。人胚第4周，左、右心管合并为1条。

　　2. 动脉　1对腹主动脉与心管头端相连，当左、右心管合并时，1对腹主动脉也融合成1条动脉囊。胚胎头端有6对弓动脉，分别穿行于相应的鳃弓内，将背主动脉连于心管头端膨大的动脉囊。1对背主动脉，位于原始消化管的背侧，以后从咽至尾端的左、右背主动脉合并成为1条，沿途发出许多分支。从腹侧发出数对卵黄动脉，分布于卵黄囊。1对脐动脉从尾侧发出，经体蒂分布于绒毛膜。从背侧发出多对节间动脉，从两侧还发出其他一些分支。

　　3. 静脉　1对前主静脉，收集上半身的血液；1对后主静脉，收集下半身的血液。两侧的前、后主静脉分别汇合成左、右总主静脉，分别开口于心管尾端静脉窦的左、右角。卵黄静脉和脐静脉各1对，分别来自卵黄囊和绒毛膜，均回流于静脉窦。随着胚胎的发育，在胚体内外逐渐形成3套循环通路，即胚体循环、卵黄囊循环和脐循环（图23-2）。

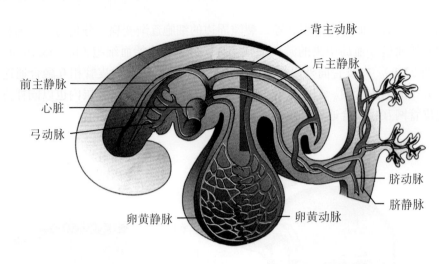

图 23-2　人胚原始心血管系统模式图（第 4 周人胚的血管）

二、心脏的发生

心脏发生于胚盘头端、口咽膜头侧中胚层的生心区（cardiogenic area）。生心区头侧为原始横隔（图 23-3，图 23-4）。

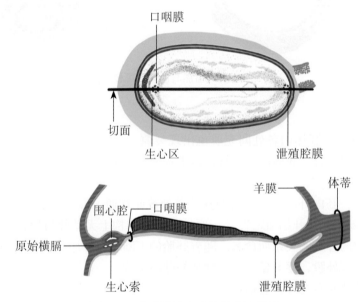

图 23-3　人胚原始心脏的发生示意图

（一）心管的发生

人胚第 18~19 天，生心区的中胚层内出现围心腔（pericardiac coelom）。围心腔腹侧的中胚层细胞密集，形成头尾纵行、左右并列的 2 条细胞索，称为生心索（cardiogenic cord）。生心索内逐渐出现腔隙，形成 2 条纵行并列的内皮管道，称为心管（cardiac tube）。最初心管位于胚体的头端，随着头褶的形成，胚体头端向腹侧卷褶，使位于口咽膜头侧的心管和围心腔转到了咽的腹侧、口咽膜的尾端。原来在围心腔腹侧的心管则转至围心腔的背侧。同时，随着胚体左右侧褶的发生，2 条并列的心管逐渐向中线靠拢，并于人胚第 22 天左右从头端向尾端融合成 1 条心管。与此同时，围心腔不断扩大，向心管的背侧扩展，使心管与前肠之间的间充质

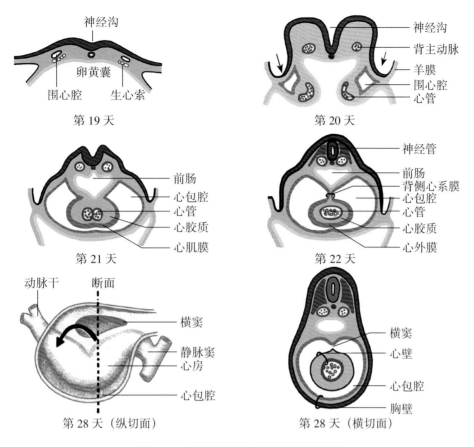

图 23-4　人早期胚胎心脏的发生示意图

由宽变窄，结果形成心背系膜（dorsal mesocardium）。围心腔发育为心包腔，心管借心背系膜连于心包腔的背侧壁。心背系膜仅在心管的头、尾端存留，中部很快退化消失，形成一个左右交通的孔道，即心包横窦（transverse sinus of pericardium）。当心管融合并陷入心包腔时，心管周围的间充质逐渐密集，发育为心肌外套层，以后分化为心肌膜和心外膜。内皮和心肌膜之间的胶样结缔组织，称为心胶质（cardiac jelly），将分化为心内膜的内皮下层和心内膜下层。

（二）心脏外形的建立

心管头端与动脉相连，尾端与静脉相接，两端固定在心包上。心管各段生长速度不同，由头端向尾端首先出现 3 个膨大，依次为心球（bulbus cordis）、心室和心房。以后心房尾侧又出现一个膨大，称为静脉窦（venous sinuses），心房和静脉窦早期位于原始横隔内。静脉窦分为左、右两角，左、右总主动脉、脐静脉和卵黄静脉分别通入两角。心球的远侧份较细长，称为动脉干，动脉干头端连接动脉囊。

在心管发生过程中，由于两端固定在心包上，而心球和心室的生长速度较心包腔快，因此心球和心室间形成了"U"形弯曲，称为球室袢（bulboventricular loop），凸面向右、腹和尾侧。不久，心房逐渐离开原始横隔，移至心室头端背侧，并稍偏左。相继静脉窦也从原始横隔内游离出来，位于心房的背面尾侧，以窦房孔与心房通连。此时心脏外形呈"S"形弯曲，心房由于受腹侧的心球和背侧的食管限制，而向左右扩展膨出于动脉干的两侧。心房扩大，房室沟加深，房室之间逐渐形成狭窄的房室管。心球的尾段变得膨大，融入心室，并演变为原始右心室。原来的心室成为原始左心室。左右心室的表面出现室间沟（interventricular groove）。至此，心脏已初具成体心脏的外形，但内部仍未完全分隔（图 23-5）。

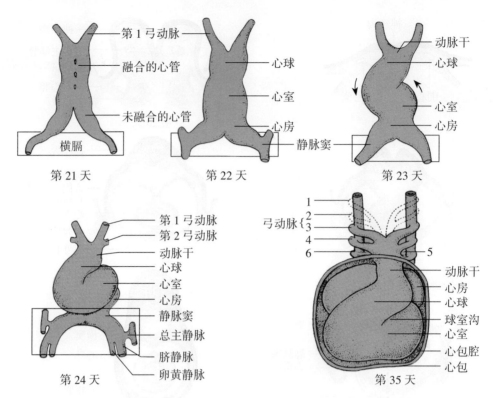

图 23-5　早期人胚心外形的建立示意图

（三）心脏内部的分隔

心脏内部分隔始于人胚第 4 周，第 8 周末基本完成。心脏各部的分隔同时进行。

1. 房室管的分隔　心房与心室间的狭窄通道为房室管（atrioventricular canal, AVC）。人胚发育第 4 周末，房室管背侧壁和腹侧壁的心内膜下组织增生，各形成一个隆起，分别称为背侧和腹侧心内膜垫（endocardial cushion），两个心内膜垫对向生长，互相融合，将房室管分隔为左、右房室孔（atrioventricular orifice, AVO）（图 23-6）。围绕房室孔的间充质局部增生并向腔内隆起，逐渐形成房室瓣（atrioventricular valve, AVV），左侧为二尖瓣，右侧为三尖瓣。

2. 原始心房的分隔　人胚第 4 周末，在心内膜垫发生的同时，原始心房头端背侧壁的正中线处出现一个薄的半月形矢状隔，称为第 I 房间隔或原发隔（septum primum）。此隔沿心房背侧壁和腹侧壁向心内膜垫方向生长，其游离缘与心内膜垫之间暂留一个孔，称为第 I 房间孔或原发孔（foramen primum）。此孔逐渐变小，最后由心内膜垫组织向上凸起，并与第 I 房间隔游离缘融合而封闭。在第 I 房间孔闭合之前，第 I 房间隔的上部中央变薄并出现小孔，多个小孔融合形成一个大孔，称为第 II 房间孔或继发孔（foramen secundum）。由于原发隔的形成，将原始心房分隔为左、右心房，两心房间仍以第 II 房间孔相交通。

人胚第 5 周末，在第 I 房间隔的右侧，从心房头端腹侧壁又长出一个较厚的半月形隔，称为第 II 房间隔或继发隔（septum secundum）。此隔渐向心内膜垫方向生长，并遮盖继发孔。继发隔下缘呈弧形，当其腹、背缘与心内膜垫接触时，下方留有一个卵圆形的孔，称为卵圆孔（foramen ovale）。第 I 房间隔恰好在第 II 房间隔的左侧覆盖于卵圆孔，称为卵圆孔瓣（valve of foramen ovale）。出生前，由于肺循环不行使功能，右心房的压力大于左心房，从下腔静脉进入右心房的血液可推开卵圆孔瓣流入左心房。左心房的血液由于卵圆孔瓣的存在不能流入右心房（图 23-5）。出生后，肺循环开始，左心房压力增大，致使两个房间隔紧贴并逐渐融合，卵圆孔关闭，形成一个完整的房间隔，左、右心房完全分隔。

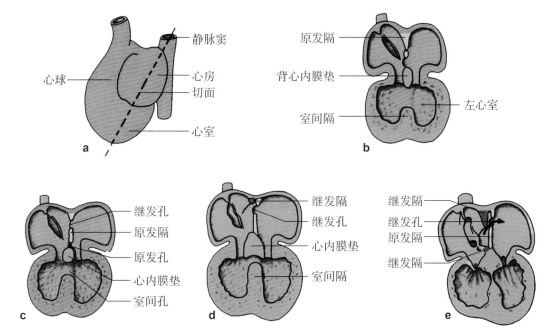

图 23-6　人胚房室管、心房和心室分隔的发生示意图

3. 静脉窦的演变和永久性左、右心房的形成　静脉窦位于原始心房尾端的背面，开口于心房背侧壁中央部，其左、右两个角是对称的，分别与同侧的总主静脉、脐静脉和卵黄静脉相连。以后由于大量血液流入右角，右角逐渐变大，窦房孔也逐渐移向右侧，左角则逐渐萎缩变小，其远侧端成为左房斜静脉的根部，近侧端成为冠状窦。

人胚第 7~8 周，原始右心房扩展很快，静脉窦右角被吸收并入右心房，成为永久性右心房的光滑部，原始右心房则变为为右心耳。原始左心房最初只有单独一条肺静脉通入，此静脉分出左、右属支，各支再分为两支。当原始心房扩展时，肺静脉根部及其左、右属支逐渐并入左心房，结果有 4 条肺静脉直接开口于左心房。肺静脉及其属支参与形成永久性左心房的光滑部，原始左心房则成为左心耳。

4. 原始心室的分隔　人胚第 4 周末，心室底壁近心尖处组织向心内膜垫方向生长，形成一个较厚的半月形肌性隔膜，称为室间隔肌部（muscular part of interventricular septum）。此隔不断向心内膜垫方向生长，其游离缘凹陷，与心内膜垫之间留有一孔，称为室间孔（interventricular foramen）。人胚第 7 周末，分隔心球的左、右心球嵴相对生长融合，并向下延伸，分别与室间隔肌部的腹背缘融合，同时，心内膜垫也向室间孔延伸，分别与左、右心球嵴、室间隔肌部游离缘融合，形成室间隔膜部（membranous part of interventricular septum），封闭室间孔，左、右心室完全分隔（图 23-6）。室间孔封闭后，肺动脉干与右心室相通，主动脉与左心室相通。

 知识链接

单心室

单心室是患者的两侧心房开口于一个心室的先天畸形，是一种较严重的发绀型先天性心脏病，占先天性心脏病的 1%~2%。其形成是由于室间隔肌部未发育或发育不全，导致心室未能分隔或分隔不完全，心室只有一个，两侧心房的血液通过两个房室瓣口或一个共同房室瓣口进入单个心室。

单心室常合并多种心血管畸形，如大动脉错位、肺动脉狭窄、房间隔缺损、单心房等。因为单心室患者心室内的血液是动静脉混合血，导致进入主动脉的血液含氧量较低，故患者出现发绀。

单心室治疗需施行全腔静脉 – 肺动脉连接手术，又称为改良 Fontan 术，即应用人造血管将腔静脉与肺动脉连接起来，使腔静脉血液直接引流至肺动脉，维持肺循环的运行，主要心室仅与主动脉相通，维持以心室为动力的体循环的进行，从而实现从功能上对心脏畸形进行生理性矫正。

5. 动脉干和心球的分隔　人胚第 5 周，心球远段的动脉干和心球内膜下组织局部增生，形成 2 条相对的纵嵴，上段称为动脉干嵴（truncus arteriosus ridge），下段称为左、右心球嵴（bulbar ridge）。2 条嵴向下延伸呈螺旋状走行，并在中线融合，形成螺旋状走行的隔，称为主动脉肺动脉隔（aorticopulmonary septum），将动脉干和心球分隔为肺动脉干和升主动脉（图23-7）。因主动脉肺动脉隔呈螺旋状走行，故肺动脉干呈扭曲状围绕升主动脉。主动脉和肺动脉起始处的内膜下组织增厚，各形成 3 个隆起，逐渐发育为薄的半月瓣。

三、胎儿血液循环和出生后血液循环的变化

（一）胎儿血液循环途径

来自胎盘的脐静脉的血富含氧和营养物质，由脐静脉经脐带至胎儿肝后，大部分血液经静脉导管直接注入下腔静脉，少部分经肝血窦后再入下腔静脉。下腔静脉还收集来自下肢和盆腔、腹腔器官来的静脉血。下腔静脉将含氧和营养物质相对较高的混合血送入右心房。从下腔静脉导入右心房的血液，少量与上腔静脉来的血液混合，注入右心室，大部分血液通过卵圆孔进入左心房，与由肺静脉来的少量血液混合后进入左心室。左心室的血液大部分经主动脉弓上的 3 大分支分布到头、颈和上肢，以充分供应胎儿头部发育所需的氧和营养；少部分血液流入降主动脉。从头、颈和上肢回流的静脉血经上腔静脉进入右心房，与下腔静脉来的少部分血液混合后，经右心室进入肺动脉。由于胎儿肺无呼吸功能，血管阻力较大，故仅 5%~10% 的肺动脉血液进入发育中的肺，再由肺静脉回流到左心房，90% 以上的肺动脉血通过动脉导管注入降主动脉。部分降主动脉的血液经分支分布到盆腔、腹腔器官和下肢，部分经脐动脉回流入胎盘，在胎盘内与母体血液进行气体和物质交换后，再由脐静脉送往胎儿体内。脐动、静脉的存在，静脉导管和动脉导管的存在，以及心房内血液分流作用是胎儿血循环的特点（图 23-8）。

（二）胎儿出生后血液循环的变化

胎儿出生后，胎盘循环停止，肺开始呼吸，导致血液循环途径发生了一系列变化（图23-8）：

1. 脐动脉　大部分闭锁成为脐外侧韧带，仅近侧段保留为膀胱上动脉。

2. 脐静脉　闭锁形成由脐部至肝的肝圆韧带。

3. 静脉导管　静脉导管闭锁成为静脉韧带。

4. 卵圆孔关闭　胎儿出生后，由于脐静脉闭锁，从下腔静脉注入右心房的血液减少，右心房压力降低，同时肺开始呼吸，大量血液由肺静脉回流入左心房。左心房压力增高，卵圆孔瓣紧贴于第 II 房间隔，使卵圆孔关闭。出生后 1 年左右，卵圆孔瓣与第 II 房间隔完全融合，形成卵圆窝。

5. 动脉导管　胎儿出生后，肺开始呼吸，动脉导管因平滑肌收缩达到功能性闭锁，出生后

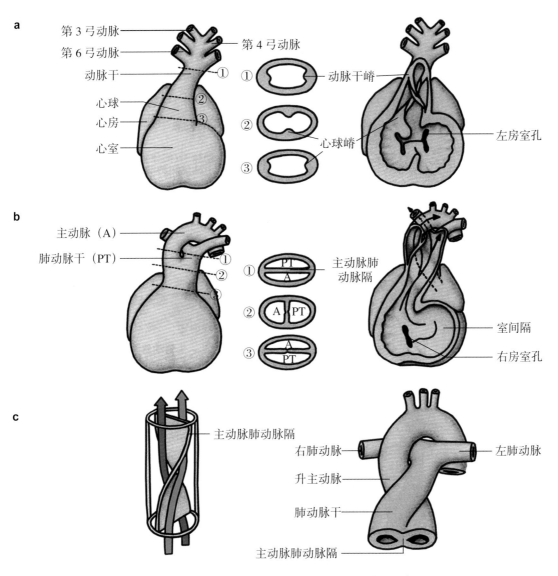

图 23-7　人胚动脉干和心球分隔（第 5~6 周）发生示意图

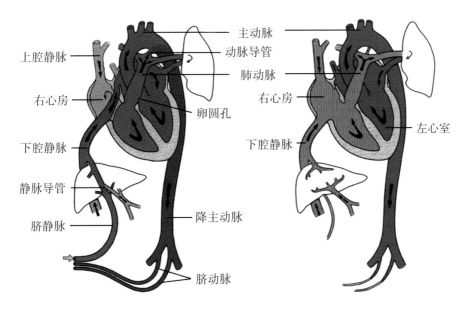

图 23-8　人胎儿血液循环和出生后血液循环的变化示意图

2~3个月由于动脉导管内膜增生，使之完全闭锁，成为动脉韧带（arterial ligament）。

四、心血管系统的常见先天畸形

由于心血管系统的发生较为复杂，所以先天畸形的发生也较多见，最常见的有以下几种：

（一）房间隔缺损

最常见的房间隔缺损（atrial septal defect）是由于卵圆孔未闭（patent foramen ovale）所造成。卵圆孔未闭可因下列原因产生（图23-9）：

1. 第Ⅰ房间隔在形成第Ⅱ房间孔时过度吸收，导致卵圆孔瓣过小，不能完全遮盖卵圆孔。

2. 卵圆孔瓣出现许多穿孔。

3. 第Ⅱ房间隔发育不全，形成的卵圆孔过大，卵圆孔瓣不能完全关闭卵圆孔。

4. 第Ⅰ房间隔过度吸收，同时第Ⅱ房间隔又形成大的卵圆孔。此外，心内膜垫发育不全，第Ⅰ房间隔不能与其融合，也可造成房间隔缺损。

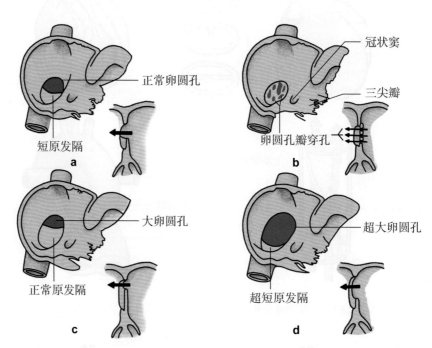

图 23-9　人胚房间隔缺损（右面观）示意图

（二）室间隔缺损

室间隔缺损（ventricular septal defect）有室间隔膜部缺损和室间隔肌部缺损两种情况。室间隔膜部缺损较为常见，是由于心内膜垫或心球嵴发育不良，在室间隔膜部形成时不能与室间隔肌部融合所致。室间隔肌部缺损较为少见，是由于室间隔肌部形成时心肌膜组织过度吸收所致，过度吸收形成的孔可见于室间隔任何部位，导致左、右心室相通。

（三）动脉干和心球分隔异常

1. 主动脉和肺动脉错位　主要是由于动脉干和心球分隔时，形成的主动脉肺动脉隔不呈螺旋方向走行，而成直行的隔，导致主动脉和肺动脉相互错位，主动脉位于肺动脉的腹面，从右心室发出，肺动脉干则从左心室发出。常伴有室间隔缺损或动脉导管未闭，使肺循环和体循环之间出现直接交通（图23-10）。

2. 主动脉或肺动脉狭窄　是由于主动脉肺动脉隔偏位，使动脉干和心球分隔不均等，造成一侧动脉粗大，另一侧动脉狭小，即主动脉或肺动脉狭窄。偏位的主动脉肺动脉隔常不能与室间隔正确融合，导致室间隔缺损，较大的主动脉或肺动脉骑跨在缺损部。

3. 法洛四联症　法洛四联症（tetralogy of Fallot）包括肺动脉狭窄、主动脉骑跨、室间隔膜缺损和右心室肥大4种畸形（图23-11）。这种畸形发生的主要原因是动脉干和心球分隔不均，致使肺动脉狭窄和室间隔缺损，粗大的主动脉向右侧偏移，骑跨在室间隔缺损处。肺动脉狭窄造成右心室压力增高，引起右心室代偿性肥大。

（四）动脉导管未闭

动脉导管未闭（patent ductus arteriosus）畸形多见于女性。发生的原因可能是由于出生后的动脉导管壁平滑肌不能收缩，使肺动脉和主动脉保持相通。主动脉的血液分流入肺动脉，肺循环血量增加，体循环血量减少，引起肺动脉高压、右心室肥大等，影响患儿的生长发育。

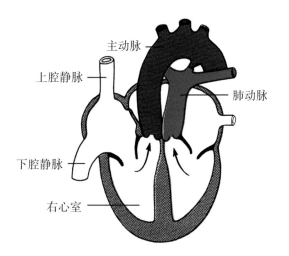

图 23-10　人胚主动脉和肺动脉分隔异常示意图

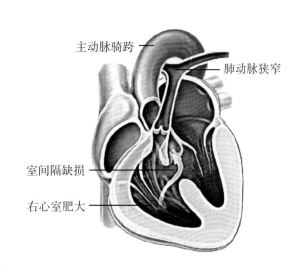

图 23-11　人胚法洛四联症示意图

知识链接

法洛四联症

法洛四联症（tetralogy of Fallot）是1岁以后最常见的发绀型先天性心脏病，约占所有先天性心脏病的12%。1888年法国医师 Etienne Fallot 做了全面描述，故而得名，包括肺动脉狭窄、室间隔缺损、主动脉骑跨和右心室肥厚。

因肺动脉狭窄，右心室流出道梗阻，听诊时在患儿胸骨左缘第2~4肋间可听到粗糙的喷射样收缩期杂音，右心室流出道梗阻使右心室负荷加重，引起右心室代偿性肥厚。由于主动脉骑跨在左右心室之上，主动脉除接受左心室的血液外，还直接接受一部分来自右心室的静脉血，输送到全身各部，因而出现青紫。

法洛四联症典型的症状有：①青紫：多见于毛细血管丰富的浅表部位，如唇、指（趾）甲床、球结膜等，因血氧含量下降，活动耐力差，稍一活动，如啼哭、情绪激动、体力劳动、寒冷等即可出现气急和青紫加重。②蹲踞症状：幼儿多有蹲踞症状，于行走、游戏时，常主动下蹲片刻。蹲踞时下肢屈曲，使静脉回心血量减少，从而减轻了心脏的负荷。③杵状指（趾）：长期缺氧使指（趾）端毛细血管扩张增生，局部软组织增生，表现为指（趾）端膨大如鼓槌状。④阵发性缺氧发作：表现为阵发性呼吸困难，严重时可引起突然晕厥、抽搐，甚至死亡，多发生于吃奶、哭闹、情绪激动时，其形成原因与肺动脉狭窄有关。胸部 X 线检查可见心尖圆钝上翘、肺动脉段凹陷，呈"靴状心"。超声心动图可从不同切面观察到室间隔缺损的类型和大小、主动脉骑跨于室间隔之上、肺动脉狭窄部位和程度等。彩色多普勒超声可显示右心室进入主动脉的血液分流。

先天性心脏病发病与遗传、母体和环境因素有关，呈现一定程度的家族性发病趋势。法洛四联症患儿遗传物质变化复杂，有染色体畸变、基因突变（如 *JAG1*、*NKX2-5* 等突变）。对于有明显家族史者，建议做第三代试管婴儿。

● 思考题 ●

1. 试述心脏内部的分隔过程。
2. 试述胎儿血液循环的特点及出生后血液循环的变化。
3. 叙述心血管系统有哪些常见畸形，并简述其成因。

（马太芳）

先天畸形和预防

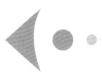

第二十四章数字资源

学习目标

掌握：
（1）先天畸形的概念。
（2）引起先天畸形的遗传因素、环境因素及两者间的相互作用。
（3）致畸敏感期。

熟悉：
先天畸形的三级预防工作中各级的主要内容。

了解：
先天畸形的发生概况。

运用：
运用所学知识深刻理解把好人生健康第一关的重要性。

 案例导入

　　1959年，联邦德国各地陆续出生了手脚异常的畸形婴儿，很快英国、荷兰等欧洲各国，以及加拿大、日本也发现了这种畸形婴儿。这些胎儿因为没有腿和手臂，导致手脚直接与躯干相连，与海豹非常相像，因此被命名为"海豹儿"。截至1963年，在世界各地的多个国家，诞生了12 000多名这种形状如海豹的可怜的婴儿，但美国却幸免于难。经过调查和统计，所有生产"海豹肢"婴儿的母亲，在怀孕期间无一例外都服用过一种称为"反应停"的药物。这种药物的化学名称为沙利度胺，由德国首次制造，怀孕早期的孕妇服用可以用来止吐，效果显著。

　　问题与思考：

　　1. 沙利度胺是如何导致海豹儿产生的？

　　2. "反应停"事件为什么没有波及美国？

　　3. "反应停"事件给我们哪些启示？

　　先天畸形（congenital malformations）是由于胚胎发育紊乱而出现的形态结构异常。研究先天畸形的科学称为畸形学，它是胚胎学的一个重要分支。通常把先天畸形称为出生缺陷，但这两个概念含义不同。出生缺陷是指胚胎或胎儿在发育过程中发生的结构、代谢、行为等方面的异常，主要包括先天畸形、先天代谢性疾病、功能性障碍如先天性耳聋、智力低下等。出生缺陷的概念包括的内容更广泛。

一、先天畸形的发生概况

Kennedy（1967）综合分析了世界各国近 2 000 万新生儿的先天畸形发生状况，结果显示：根据医院出生记录统计的畸形儿发生率为 1.26%，根据儿科医生查体结果统计出的畸形儿发生率为 4.5%。1966 年世界卫生组织对 16 个国家 25 个妇幼保健中心的 421 781 例产妇进行统计显示：共产出 426 932 个新生儿，其中先天畸形儿 7385 例，占总数的 1.73%。在出现的各种先天畸形中，四肢畸形占 26%，神经管畸形占 17%，泌尿生殖系统畸形占 14%，颜面畸形占 9%，消化系统畸形占 8%，心血管系统畸形占 4%，多发畸形占 22%。

1989 年我国原卫生部监测显示先天畸形儿的发生率为 1.3%。根据原卫生部发布的《中国出生缺陷防治报告（2012）》统计，我国出生缺陷发生率在 5.6% 左右，每年新增出生缺陷儿约 90 万例，其中出生时临床明显可见的出生缺陷约有 25 万例。我国出生缺陷总发生率呈上升趋势。1987—2011 年我国围生儿先天畸形发病情况分析表明，先天性心脏病、多指（趾）、唇裂伴或不伴腭裂、神经管缺陷、先天性脑积水等 10 类疾病是我国围生儿前 10 位高发畸形。其中，我国的先天性心脏病发生率呈上升趋势；而由于近年来我国推荐备孕时及孕期服用叶酸的政策，神经管畸形总发生率呈下降趋势。

1958—1982 年，Willis 等人根据人先天畸形的发生过程把先天畸形分为以下几类：整胚发育畸形、胚胎局部发育畸形、器官和器官局部畸形、组织分化不良性畸形、发育过度性畸形、发育停滞性畸形、寄生畸形等。世界卫生组织在疾病的国际分类中，根据先天畸形的发生部位进行分类，并对各种畸形编排了分类代码。目前世界各国对先天畸形的调查统计大都采用这种分类方法，并根据本国的具体情况略加修改补充。其中无脑儿、脊柱裂和腭裂等 12 种先天畸形是世界各国常规监测的对象。在我国的出生缺陷监测中，以这几种先天畸形为基础，并根据我国的具体情况增加了常见的 9 种畸形，其中尿道上裂与尿道下裂合为一类，上肢和下肢短肢畸形也合为一类，共 19 种（表 24-1）。

表 24-1　我国监测的 19 种先天畸形

先天畸形	国际分类代码	先天畸形	国际分类代码
1. 无脑儿	740.0	11. 短肢畸形（上、下肢）	755.2~755.3
2. 脊柱裂	741.0	12. 先天性髋关节脱位	755.6
3. 脑积水	742.0	13. 畸形足	754.0
4. 腭裂	749.0	14. 多指与并指（趾）	755.0~755.1
5. 全部唇裂	749.1~749.2	15. 血管瘤	620.0
6. 先天性心血管病	746.0~747.0	16. 色素痣	757.1
7. 食管闭锁及狭窄	750.2	17. 唐氏综合征	759.3
8. 直肠及肛门闭锁	751.2	18. 幽门肥大	750.1
9. 内脏外翻	606.0	19. 膈疝	603.0
10. 尿道上、下裂	752.2~752.3		

二、先天畸形的发生原因

先天畸形的发生原因有遗传因素、环境因素及两者的相互作用。Wilson（1972）综合分析了 5 次国际出生缺陷讨论会的资料，发现遗传因素引起的出生缺陷占 25%，环境因素占 10%，遗传因素与环境因素相互作用或原因不明者占 65%。

（一）遗传因素与先天畸形

遗传因素引起的先天畸形包括染色体畸变和基因突变。

1. 染色体畸变　染色体畸变（chromosome aberration）又分为染色体数目异常和染色体结构异常两种类型。染色体数目异常包括染色体数目减少和增多。染色体数目减少可引起的畸形常见于单体型。常染色体的单体型胚胎几乎不能成活，性染色体的单体型胚胎成活率只有3%，如先天性卵巢发育不全，即特纳综合征（45, XO）。染色体数目增多可引起的畸形常见于三体型（trisomy），如 21 号染色体三体型可引起唐氏综合征（Down syndrome）（图 24-1），性染色体的三体型（47, XXY）可引起先天性睾丸发育不全（Klinefelter syndrome）。

染色体结构畸变也可以引起畸形，如 5 号染色体短臂末端断裂缺失则引起猫叫综合征（cat's cry syndrome）。

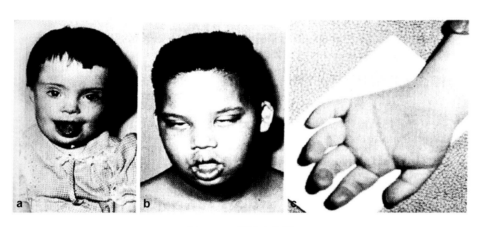

图 24-1　唐氏综合征

a. 女孩；b. 男孩；c. 通贯掌

（引自：Langman's Medical Embryology. 9th edition）

 知识链接

唐氏综合征（Down 综合征）

1866 年，英国医生约翰·朗顿·唐（John Langdon Down）首次对唐氏综合征的典型体征进行完整的描述并发表，因此，这一综合征以其名字命名。1959 年证实了唐氏综合征是由染色体（21 号染色体）异常而导致的疾病。21 号染色体的异常有三体、易位及嵌合三种类型。60% 患儿在胎内早期即流产，存活者有明显的智能落后、特殊面容、生长发育障碍和多发畸形。现代医学证实，唐氏综合征发生率与母亲怀孕年龄有关，高龄孕妇、卵子老化是 21 号染色体不发生分离的重要原因。孕妇唐氏筛查是防止唐氏综合征患儿出生的有效措施，目的是通过化验孕妇的血液，来判断胎儿患有唐氏综合征的危险程度，如果唐氏筛查结果显示胎儿患有唐氏综合征的危险性比较高，就应进一步进行羊膜穿刺检查或绒毛检查。一旦确诊应考虑终止妊娠，防止悲剧发生。

2. 基因突变　基因突变（gene mutation）指 DNA 分子碱基组成或排列顺序的改变，而染色体外形无异常。基因突变主要是造成代谢性遗传病如苯丙酮尿症等，少数可造成畸形如软骨发育不全、多囊肾、睾丸女性化综合征等。

（二）环境因素与先天畸形

凡能引起先天畸形的环境因素统称为致畸因子（teratogen）。影响胚胎发育的环境因素包括3个方面，即母体周围的外环境因素、母体的内环境因素和胚体周围的微环境因素。外环境中的致畸因子有的直接作用于胚体，有的则通过改变母体内环境和胚体微环境而间接作用于胚体。环境致畸因子主要有生物致畸因子、物理致畸因子、化学致畸因子、致畸性药物及其他致畸因子。

1. 生物致畸因子　目前已确定对人类胚胎有致畸作用的生物因子有风疹病毒、巨细胞病毒、单纯疱疹病毒、弓形虫、梅毒螺旋体、乙肝病毒等，如风疹病毒可引起心脏畸形、先天性白内障等。艾滋病病毒对胎儿的危害已引起人们的关注。

2. 物理致畸因子　目前已确定的有各种射线、高温、严寒、机械性压迫和损伤等。微波对人类的致畸作用尚未被证实。

3. 化学致畸因子　在工业"三废"、农药、食品添加剂和防腐剂中，均含有一些具有致畸作用的化学物质，主要包括某些多环芳香碳氢化合物、某些亚硝基化合物、某些烷基和苯类化合物、某些含磷的农药，以及重金属如铅、砷、镉、汞等。

4. 致畸性药物　自20世纪60年代发生反应停（沙利度胺）事件后，医疗药物的致畸作用开始被普遍重视并深入研究，药物的致畸性检测开始被列入药物的安全性检测项目中。目前已确定的致畸性药物包括抗肿瘤药物、抗惊厥药物、抗生素、抗凝血药物、激素等种类的药物。抗肿瘤药物如甲氨蝶呤可引起无脑畸形、小头及四肢畸形；某些抗生素也有致畸作用，如大剂量应用链霉素可引起先天性耳聋；抗凝血药物如香豆素可引起胎儿鼻发育异常等。

5. 其他致畸因子　酗酒、大量吸烟、缺氧、营养不良等均有致畸作用。吸烟引起胎儿先天畸形主要是由于尼古丁使胎盘血管收缩，胎儿缺血，一氧化碳进入胎儿血液使胎儿缺氧。吸烟不仅引起胎儿先天畸形，严重时可导致胎儿死亡和流产。

（三）环境因素与遗传因素在致畸中的相互作用

环境因素与遗传因素的相互作用致畸，不仅表现在环境致畸因子通过引起染色体畸变和基因突变而导致先天畸形，而且表现在胚胎的遗传特性上，即基因型决定和影响胚胎对致畸因子的易感程度。对致畸因子易感程度的种间差异是很好的例证，如可的松对小白鼠有明显的致腭裂作用，但对猪、猴等则几乎无致畸作用。人类和灵长类对沙利度胺这种药物非常敏感，可引起肢体畸形，但沙利度胺对其他哺乳动物几乎无致畸作用。在环境因素与遗传因素相互作用引起的先天畸形中，衡量遗传因素所起作用的指标称为遗传度。某种畸形的遗传度越高，表明遗传因素在该畸形发生中的作用越大。如腭裂的遗传度为76%，无脑儿与脊柱裂为60%，先天性心脏病为35%。

三、致畸敏感期

发育中的胚胎受到致畸作用后，是否发生畸形和发生什么样的畸形，不仅取决于致畸因子的性质和胚胎的遗传特性，而且取决于胚胎受到致畸因子作用时所处的发育阶段。受到致畸作用最易发生畸形的发育阶段，称为致畸敏感期（susceptible period）。

受精后1~2周，人胚受到致畸作用后易发生损害，但较少发生畸形。因为此时的胚胎细胞分化程度极低，如果致畸作用强，胚早期即死亡；如果致畸作用弱，少数细胞受损死亡，多数细胞可以代偿调整。人胚发育第3~8周，此期胚胎细胞增生、分化活跃，胚体形态发生复杂变化，最易受到致畸因子的干扰而发生器官形态结构畸形，所以胚期是最易发生先天畸形的致畸敏感期。由于胚胎各器官的分化发生时间不同，其致畸敏感期也不同（图24-2）。风疹病毒的致畸敏感期为受精后第1个月，畸形发生率为50%；第2个月，便降为22%；第3个月，只有6%~8%。沙利度胺（反应停）的致畸敏感期为受精后21~40天。人胎儿期是胚胎发育最

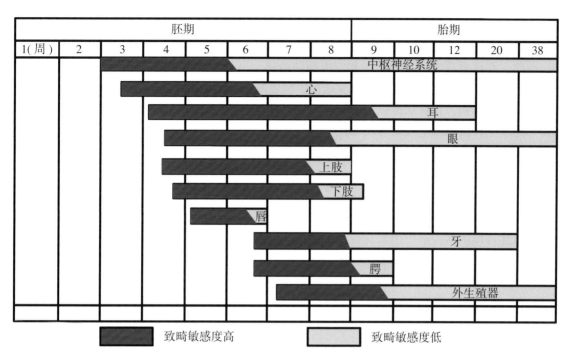

图 24-2 人胚胎主要器官的致畸敏感期

长的一个时期，自人胚胎发育第 9 周起直至分娩。此期胎儿生长发育快，各器官进行组织分化和功能建立，受致畸作用后也会发生先天畸形，但多属于组织结构和功能缺陷，一般不出现器官形态畸形。所以胎儿期不是致畸敏感期。

四、先天畸形的预防

预防和减少先天畸形的发生，把好人生健康第一关，是提高出生人口素质、推进"健康中国"建设的重要举措，是坚持以人为本、促进经济社会可持续发展的内在要求。按照《全国出生缺陷综合防治方案》要求，应实行三级预防工作。

1. 第一级预防——防止先天畸形的发生 遗传咨询是预防遗传病和由遗传因素所致畸形发生的重要措施。同时孕妇应加强孕期保健，尽量避免接触各种环境致畸因素，如预防感染、避免或减少射线照射、谨慎用药等。戒烟、戒酒也是孕期保健的重要内容。同时，积极开展对育龄夫妇的生殖与生育健康教育，注重应用各种预防措施，如孕前 3 个月和怀孕 3 个月每天口服0.4 mg 叶酸可减少胎儿神经管缺陷的发生。

2. 第二级预防——早发现、早诊断、早治疗，减少先天畸形儿的出生 如果说一级预防是防止畸形的发生，二级预防则是防止严重畸形儿的出生，是一级预防的重要补充。二级预防的内容一方面是积极开展孕期监测，包括 B 型超声、羊水、绒毛膜和胎儿镜等相关项目检查，力争对包括先天畸形在内的各种出生缺陷早发现、早诊断。另一方面对某些轻度异常发育胎儿积极开展宫内治疗，如采用胎儿外科手术可治疗脑积水、肾积水、轻度脊柱裂等；对有严重发育畸形的胎儿可考虑终止妊娠，以减少严重畸形儿的出生。

3. 第三级预防——减少痛苦，延长生命，对先天畸形儿积极进行治疗 有些出生缺陷可以用外科手术加以治疗，如唇裂、脊柱裂、肛门闭锁等。有些代谢性疾病，如苯丙酮尿症可以对新生儿进行筛查工作，以便及时发现和治疗，及早治疗也可以收到很好的效果。而对于先天智力低下、无眼、耳聋等新生儿，应设法使其得到妥善教养，减少痛苦，延长生命。

从整体来看，出生缺陷防治服务能力与群众日益增长的优生需求仍有较大差距，先天性心脏病、唐氏综合征、先天性耳聋等严重出生缺陷尚未得到有效控制，出生缺陷防治工作任重道远。

因此，要认真落实一级、二级和三级预防措施，坚持"政府主导、防治结合、精准施策、社会参与"的基本原则，构建覆盖城乡居民，涵盖婚前、孕前、孕期、新生儿和儿童各阶段的先天畸形防治体系，为群众提供公平可及、优质高效的综合防治服务，加强监督管理，减少先天畸形的发生，提高出生人口素质和儿童健康水平。

思考题

1. 试述环境因素与遗传因素在致畸中的相互作用。
2. 试述常见的环境致畸因子。
3. 试述先天畸形的三级预防工作中各级的主要内容。

（邵素霞）

中英文专业词汇索引

W-P 小体（Weibel-Palade body） 81

A

暗区（dark zone） 101

B

白膜（tunica albuginea） 158
白髓（white pulp） 104
白体（corpus albicans） 169
白细胞（white blood cell, leukocyte） 49
半桥粒（hemidesmosome） 27
包涵物（inclusion） 16
包蜕膜（decidua capsularis） 191
胞吐作用（exocytosis） 12
胞吞作用（endocytosis） 12
杯状细胞（goblet cell） 128
被覆上皮（covering epithelium） 22
被膜下上皮细胞（subcapsular epithelial cell） 98
被囊细胞（capsule cell） 70
贲门腺（cardiac gland） 127
闭锁卵泡（atretic follicle） 169
壁蜕膜（decidua parietalis） 191
壁细胞（parietal cell） 125
边缘区（marginal zone） 106
扁桃体（tonsil） 107
变移上皮（transitional epithelium） 25
表面活性物质（surfactant） 145
表皮（epidermis） 90
表皮干细胞（epidermal stem cell） 7
玻璃体（vitreous body） 180
伯贝克颗粒（Birbeck granule） 93

C

残余体（residual body） 15, 160
侧中胚层（lateral mesoderm） 195

肠绒毛（intestinal villus） 127
常染色体（autosome） 18
常染色质（euchromatin） 17
成骨细胞（osteoblast） 40
成熟卵泡（mature follicle） 167
成体干细胞（adult stem cell） 6
成纤维细胞（fibroblast） 32
赤道板（equatorial plate） 19
初级精母细胞（primary spermatocyte） 160
初级卵母细胞（primary oocyte） 166
初级卵泡（primary follicle） 166
初级绒毛（primary villus） 197
初级溶酶体（primary lysosome） 15
初级性索（primary sex cord） 219
初乳（colostrum） 174
触觉小体（tactile corpuscle） 73
穿通纤维（perforating fiber） 43
传出神经元（efferent neuron） 68
传入神经元（afferent neuron） 68
垂体（hypophysis） 115
垂体门脉系统（hypophyseal portal system） 118
垂体细胞（pituicyte） 119
唇裂（cleft lip） 206
雌原核（female pronucleus） 187
次级精母细胞（secondary spermatocyte） 160
次级卵母细胞（secondary oocyte） 167
次级卵泡（secondary follicle） 167
次级绒毛（secondary villus） 197
次级溶酶体（secondary lysosome） 15
次级性索（secondary sex cord） 219
丛密绒毛膜（chorion frondosum） 198
粗肌丝（thick myofilament） 59
粗面内质网（rough endoplasmic reticulum, RER） 14
促脂解素（lipotropic hormone, LPH） 117
促性腺激素细胞（gonadotroph） 116

促生长激素细胞（somatotroph） 116
促肾上腺皮质激素细胞（corticotroph） 117
促肾上腺皮质激素（adrenocorticotrophic hormone, ACTH） 117
促乳激素细胞（mammotroph） 116
促卵泡素（follicle-stimulating hormone, FSH） 117
促甲状腺激素细胞（thyrotroph） 116
促甲状腺激素（thyroid-stimulating hormone, TSH） 116
促黄体素（luteinizing hormone, LH） 117
催产素（oxytocin） 119

D

大动脉（large artery） 83
大静脉（large vein） 86
单层扁平上皮（simple squamous epithelium） 23
单层立方上皮（simple cuboidal epithelium） 23
单层柱状上皮（simple columnar epithelium） 24
单核吞噬细胞系统（mononuclear phagocyte system, MPS） 108
单核细胞（monocyte） 51
单能干细胞（unipotent stem cell） 7
单位膜（unit membrane） 12
单腺（simple gland） 29
胆小管（bile canaliculi） 137
蛋白多糖（proteoglycan） 34
导管（duct） 28, 131
底蜕膜（decidua basalis） 191
顶体（acrosome） 160
顶体反应（acrosome reaction） 187
顶臀长（crown-rump length, CRL） 200
顶踵长（crown-heel length, CHL） 200
定向干细胞（committed stem cell） 56
动脉导管未闭（patent ductus arteriosus） 233
动脉干嵴（truncus arteriosus ridge） 230
动脉韧带（arterial ligament） 232
动脉周围淋巴鞘（periarterial lymphatic sheath） 105
窦结节（sinus tubercle） 220
窦周隙（perisinusoidal space） 137
窦状毛细血管（sinusoidal capillary） 82
多囊肾（polycystic kidney） 217
多能干细胞（multipotential stem cell） 7
多潜能干细胞（pluripotent stem cell） 6

E

腭扁桃体（palatine tonsil） 107

腭裂（cleft palate） 206
二胚层胚盘（bilaminar germ disc） 191

F

法洛四联症（tetralogy of Fallot） 233
房间隔缺损（atrial septal defect） 232
房室瓣（atrioventricular valve, AVV） 228
房室管（atrioventricular canal, AVC） 228
房室孔（atrioventricular orifice, AVO） 228
房水（aqueous humor） 179
放射冠（corona radiata） 167
肥大细胞（mast cell） 33
肺泡（pulmonary alveoli） 144
肺泡隔（alveolar septum） 145
肺泡管（alveolar duct） 144
肺泡巨噬细胞（alveolar macrophage） 146
肺泡孔（alveolar pore） 146
肺泡囊（alveolar sac） 144
肺小叶（pulmonary lobule） 143
肺芽（lung bud） 213
分辨率（resolving power） 2
分泌部（secretory portion） 28
分泌管（secretory duct） 132
分泌期（secretory phase） 172
分泌神经元（secretory neuron） 66
缝隙连接（gap junction） 26
福尔克曼管（Volkmann canal） 43
附睾（epididymis） 162
附睾管（epididymal duct） 162
附着核糖体（bound ribosome） 14
复层扁平上皮（stratified squamous epithelium） 24
复层生精上皮（spermatogenic epithelium） 159
复腺（compound gland） 29

G

肝板（hepatic plate） 134
肝憩室（hepatic diverticulum） 210
肝索（hepatic cord） 135
肝细胞（hepatocyte） 135
肝小叶（hepatic lobule） 134
肝血窦（hepatic sinusoid） 135
感觉神经末梢（sensory nerve ending） 72
感觉神经元（sensory neuron） 68
干细胞（stem cell） 6, 127, 128
高尔基复合体（Golgi complex） 14
高尔基细胞（Golgi cell） 78

睾丸（testis） 158

睾丸网（rete testis） 162

睾丸纵隔（mediastinum testis） 158

隔（septum） 97

功能层（functional layer） 171

巩膜（sclera） 177

骨板（bone lamella） 42

骨单位（osteon） 43

骨骼肌（skeletal muscle） 59

骨基质（bone matrix） 41

骨领（bone collar） 44

骨密质（compact bone） 43

骨内膜（endosteum） 43

骨松质（spongy bone） 43

骨髓（bone marrow） 51, 53

骨髓间充质干细胞（bone marrow mesenchymal stem cell） 7

骨外膜（periosteum） 43

骨细胞（osteocyte） 40

骨陷窝（bone lacuna） 40

骨小管（bone canaliculus） 41

骨原细胞（osteogenic cell） 40

骨组织（osseous tissue） 40

固定（fixation） 4

固有层（lamina propria） 121

管泡状腺（tubuloacinar gland） 29

管状腺（tubular gland） 28

光学显微镜（light microscope, LM） 2

过碘酸希夫反应（periodic acid Schiff reaction, PAS） 5

过氧化物酶体（peroxisome） 15

H

哈弗斯骨板（Haversian lamella） 43

哈弗斯管（Haversian canal） 43

哈弗斯系统（Haversian system） 43

汗腺（sweat gland） 95

合体滋养层（syncytiotrophoblast） 190

核基质（nuclear matrix） 18

核膜（nuclear membrane） 17

核仁（nucleolus） 18

核糖体（ribosome） 13

核周质（perikaryon） 66

赫林体（Herring body） 118

黑色素（melanin） 93

黑色素颗粒（melanin granule） 93

黑色素体（melanosome） 93

黑色素细胞（melanocyte） 92

黑色素细胞刺激素（melanocyte-stimulating hormone, MSH） 118

横桥（cross bridge） 59

横向分化（transdifferentiation） 7

横小管（transverse tubule） 60

红骨髓（red bone marrow） 53

红髓（red pulp） 105

红细胞（red blood cell, erythrocyte） 48

虹膜（iris） 177

喉气管沟（laryngotracheal groove） 213

骺板（epiphyseal plate） 44

后期（anaphase） 19

后神经孔（posterior neuropore） 194

后肾（metanephros） 216

呼吸部（respiratory region） 141

壶腹嵴（crista ampullaris） 181

滑面内质网（smooth endoplasmic reticulum, SER） 14

环层小体（lamellar corpuscle） 73

黄骨髓（yellow bone marrow） 53

黄体（corpus luteum） 169

黄体期（luteal phase） 172

混合性腺（mixed gland） 29

混合性腺泡（mixed alveoli） 131

J

肌层（tunica muscularis） 122

肌间神经丛（myenteric nerve plexus） 122

肌质（sarcoplasm） 58

肌质网（sarcoplasmic reticulum） 61

肌节（sarcomere） 59

肌膜（sarcolemma） 58

肌内膜（endomysium） 59

肌球蛋白（myosin） 59

肌束膜（perimysium） 59

肌梭（muscle spindle） 73

肌外膜（epimysium） 59

肌纤维（muscle fiber） 58

肌性动脉（muscular artery） 83

肌样细胞（myoid cell） 159

肌原纤维（myofibril） 59

肌组织（muscle tissue） 58

基底层（basal layer） 171

基底层（stratum basale） 90

基底颗粒细胞（basal granular cell） 129

基底室（basal compartment） 161
基底细胞（basal cell） 91
基膜（basement membrane） 27
基因突变（gene mutation） 237
基质（ground substance） 34
激动素（activin） 161
激光扫描共聚焦显微镜（laser scanning confocal microscope, LSCM） 2
极垫细胞（polar cushion cell）， 154
极端滋养层（polar trophoblast） 189
极性（polarity） 22
棘层（stratum spinosum） 91
棘器（spine apparatus） 67
集合小管系（collecting tubule system） 153
脊髓（spinal cord） 76
脊索（notochord） 193
继发隔（septum secundum） 228
继发孔（foramen secundum） 228
甲状旁腺（parathyroid gland） 111
甲状旁腺素（parathyroid hormone） 112
甲状腺（thyroid gland） 110
假复层纤毛柱状上皮（pseudostratified ciliated columnar epithelium） 24
间充质（mesenchyme） 30
间骨板（intermediate lamella） 43
间介中胚层（intermediate mesoderm） 194
间皮（mesothelium） 23
间质细胞（interstitial cell） 162
间质细胞刺激素（interstitial cell stimulating hormone, ICSH） 117
间质腺（interstitial gland） 169
减数分裂（meiosis） 20
浆细胞（plasma cell） 32
浆液性腺（serous gland） 29
浆液性腺泡（serous alveoli） 131
降钙素（calcitonin） 111
降钙素细胞（calcitonin cell） 111
交错突细胞（interdigitating cell） 97, 102
胶原纤维（collagenous fiber） 34
胶质丝（glial filament） 70
角化复层扁平上皮（keratinized stratified squamous epithelium） 24
角膜（cornea） 176
角膜缘（corneal limbus） 177
角质层（stratum corneum） 92
角质形成细胞（keratinocyte） 90

接受性（receptiveness） 189
节细胞（ganglion cell） 179
结缔组织（connective tissue） 30
结节部（pars tuberalis） 118
睫状体（ciliary body） 177
紧密连接（tight junction） 26
近端小管（proximal tubule） 152
近腔室（abluminal compartment） 161
近曲小管（proximal convoluted tubule） 152
晶状体（lens） 180
精囊（seminal vesicles） 164
精液（semen） 163
精原细胞（spermatogonium） 160
精子（spermatozoon） 161
精子发生（spermatogenesis） 159
精子获能（sperm capacitation） 187
精子细胞（spermatid） 160
精子形成（spermiogenesis） 160
颈黏液细胞（neck mucous cell） 126
静脉瓣（valve of vein） 86
静脉窦（venous sinuses） 227
静纤毛（stereocilium） 162
菌状乳头（fungiform papillae） 122

K

抗利尿激素（antidiuretic hormone, ADH） 119
抗体（antibody） 33
颗粒层（stratum granulosum） 92, 167
颗粒黄体细胞（granulosa lutein cell） 169
颗粒细胞（granular cell） 78
可塑性（plasticity） 7
口凹（stomodeum） 205
口咽膜（oropharyngeal membrane） 194
库普弗细胞（Kupffer cell） 136

L

拉塞尔小体（Russell body） 100
篮状细胞（basket cell） 78
郎飞结（Ranvier node） 71
朗格汉斯细胞（Langerhans cell） 93
类骨质（osteoid） 43
冷冻切片机（cryostat） 4
连接复合体（junction complex） 27
连续毛细血管（continuous capillary） 81
联合神经元（association neuron） 68
两性畸形（hermaphrodism） 223

裂孔膜（slit membrane）　151

淋巴结（lymph node）　100

淋巴滤泡（lymphoid follicle）　97

淋巴索（lymphoid cord）　102

淋巴细胞（lymphocyte）　51

淋巴细胞再循环（recirculation of lymphocyte）　104

淋巴小结（lymphoid nodule）　97

淋巴组织（lymphoid tissue）　97

笼锁化合物（caged compound）　3

卵巢（ovary）　165

卵黄蒂（yolk stalk）　197

卵黄囊（yolk sac）　191

卵裂（cleavage）　188

卵裂球（blastomere）　188

卵泡期（follicular phase）　171

卵泡腔（follicular antrum）　167

卵泡细胞（follicular cell）　166

卵泡小斑（follicular stigma）　168

卵丘（cumulus oophorus）　167

卵细胞（ootid）　168

卵圆孔（foramen ovale）　228

卵圆孔瓣（valve of foramen ovale）　228

卵圆孔未闭（patent foramen ovale）　232

卵子（ovum）　168

轮廓乳头（circumvallate papillae）　122

螺旋器（spiral organ）　183

滤过膜（filtration membrane）　151

滤过屏障（filtration barrier）　151

滤泡（follicle）　110

滤泡旁细胞（parafollicular cell）　111

滤泡树突状细胞（follicular dendritic cell）　97

M

马蹄肾（horseshoe kidney）　217

脉络膜（choroid）　178

猫叫综合征（cat's cry syndrome）　237

毛（hair）　94

毛根（hair root）　94

毛球（hair bulb）　94

毛乳头（hair papilla）　94

毛细胞（hair cell）　183

毛细血管（capillary）　81

梅克尔憩室（Meckel diverticulum）　211

梅克尔细胞（Merkel cell）　93

门细胞（hilus cell）　169

弥散淋巴组织（diffuse lymphoid tissue）　97

弥散神经内分泌系统（diffuse neuroendocrine system, DNES）　120

米勒细胞（Müller cell）　179

泌尿系统（urinary system）　147

泌尿小管（uriniferous tubule）　148

免疫球蛋白（immunoglobulin, Ig）　33

免疫细胞化学（immunocytochemistry）　6

免疫组织化学（immunohistochemistry）　6

面斜裂（oblique facial cleft）　206

明区（light zone）　101

膜被颗粒（membrane-coating granule）　91

膜黄体细胞（theca lutein cell）　169

膜内成骨（intramembranous ossification）　43

膜细胞（theca cell）　167

末期（telophase）　20

N

脑脊神经节（cerebrospinal ganglion）　75

内弹性膜（internal elastic membrane）　83

内分泌系统（endocrine system）　109

内分泌腺（endocrine gland）　28

内环骨板（inner circumferential lamella）　43

内膜（tunica intima）　83

内胚层（endoderm）　193

内皮（endothelium）　23

内细胞群（inner cell mass）　189

内脏运动神经末梢（visceral motor nerve ending）　75

内质网（endoplasmic reticulum, ER）　14

尼氏体（Nissl body）　66

黏膜（tunica mucosa）　121

黏膜肌层（muscularis mucosa）　121

黏膜下层（lamina submucosa）　122

黏液性腺（mucous gland）　29

黏液性腺泡（mucous alveoli）　131

尿道球腺（bulbourethral gland）　164

尿囊（allantois）　197

尿生殖窦（urogenital sinus）　210

尿生殖嵴（urogenital ridge）　215

P

帕内特细胞（Paneth cell）　128

排卵（ovulation）　168

旁分泌（paracrine）　110

泡心细胞（centroacinar cell）　133

泡状腺（acinar gland）　28

胚内体腔（intraembryonic coelom）　195

胚内中胚层（intra-embryonic mesoderm）193

胚泡（blastocyst）188

胚泡腔（blastocoele）189

胚期（embryonic period）186

胚胎干细胞（embryonic stem cell）6

胚胎学（embryology）1

胚外体腔（extraembryonic coelom）191

胚外中胚层（extraembryonic mesoderm）191

皮肤（skin）90

皮下组织（subcutaneous tissue）94

皮脂腺（sebaceous gland）94

皮质淋巴窦（lymphoid sinus）102

皮质迷路（cortical labyrinth）148

皮质索（cortical cord）219

脾（spleen）104

脾窦（splenic sinusoid）105

脾索（splenic cord）105

脾小结（splenic nodule）105

平行纤维（parallel fiber）79

平滑肌（smooth muscle）63

平滑绒毛膜（chorion laeve）198

破骨细胞（osteoclast）41

浦肯野细胞（Purkinje cell）78

浦肯野纤维（Purkinje fiber）88

Q

脐带（umbilical cord）198

脐尿管瘘（urachal fistula）218

气 - 血屏障（blood-air barrier）146

器官（organ）1

前列腺（prostate）163

前列腺凝固体（prostatic concretion）163

前期（prophase）19

前神经孔（anterior neuropore）194

前肾（pronephros）215

前肾管（pronephric duct）215

前庭部（vestibular region）140

前置胎盘（placenta praevia）190

浅层皮质（peripheral cortex）101

羟基磷灰石结晶 [hydroxyapatite crystal,
    $Ca_{10}(PO_4)_6(OH)_2$] 42

桥粒（desmosome）26

侵入性（invasiveness）189

球囊斑（macula sacculi）181

球内系膜细胞（intraglomerular mesangial cell）150

球旁复体（juxtaglomerular complex）154

球旁细胞（juxtaglomerular cell）154

球室祥（bulboventricular loop）227

球外系膜细胞（extraglomerular mesangial cell）154

球状带（zona glomerulosa）112

躯体运动神经末梢（somatic motor nerve ending）73

全能干细胞（totipotent stem cell）6

R

染色体（chromosome）17

染色体畸变（chromosome aberration）237

染色质（chromatin）17

人胎盘催乳素（human placental lactogen，HPL）200

人体胚胎学（human embryology）186

妊娠黄体（corpus luteum of pregnancy）169

绒毛膜（chorion）197

溶酶体（lysosome）15

乳头层（papillary layer）94

软骨（cartilage）38

软骨膜（perichondrium）39

软骨囊（cartilage capsule）39

软骨内成骨（endochondral ossification）43

软骨细胞（chondrocyte）39

软骨陷窝（cartilage lacuna）39

闰管（intercalated duct）132

闰盘（intercalated disc）62

S

鳃弓（bronchial arch）204

鳃沟（bronchial groove）204

三级绒毛（tertiary villus）197

三体型（trisomy）237

桑椹胚（morula）188

扫描电子显微镜（scanning electron microscope, SEM）3

色素（pigment）17

色素上皮（pigment epithelium）178

杀伤细胞（killer cell，K 细胞）51

上胚层（epiblast）191

上皮组织（epithelial tissue）22

少突胶质细胞（oligodendrocyte）70

舌（tongue）122

舌乳头（lingual papillae）122

摄取胺前体脱羧细胞（amine precursor uptake and
    decarboxylation cell）120

深层皮质（deep cortex）102

神经板（neural plate）194

神经干细胞（neural stem cell, NSC）　7

神经沟（neural groove）　194

神经管（neural tube）　194

神经嵴（neural crest）　194

神经胶质（neuroglia）　69

神经胶质细胞（neuroglial cell）　65

神经节（nerve ganglion）　75

神经膜细胞（neurolemmal cell）　70

神经丝（neurofilament）　66

神经微管（neurotubule）　66

神经细胞（nerve cell）　65

神经纤维（nerve fiber）　70

神经元（neuron）　65

神经原纤维（neurofibril）　66

神经褶（neural fold）　194

神经组织（nervous tissue）　65

肾（kidney）　148

肾单位（nephron）　148

肾上腺（adrenal gland）　112

肾小管（renal tubule）　152

肾小囊（renal capsule）　150

肾小体（renal corpuscle）　148

生发中心（germinal center）　101

生后肾原基（metanephrogenic blastema）　217

生精细胞（spermatogenic cell）　159

生精小管（seminiferous tubule）　159

生肾索（nephrogenic cord）　215

生心区（cardiogenic area）　226

生心索（cardiogenic cord）　226

生长激素（growth hormone, GH；somatotrophic hormone, STH）　116

生殖干细胞（germ stem cell）　6

生殖细胞（germ cell）　186

生殖腺嵴（gonadal ridge）　215

施万细胞（Schwann cell）　70

十二指肠腺（duodenal gland）　128

视杆细胞（rod cell）　179

视盘（optic disc）　179

视网膜（retina）　178

视锥细胞（cone cell）　179

室管膜细胞（ependymal cell）　70

室间隔肌部（muscular part of interventricular septum）　229

室间隔膜部（membranous part of interventricular septum）　229

室间隔缺损（ventricular septal defect）　232

室间沟（interventricular groove）　227

室间孔（interventricular foramen）　229

释放激素（releasing hormone, RH）　118

释放抑制激素（releasing inhibiting hormone, RIH）　118

嗜铬细胞（chromaffin cell）　114

嗜碱性粒细胞（basophil）　51

嗜碱性细胞（basophilic cell）　116

嗜酸性粒细胞（eosinophil）　50

嗜酸性细胞（acidophilic cell）　112, 115

受精（fertilization）　187

受体（receptor）　12

疏松结缔组织（loose connective tissue）　31

输出淋巴管（efferent lymphatic vessel）　100

输出小管（efferent duct）　162

输尿管芽（ureteric bud）　216

输入淋巴管（afferent lymphatic vessel）　100

束状带（zona fasciculata）　113

树突（dendrite）　67

树突棘（dendritic spine）　67

刷状缘（brush border）　25

双极细胞（bipolar cell）　179

双角单颈子宫（uterus bicornis unicollis）　222

双角子宫（bicornuate uterus）　222

双胎（twins）　202

双阴道（double vagina）　222

双子宫（double uterus）　222

丝状乳头（filiform papillae）　122

苏木素（hematoxylin）　4

髓放线（medullary ray）　148

髓袢（medullary loop）　148

髓鞘（myelin sheath）　70

髓索（medullary cord）　102

髓质淋巴窦（medullary sinus）　103

髓质上皮细胞（medullary epithelial cell）　98

T

胎膜（fetal membrane）　197

胎盘（placenta）　198

胎盘隔（placental septum）　199

胎盘膜（placental membrane）　200

胎盘屏障（placental barrier）　200

胎盘小叶（cotyledon）　199

胎期（fetal period）　186

弹性动脉（elastic artery）　83

弹性软骨（elastic cartilage）　40

弹性纤维（elastic fiber）　34

唐氏综合征（Down syndrome） 237

糖原颗粒（glycogen granule） 16

体壁中胚层（somatic mesoderm） 195

体蒂（body stalk） 192

体节（somite） 194

同源细胞群（isogenous group） 39

透明层（stratum lucidum） 92

透明带（zona pellucida） 167

透明角质颗粒（keratohyalin granule） 92

透明软骨（hyaline cartilage） 38

透明质酸（hyaluronic acid） 34

透射电子显微镜（transmission electron microscope, TEM） 3

突触（synapse） 68

蜕膜（decidua） 191

吞噬作用（phagocytosis） 12

吞饮作用（pinocytosis） 12

椭圆囊斑（macula utriculi） 181

W

外分泌腺（exocrine gland） 28

外环骨板（outer circumferential lamella） 43

外膜（tunica adventitia） 83, 122

外胚层（ectoderm） 193

网织层（reticular layer） 94

网织红细胞（reticulocyte） 49

网状带（zona reticularis） 113

网状结缔组织（reticular connective tissue） 36

网状纤维（reticular fiber） 34

网状组织（reticular tissue） 36

微动脉（arteriole） 85

微管（microtubule） 16

微管蛋白（tubulin） 16

微管泡系统（tubulovesicular system） 125

微静脉（venule） 86

微绒毛（microvilli） 25

微丝（microfilament） 16

微体（microbody） 15

微循环（microcirculation） 86

围生期（perinatal stage） 186

围生医学（perinatology） 186

围心腔（pericardiac coelom） 226

卫星细胞（satellite cell） 70

未分化的间充质细胞（undifferentiated mesenchymal cell） 33

味蕾（taste bud） 122

胃蛋白酶（pepsin） 126

胃蛋白酶原（pepsinogen） 126

胃底腺（fundic gland） 125

胃酶细胞（zymogenic cell） 126

胃小凹（gastric pit） 125

纹状缘（striated border） 25

无丝分裂（amitosis） 20

无髓神经纤维（unmyelinated nerve fiber） 72

X

吸收细胞（absorptive cell） 127

系统（system） 1

细胞（cell） 1, 10

细胞分裂（cell division） 19

细胞骨架（cytoskeleton） 16

细胞核（nucleus） 17

细胞化学（cytochemistry） 5

细胞基质（cytoplasmic matrix） 13

细胞间质（interstitial substance） 1

细胞连接（cell junction） 26

细胞膜（cell membrane） 11

细胞内分泌小管（intracellular secretory canaliculus） 125

细胞培养（cell culture） 6

细胞器（organelles） 13

细胞体（cell body） 66

细胞外基质（extracellular matrix） 1, 34

细胞液（cytosol） 13

细胞增殖周期（cell generation cycle） 18

细胞质（cytoplasm） 13

细胞周期（cell cycle） 18

细胞滋养层（cytotrophoblast） 190

细段（thin segment） 153

细肌丝（thin myofilament） 60

下胚层（hypoblast） 191

先天腹股沟疝（congenital inguinal hernia） 222

先天畸形（congenital malformations） 235

先天性睾丸发育不全（Klinefelter syndrome） 237

纤毛（cilia） 25

纤维（fiber） 34

纤维膜（tunica fibrosa） 175

纤维软骨（fibrous cartilage） 40

纤维细胞（fibrocyte） 32

嫌色细胞（chromophobe cell） 117

线粒体（mitochondria） 13

腺（gland） 28

腺泡（acinus） 28

腺上皮（glandular epithelium） 22

消化腺（digestive gland） 131

小凹（caveola） 63

小动脉（small artery） 85

小胶质细胞（microglia） 70

小结帽（nodule cap） 101

小静脉（small vein） 86

小梁（trabecula） 100

泄殖腔（cloaca） 210

泄殖腔膜（cloacal membrane） 194

心瓣膜（cardiac valve） 88

心包横窦（transverse sinus of pericardium） 227

心背系膜（dorsal mesocardium） 227

心房钠尿肽（atrial natriuretic peptide） 87

心骨骼（cardiac skeleton） 87

心管（cardiac tube） 226

心肌（cardiac muscle） 61

心肌膜（myocardium） 87

心胶质（cardiac jelly） 227

心内膜（endocardium） 87

心内膜垫（endocardial cushion） 228

心球（bulbus cordis） 227

心外膜（epicardium） 88

新生儿肺透明膜病（hyaline membrane disease of newborn） 213

星形胶质细胞（astrocyte） 70

星形上皮细胞（satellite epithelial cell） 98

星形细胞（stellate cell） 78

性染色体（sex chromosome） 18

胸腺（thymus） 51

胸腺哺育细胞（thymic nurse cell） 98

胸腺上皮细胞（thymic epithelial cell） 98

胸腺细胞（thymocyte） 98

胸腺小体（thymic corpuscle） 98

胸腺小体上皮细胞（thymic corpuscle epithelial cell） 98

胸腺小叶（thymus lobule） 98

胸腺依赖区（thymus dependent area） 102

雄激素（androgen） 162

雄激素结合蛋白（androgen-binding protein, ABP） 161

雄原核（male pronucleus） 187

嗅部（olfactory region） 141

血岛（blood island） 224

血窦（sinusoid） 53

血管膜（tunica vascularis） 177

血管球（glomerulus） 148

血管系膜（mesangium） 150

血红蛋白（hemoglobin, Hb） 48

血 - 脑屏障（blood-brain barrier） 79

血清（serum） 47

血 - 生精小管屏障（blood-seminiferous tubule barrier） 161

血细胞（blood cell） 48

血小板（blood platelet） 52

血 - 胸腺屏障（blood-thymus barrier） 99

血液（blood） 47

Y

牙（tooth） 123

牙本质（dentin） 123

咽囊（pharyngeal pouch） 205

眼睑（eyelid） 180

羊膜（amniotic membrane） 191, 197

液态镶嵌模型（fluid-mosaic model） 12

伊红（eosin）染色法 4

胰岛（pancreas islet） 133

胰岛素（insulin） 134

异染色质（heterochromatin） 17

异位妊娠（ectopic pregnancy） 190

异位肾（ectopic kidney） 218

抑制素（inhibin） 161

阴道闭锁（vaginal atresia） 223

阴茎（penis） 164

隐睾（cryptorchism） 222

荧光显微镜（fluorescence microscope） 2

幽门腺（pyloric gland） 127

游离核糖体（free ribosome） 14

游离神经末梢（free nerve ending） 73

有被囊神经末梢（encapsulated nerve ending） 73

有孔毛细血管（fenestrated capillary） 82

有丝分裂（mitosis） 19

有髓神经纤维（myelinated nerve fiber） 70

釉质（enamel） 123

原凹（primitive pit） 192

原肠（primitive gut） 195

原发隔（septum primum） 228

原发孔（foramen primum） 228

原沟（primitive groove） 192

原结（primitive node） 192

原始卵泡（primordial follicle） 166

原始生殖细胞（primordial germ cell） 219

原始心血管系统（primitive cardiovascular system） 225

原始血细胞（haemocytoblast） 225

原条（primitive streak） 192

原位杂交（*in situ* hybridization） 6

远侧部（pars distalis） 115

远端小管（distal tubule） 153

远曲小管（distal convoluted tubule） 153

月经黄体（corpus luteum of menstruation） 169

月经期（menstrual phase） 171

月经周期（menstrual cycle） 171

运动单位（motor unit） 74

运动神经末梢（motor nerve ending） 73

运动神经元（motor neuron） 68

运动终板（motor end plate） 73

Z

脏壁中胚层（splanchnic mesoderm） 195

造血干细胞（hematopoietic stem cell, HSC） 7, 56

造血干细胞移植（hematopoietic stem cell transplantation，HSCT） 57

造血诱导微环境（hemopoietic inductive microenvironment, HIM） 53

造血祖细胞（hemopoietic progenitor） 56

增生期（proliferative phase） 171

着床（imbed） 189

真皮（dermis） 94

真皮乳头（dermal papilla） 94

支持细胞（sustentacular cell） 161

支气管树（bronchial tree） 143

脂滴（lipid droplet） 16

脂肪细胞（fat cell） 33

脂肪组织（adipose tissue） 36

直精小管（tubulus rectus） 162

植入（implantation） 189

植入窗（window for implantation） 189

植物神经节（vegetative ganglion） 75

质膜（plasma membrane） 11

质膜内褶（plasma membrane infolding） 27

致畸敏感期（susceptible period） 238

致畸因子（teratogen） 238

致密斑（macula densa） 154

致密结缔组织（dense connective tissue） 35

中肠祥（midgut loop） 209

中动脉（medium-sized artery） 83

中间部（pars intermedia） 117

中间连接（intermediate junction） 26

中间神经元（interneuron） 68

中间丝（intermediate filament） 16

中静脉（medium-sized vein） 85

中膜（tunica media） 83

中胚层（mesoderm） 193

中期（metaphase） 19

中肾（mesonephros） 216

中肾管（mesonephric duct） 216

中肾嵴（mesonephric ridge） 215

中肾旁管（paramesonephric duct） 220

中枢淋巴器官（central lymphoid organ） 97

中心粒（centriole） 16

中心体（centrosome） 16

中性粒细胞（neutrophil） 49

中央动脉（central artery） 105

中央管（central canal） 43

终池（terminal cisterna） 61

终末细胞（end cell） 19

周围淋巴器官（peripheral lymphoid organ） 97

周细胞（pericyte） 81

轴旁中胚层（paraxial mesoderm） 194

轴丘（axon hillock） 67

轴突（axon） 67

皱襞（plica） 122

皱褶缘（ruffled border） 41

主动脉肺动脉隔（aorticopulmonary septum） 230

主细胞（chief cell） 111, 126

贮脂细胞（fat-storing cell） 137

滋养层（trophoblast） 189

子宫肌层（myometrium） 171

子宫内膜（endometrium） 171

子宫外膜（perimetrium） 171

子宫腺（uterine gland） 171

自然杀伤细胞（natural killer cell, NK 细胞） 51

自主神经节（autonomic ganglion） 75

足细胞（podocyte） 151

组织（tissue） 1

组织工程（tissue engineering） 7

组织化学（histochemistry） 5

组织培养（tissue culture） 6

组织学（histology） 1

组织液（tissue fluid） 34

最大长度（greatest length, GL） 200

主要参考文献

[1] 唐军民, 高俊玲. 组织学与胚胎学. 4版. 北京: 北京大学医学出版社, 2013.

[2] 高英茂, 柏树令. 人体解剖与组织胚胎学词典. 北京: 人民卫生出版社, 2019.

[3] 唐军民, 张雷. 组织学与胚胎学. 4版. 北京: 北京大学医学出版社, 2018.

[4] 李继承, 曾园山. 组织学与胚胎学. 9版. 北京: 人民卫生出版社, 2018.

[5] 刘慧雯. 人类胚胎学图谱. 北京: 人民卫生出版社, 2017.

[6] 全国科学技术名词审定委员会. 组织学与胚胎学名词. 2版. 北京: 科学出版社, 2014.

[7] 全国科学技术名词审定委员会. 人体解剖学名词. 2版. 北京: 科学出版社, 2014.

[8] 石玉秀. 组织学与胚胎学. 2版. 北京: 高等教育出版社, 2013.

[9] 唐军民, 李英, 卫兰. 组织学与胚胎学彩色图谱. 2版. 北京: 北京大学医学出版社, 2012.

[10] 唐军民, 李继承. 组织学与胚胎学(英文改编版). 北京: 北京大学医学出版社, 2011.

[11] 徐晨. 组织学与胚胎学. 北京: 高等教育出版社, 2009.

[12] 谭玉珍, 唐军民. 英汉组织学与胚胎学词典. 上海: 复旦大学出版社, 2005.

[13] 成令忠, 钟翠平, 蔡文琴. 现代组织学. 3版. 上海: 上海科学技术文献出版社, 2003.

[14] 刘斌, 高英茂. 人体胚胎学. 北京: 人民卫生出版社, 1996.

[15] Sadler TW. Langman's Medical Embryology. 11th ed. Baltimore: Lippincott Williams & Wilkins, 2009.

[16] Ovalle WK, Nahirney PC. Netter's Essential Histology. Philadelphia: Saunders, 2008.

[17] Keith L. Moore, T.V.N. Persaud. The Developing Human: Clinically Oriented Embryology. 8th ed. Philadelphia: Saunders, 2008.